张锡纯用药心法丛书

现代中医临床高级参考书

中医各家学说教学参考书

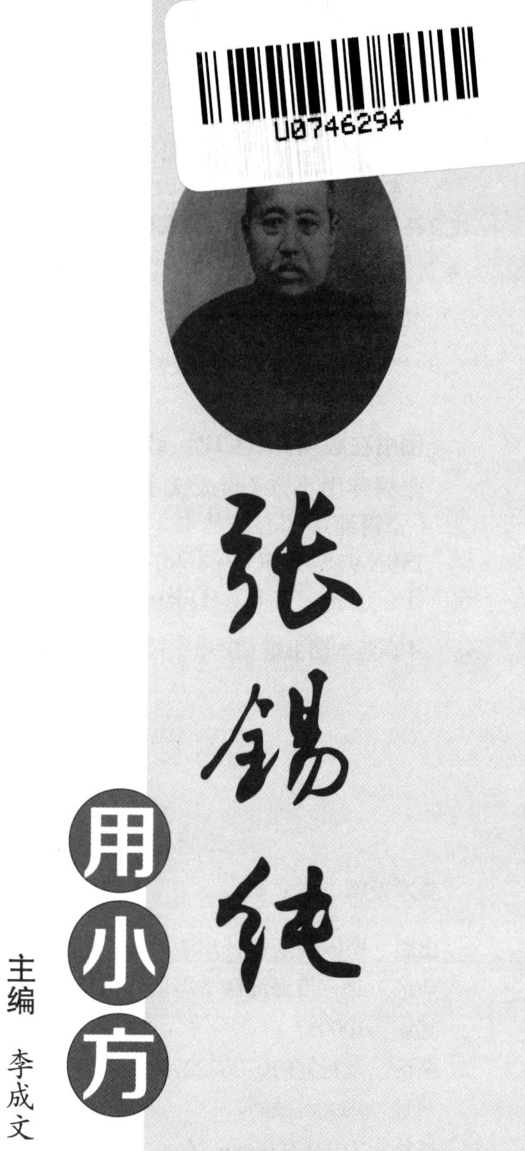

张锡纯用小方

主编 李成文

中国医药科技出版社

内 容 提 要

本书汇集张锡纯临证应用小方的理、法、方、药、医案与医话，辑小方剂160余首、医案600余个，系统总结了张锡纯善用小方辨治病证的配伍规律与用药特色，涵盖内科、妇科、儿科、外科、五官科100余种病症。适合中医院校师生、临床各科医师及中医爱好者学习使用。

图书在版编目（CIP）数据

张锡纯用小方 / 李成文主编 . — 北京：中国医药科技出版社，2016.10（2024. 8 重印）
（张锡纯用药心法丛书）
ISBN 978-7-5067-8690-4
Ⅰ. ①张… Ⅱ. ①李… Ⅲ. ①验方 – 汇编 Ⅳ. ① R289.5

中国版本图书馆 CIP 数据核字（2016）第 216684 号

美术编辑 陈君杞

出版 中国医药科技出版社
地址 北京市海淀区文慧园北路甲 22 号
邮编 100082
电话 发行：010 – 62227427 邮购：010 – 62236938
网址 www.cmstp.com
规格 710 × 1000mm $^{1}/_{16}$
印张 23 $^{1}/_{4}$
字数 319 千字
版次 2016 年 10 月第 1 版
印次 2024 年 8 月第 3 次印刷
印刷 北京印刷集团有限责任公司
经销 全国各地新华书店
书号 ISBN 978-7-5067-8690-4
定价 45.00 元

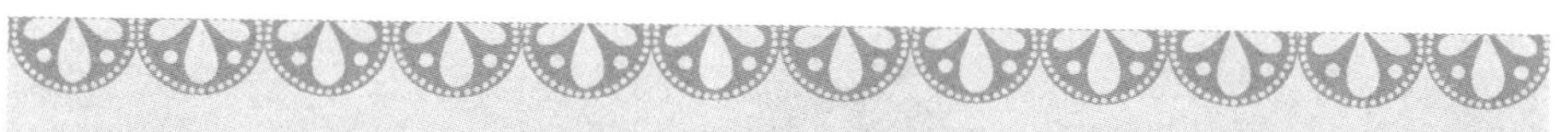

编委会

主　编　李成文

副主编　包海琦　赵焕东　李　廷　李淑燕

编　委　周聪聪　李佳豪

前 言

张锡纯（1860~1933 年）是清末民初著名的医学家，学验俱丰。他从 1918 年到 1933 年历经 15 年时间，总结了自己学习、研究中医的心得体会与临床经验，编纂完成《医学衷中参西录》一书。内容包括医方、病证、药解、医论、医话随笔、伤寒等部分，还有大量详细记录其临证精华的医案夹杂其中。该书重视理论，阐发配伍，详述医案，活用经方，化裁古方，创制新方，擅长小方，精研药性，强调生用，善投大剂，喜用对药，注重用法，一经问世，即洛阳纸贵，对后世产生了巨大的影响。

《医学衷中参西录》采用方中夹案、病中夹案、药中夹案、论中夹案、医话随笔中夹案，方后附案、病后附案、药后附案、论后附案、医话随笔后附案，案中论方、案中论药、案中论病、案中论理，方中论病、方中论理、方中论药，药中论理、药中论方、药中论病、药后附案，论中夹药、论中夹方、论中夹病、论中夹案、论后附案，杂谈随笔其他中论理、杂谈随笔其他中论方、杂谈随笔其他中论药、杂谈随笔其他中夹案、杂谈随笔其他中附案等编写方法，因撰写时间跨度长达 15 年，体例不一，随写随刊，分五次出版，这导致同一内容分散于多个篇章，给后人系统阅读和掌握张锡纯的学术思想与临证用药心法带来了诸多不便。

本丛书共 10 本，其中 9 本分别从石膏、人参、山药、山茱萸、黄芪、桂（桂枝、肉桂）、赭石、姜、龙牡（龙骨、牡蛎）的角度来写，以药为纲，以点带面，将同一味中药在张锡纯行医的不同时期、分散在书中不同位置的相关应用收集到一起，包括功效、用法、配伍、相关方剂和医案，以期通过专药专题的形式学习张锡纯用药经验，实现对《医学衷中参西录》一书的全面梳理和学习。另外 1 本《张锡纯用小方》是以方为纲，以临证医案为核心，系统地总结了张锡纯用小方思路的特色，有利于学习与掌握其应用小方的配伍规律与用药经验。希望这种重构类编性质的编排方式，能够帮助读者对经典著作《医学衷中参西录》有一个清晰、系统、全面地认识，从而更好地学习和继承。

丛书遵从以经解经，内容完全出自《医学衷中参西录》一书，最大限度地反映张锡纯本人的经验论述，不添加任何现代人的观点和评价，希望读者读来能有原汁原味、酣畅淋漓的感觉。另外，凡入药成分涉及国家禁猎和保护动物的（如犀角、虎骨等），为保持古籍原貌，原则上不改。但在临床运用时，应使用相关的替代品。

承蒙中国医药科技出版社、《中医各家学说》精编教材编委会、中华中医药学会名医学术思想研究分会的大力支持，使本书得以付梓。

限于作者水平，不当之处敬请斧正。

李成文

于 2016 年孟夏

编写说明

本书是作者在长期研读《医学衷中参西录》及编纂《中医学术流派医案·张锡纯医案》的基础上，对张锡纯临证应用小方的理、法、方、药、医案与医话等进行全面梳理，纂成《张锡纯用小方》，五易其稿。以方为纲，以临证医案为核心，辑小方 160 首、医案 625 个（其中 1 味药医案 150 个、2 味药医案 116 个、3 味药医案 78 个、4 味药医案 134 个、5 味药医案 147 个），涵盖 115 种常见病证。分类归纳，总结药性功效，配伍规律，汇录方剂，集腋医案，纂成本书。涵盖内、外、妇、儿各科疾病。具体内容如下：

1. 药效与用法，包括性味、归经、功效、主治、配伍、剂量、用法、禁忌等。

2. 方剂分为组成、主治、加减、用法、方论等，方论涵盖经论、病机阐发、辨证思路、方义分析、用药心得、药药配伍、药方配伍、中西药配伍、药药鉴别、方方鉴别、证证鉴别、前人用药得失评价等。对少数没有方名的方剂根据具体情况给予新的方名，所加内容均注明“编者注”，以示区别。原方剂组成中无该药者，若随证加减中，应用该药极具特色者，也酌情选用。医案及论述中所用方剂没有药物组成者，为方便对原文的理解，均用括号注明原方剂药物组成、煎煮与应用方法、主治病证等。

3. 医案，汇集《医学衷中参西录》中全部应用小方的医案，包括张氏所治医案、其子与门徒所治医案、指导他人用药医案、他人用其方药所治医案，及张氏摘录历代名医应用小方的医案。非张氏所治医案均在案末注明“本案为他人所治，编者注”。出自不同章节的同一医案只取其一，于案后注明另一医案的出处，便于读者相互合参，有利于掌握其处方用药特点。

张锡纯用小方医案按内科、妇科、儿科、外科、五官科分类，14 岁及以下归入儿科。内科医案按肺病、心病、脾胃病、肝胆病、肾病、其他杂病排序；妇科医案按月经病、妊娠病、产后病、杂病排序；儿科医案参考内科排序；外科病医案按疮疡、疹、梅毒、疝气等排序。所有选录内容全部出自《医学衷中参西录》，只对原文归纳综合，并标明出处，不妄评其内容，使其能尽量原汁原味地反映张锡纯临证应用小方的心得。

4. 对于必须要说明的问题，采用加编者注的形式用括号标注。

本书系统总结了张锡纯应用小方的临证经验与心得，希望对进一步挖掘中医学宝库、提高临床疗效、发扬光大中医学具有重要的现实意义和深远的历史意义。

本书李成文及周聪聪、李佳豪编写前言、编写说明、第一章山楂方之前部分计 8 万字，包海琦编写第一章山茱萸方至朱砂方部分及第二章计 5 万字，李廷编写第三章及第五章安肺宁嗽丸至白虎加人参汤方部分计 5 万字，赵焕东编写第四章计 8 万字，李淑燕编写第五章白虎加人参以山药代粳米汤至滋阴清燥汤加玄参方部分计 6 万字。李成文通审全稿。

编　者

2016 年孟夏

目录

第一章　一味药方剂

白茅根汤

［**组成**］白茅根掘取鲜者去净皮与节间小根细切，一斤

［**主治**］治阳虚不能化阳，小便不利，或有湿热壅滞，以致小便不利，积成水肿。

［**用法**］将茅根用水四大碗煮一沸，移其锅置炉旁，候十数分钟，视其茅根若不沉水底，再煮一沸，移其锅置炉旁，须臾视其根皆沉水底，其汤即成。去渣温服多半杯，日服五六次，夜服两三次，使药力相继，周十二时，小便自利。

［**方论**］茅根形象中空，颇类苇根。鲜者煮稠汁饮之，则其性微凉，其味甘而且淡。为其凉也，故能去实火。为其甘也，故能清虚热。为其淡也，故能利小便。又能宣通脏腑，畅达经络，兼治外感之热，而利周身之水也。然必须如此煮法，服之方效。若久煎，其清凉之性及其宣通之力皆减，服之即无效矣。所煮之汤，历一昼夜即变绿色，若无发酵之味，仍然可用。(《医学衷中参西录·治癃闭方·白茅根汤》)

［**案例**］

一、内科医案

温病医案

○ 舒啸岑，天津二区华新公司办公处经理，年四十五岁，于仲夏得温病兼痧疹。

［**病因**］舒君原精医术，当温疹流行之时，屡次出门为人诊病，受其传染因得斯病。

［**证候**］其前数日皆系自治，屡次服表疹清热之药，疹已遍身出齐而热仍

不退，因求愚为延医。其表里俱觉发热，且又烦躁异常，无片时宁静，而其脉则微弱不起，舌苔薄而微黄，大便日行一次不干不溏，小便赤涩短少。

［**诊断**］此证当先有伏气化热，因受外感之传染而激发，缘三焦脂膜窜入少阴遏抑肾气，不能上与心火相济，是以舌苔已黄，小便短赤，阳明腑热已实，而其脉仍然无力也。其烦躁异常者，亦因水火之气不相交也。此虽温病，实与少阴伤寒之热者无异，故其脉亦与少阴伤寒之脉同。当治以白虎加人参汤，将原方少为变通，而再加托表疹毒之品辅之。

［**处方**］生石膏二两捣细，大潞参四钱、天花粉八钱、生怀山药八钱、鲜茅根四钱、甘草二钱；共煎汤两盅分两次温服下。此方即白虎加人参汤以花粉代知母，生山药代粳米，而又加鲜茅根也。花粉与知母皆能清热，而花粉于清热之外又善解毒，山药与粳米皆能和胃，而山药于和胃之外又能滋肾。方中之义，用白虎汤以治外感实热，如此变通则兼能清其虚热解其疹毒，且又助以人参更可治证实脉虚之热，引以鲜茅根并可治温病下陷之热也。

复诊　将药煎服一剂，热退强半，烦躁亦大轻减，可安睡片时。至翌日过午，发热烦躁又如旧，脉象仍然无力，因将生石膏改用三两，潞参改用五钱、俾煎汤三盅，分三次温饮下。每饮一次，调入生鸡子黄一枚。服后其病亦见愈，旋又反复，且其大便一日两次，知此寒凉之药不可再服。乃此时愚恍然会悟，得治此证之的方矣。

［**处方**］鲜白茅根六两切碎，添凉水五盅，在炉上煎一沸，即将药罐离开炉眼，约隔三寸许，迟十分钟再煎一沸，又离开炉眼，再迟十分钟，视其茅根皆沉水底其汤即成。若茅根不沉水底，可再煎一沸，约可取清汤三盅，趁热顿饮之以得微汗方佳。

［**效果**］此方如法服两剂，其病脱然愈矣。

［**说明**］按此证其伏气之化热，固在三焦，而毒菌之传染，实先受于上焦，于斯毒热相并随上焦之如雾而弥漫于全身之脏腑经络不分界限。茅根禀少阳最初之气，凉而能散，且其形不但中空，周遭爿上皆小孔玲珑透彻，故能通达经络脏腑无微不至。惟性甚平和，非多用不能奏效。是以一剂重用至六两，其凉散之力，能将脏腑经络间之毒热尽数排出茅根能微汗利小便，皆其排出之道路，毒热清肃，烦躁自除矣。愚临证五十年，用白虎加人参汤时不知凡几，约皆随手奏效。今此证两次用之无效，而竟以鲜白茅根收其功，此非愚所素知，乃因一时会悟后则屡次用之皆效，故特详之以为治温疹者开一法门

也。若其脉象洪滑甚实者，仍须重用石膏清之，或石膏茅根并用亦可。又按白茅根必须用鲜者，且必如此煎法方效。但依之成功多用可至十两，少用亦须至四两，不然此证前两方中皆有茅根四钱、未见效验，其宜多用可知矣。又药局中若无鲜者，可自向洼中剖之，随处皆有。若剖多不能一时皆用，以湿土埋之永久不坏。（《医学衷中参西录·温病门·温病兼痧疹》）

○ 邑中牛留里，王义源君之女，年十五岁，于仲春得温病久不愈。

［**病因**］仲春上旬，感受风温，医者延医失宜，迁延旬余，病益增剧，医者诿为不治，始延愚为诊视。

［**证候**］心下胀满甚剧，喘不能卧，自言心中干甚，似难支持。其舌苔白而微黄。小便赤少，大便从前滑泻，此时虽不滑泻，然仍每日下行。脉搏一息五至强，左部弦而有力，右部似大而有力，然皆不任重按。

［**诊断**］此其温病之热，本不甚剧。因病久真阴亏损致小便不利，所饮之水停于肠胃则胀满，迫于心下则作喘。其心中自觉干甚，固系温病之热未清，亦足征其真阴亏损阴精不能上奉也（《内经》谓阴精上奉，其人寿）。当滋其真阴，利其小便，真阴足则以水济火，而心中自然不干；小便利则水从下消，而胀满喘促自愈。至于些些温病之余热，亦可皆随小便泻出而不治自愈矣。

［**处方**］鲜白茅根去净皮及节间细根（锉碎）六两，用水三大碗，煎一沸，俟半点钟，视其茅根若不沉水底，再煎一沸，至茅根皆沉水底其汤即成。去渣当茶，徐徐温饮之。

［**效果**］如法煎饮茅根两日，其病霍然痊愈。盖白茅根凉润滋阴，又善治肝肾有热，小便不利，且具有发表之性，能透温病之热外出。一药而三善备，故单用之而能立建奇功也。然必剖取鲜者用之，且复如此煎法（过煎则无效）方能有效。

凡药之性，能利水者多不能滋阴，能下降者多不能上升，能清里者多不能达表。惟茅根既善滋阴，又善利水，既善引水气下行，又善助肾阴上升。且内清脏腑之热，外托肌表之邪，而尤善清肺利痰定其喘逆。盖凡物体之中空者皆像肺，茅根不但中空，其周围月上又有十二小孔，是其中空像肺叶，而其另上之小孔又像肺叶上之通气小管也。因其形与肺肖，是以此证之病兼喘者服之亦愈也。（《医学衷中参西录·温病门·温病兼喘胀》）

胃脘痛医案

○ 曾治一室女，心中常觉发热，屡次服药无效。后愚为诊视，六脉皆沉细，诊脉之际，闻其太息数次，知其气分不舒也。问其心中胁下，恒隐隐作疼。遂俾剖取鲜茅根，剉细半斤，煎数沸当茶饮之。两日后，复诊其脉，已还浮分，重诊有力，不复闻其太息。问其胁下，已不觉疼，惟心中仍觉发热耳。再饮数日，其心中发热亦愈。(《医学衷中参西录·治癃闭方·鸡胵茅根汤》)

水肿医案

○ 一妇人年近四旬，因阴虚发热，渐觉小便不利，积成水肿，服一切通利小便之药皆无效。其脉数近六至，重按似有力，问其心中常觉烦躁，知其阴虚作热，又兼有实热，以致小便不利而成水肿也。俾用鲜茅根半斤，煎汤两大碗，以之当茶徐徐温饮之，使药力昼夜相继，连服五日，热退便利，肿遂尽消。(《医学衷中参西录·白茅根解》)

○ 一妇人，年四十许，得水肿证。其脉象大致平和，而微有滑数之象。俾浓煎鲜茅根汤饮之，数日病愈强半。其子来送信，愚因嘱之曰：有要紧一言，前竟忘却。患此证者，终身须忌食牛肉。病愈数十年，食之可以复发。孰意其子未返，已食牛肉。且自觉病愈，出坐庭中，又兼受风。其证陡然反复，一身尽肿，两目因肿甚不能开视。愚用越婢汤发之，以滑石易石膏(用越婢汤原方，常有不汗者，若以滑石易石膏则易得汗)，一剂汗出，小便顿利，肿亦见消。再饮白茅根汤，数日病遂痊愈。

按：白茅根，拙拟二鲜饮与三鲜饮，用以治吐衄。此方又用以治水肿，而其功效又不止此也。愚治伤寒温病，于大便通后，阳明之盛热已消，恒俾浓煮鲜茅根汤，渴则饮之，其人病愈必速，且愈后即能饮食，更无反复之患。盖寒温愈后，其人不能饮食与屡次复病者，大抵因余热未尽，与胃中津液未复也。白茅根甘凉之性，既能清外感余热，又能滋胃中津液。至内有郁热，外转觉凉者，其性又善宣通郁热使达于外也。(《医学衷中参西录·治癃闭方·白茅根汤》)

○ 一妇人，年四十余，得水肿证。其翁固诸生，而精于医者，自治不效，延他医诊治亦不效。偶与愚遇，问有何奇方，可救此危证。因细问病情，知系阴虚有热，小便不利。遂俾用鲜茅根煎浓汁，饮旬日痊愈。(《医学衷中参西

录·治癃闭方·白茅根汤》）

○ 一媪，年六十余，得水肿证。医者用药，治愈三次皆反复，再服前药不效。其子商于梓匠，欲买棺木，梓匠固其亲属，转为求治于愚。因思此证反复数次，后服药不效者，必是病久阴虚生热，致小便不利。细问病情，果觉肌肤发热，心内作渴，小便甚少。俾单用鲜白茅根煎汤，频频饮之，五日而愈。（《医学衷中参西录·治癃闭方·白茅根汤》）

二、外科医案

疹医案

○ 一人年近五旬，受温疹之毒传染，痧疹遍身，表里壮热，心中烦躁不安，证实脉虚，六部不起，屡服清解之药无效，其清解之药稍重，大便即溏。俾用鲜茅根六两，煮汤一大碗顿服之，病愈强半，又服一次痊愈。（《医学衷中参西录·白茅根解》）

保赤良方

［**用法**］治小儿之书，有《儿科辑要》，著此书者为姚济苍君。辽源友人王止孚曾增一部，书中谓小儿初生时，宜急用手指蘸鸡蛋清摩擦其脊骨，自下而上须着力挨次摩擦，其摩擦之处，即出若干粗黑毛，如拔净可免抽风及他病。王君曾自试其方，确有效验，因多买其书，以送朋友。

［**案例**］

儿科/不哭不乳医案

○ 会比邻王姓小孩降生后不哭不乳，授以此方治之，现出黑粗毛若干，为拔净，即啼哭食乳矣。此诚保赤之良方也。其黑毛之生，多在脊骨靠下处，擦时于其处尤宜注意。见此方者，若能广传诚积善之一道也。（《医学衷中参西录·妇女科·血崩证》）

车前子粥

（方名为编者所加，编者注）

［**组成**］又单用车前子两半

［**主治**］治大便滑泻亦甚效验。

［**用法**］煮稠粥，顿服之。然必用生者煮之，始能成粥，若炒熟者，则不能成粥矣。

［**方论**］按：车前子能利小便，而骤用之亦无显然功效。惟将车前子炒熟（此药须买生者自家经手炒，以微熟为度，过熟则无力），嚼服少许，须臾又服，约六点钟服尽一两，小便必陡然利下，连连不止。此愚实验而得之方也。

［**案例**］

内科／泄泻医案

○ 黄姓媪，大便滑泻，百药不效。或语以此方（指车前子粥，编者注），一服即愈。(《医学衷中参西录·治泄泻方·薯蓣芣苢汤》)

金髓煎

［**组成**］枸杞子逐日择红熟者

［**主治**］百日身轻气壮，积年不辍，可以羽化。

［**用法**］以无灰酒浸之，蜡纸封固，勿令泄气，两月足，取入砂盆中，研烂滤取汁，同原浸之酒入银锅内，慢火熬之，不住箸搅，恐黏住不匀，候成饧，净瓶密贮。

每早温酒服二大匙，夜卧再服。(《医学衷中参西录·枸杞子解》)

木通汤

［**组成**］用木通一味，不见水者（其整者皆未见水，捣碎用）二两

［**加减**］若其痛上下左右流走相移者，加羌活、防风以祛风邪；其痛凉甚者，有汗加附子，无汗加麻黄以去寒邪；其痛重著难移者，加防己以胜湿邪。其所应加之药，不可过三钱，弱者俱减半服。

［**用法**］以长流水二碗煎一碗，热服取微汗，不愈再服，以愈为度。(《医学衷中参西录·木通解》)

［**案例**］

内科／痹症医案

○ 适法库门生万泽东来奉，因向彼述之，泽东曰：“《金鉴》治三痹（行痹、

痛痹、著痹）有木通汤方，学生以治痛痹极有效验，且服后必然出汗，曾用数次皆一剂而愈。”

愚曰：“我亦见其方，但未尝试用，故不知如此神效，既效验如此，当急录出以公诸医界。”（《医学衷中参西录·木通解》）

鲜小蓟根汤

［**组成**］鲜小蓟根洗净剉细，一两

［**主治**］治花柳毒淋，兼血淋者。

［**用法**］上一味，用水煎三四沸，取清汤一大茶盅饮之，一日宜如此饮三次。若畏其性凉者，一次用六七钱亦可。（《医学衷中参西录·治淋浊方·鲜小蓟根汤》）

［**附方**］

治肺病便方

鲜小蓟根二两，切细，煮两三沸，徐徐当茶温饮之，能愈肺病吐脓血者。（《医学衷中参西录·论肺病治法》）

［**案例**］

一、内科医案

血证医案

○ 邻村李心泉，愚之诗友也。曾告愚曰：“余少年曾得吐血证，屡次服药不效，后得用小蓟疙瘩便方，服一次即愈。因呼之谓清凉如意珠，真药中之佳品也（本案为他人所治，编者注）。”（《医学衷中参西录·治吐衄方·三鲜饮》）

二、儿科医案

咳嗽医案

○ 一少年素染花柳毒，服药治愈，惟频频咳嗽，服一切理嗽药皆不效。经西医验其血，谓仍有毒，其毒侵肺，是以作嗽。询方于愚，俾用鲜小蓟根两许，煮汤服之，服过两旬，其嗽遂愈。（《医学衷中参西录·鲜小蓟根解》）

血证医案

○ 一少年每年吐血，反复三四次，数年不愈。诊其脉，血热火盛，俾日

用鲜小蓟根二两，煮汤数盅，当茶饮之，连饮二十余日，其病从此除根。(《医学衷中参西录·鲜小蓟根解》)

三、外科医案

瘰疬医案

○ 一十五六岁童子，项下起疙瘩数个，大如巨栗，皮色不变，发热作疼。知系阳证，俾浓煎鲜小蓟根汤，连连饮之，数日全消。盖其善消血中之热毒，又能化瘀开结，故有如此功效也。(《医学衷中参西录·治淋浊方》)

梅毒医案

○ 曾治一少年患此证（指梅毒，编者注），所便者血溺相杂，其血成丝成块，间有脂膜，疼痛甚剧，且甚腥臭。屡次医治无效，授以此方（鲜小蓟根一两，用水煎三四沸，取清汤一大茶盅饮之，一日宜如此饮三次。若畏其性凉者，一次用六七钱亦可。主治花柳毒淋，兼血淋者。编者注），连服五日痊愈。

小蓟之形状，于三鲜饮下曾言之。然彼则用治吐血，此则用治毒淋中之血淋，皆极效验，而其功用实犹不止此也。(《医学衷中参西录·治淋浊方》)

蒲公英汤

［**组成**］鲜蒲公英根叶茎花皆用，花开残者去之，如无鲜者可用干者二两代之，四两

［**主治**］治眼疾肿疼，或胬肉遮睛，或赤脉络目，或目睛胀疼，或目疼连脑，或羞明多泪，一切虚火实热之证。

［**加减**］按：目疼连脑者，宜用蒲公英二两，加怀牛膝一两煎汤饮之。

［**用法**］上一味煎汤两大碗，温服一碗。余一碗趁热熏洗。

［**方论**］愚自得此方后，屡试皆效，甚是奇异，诚良方也。夫蒲公英遍地皆有，仲春生苗，季春开花色正黄，至初冬其花犹有开者，状类小菊，其叶似大蓟，田家采取生啖，以当菜蔬。

其功长于治疮，能消散痈疔毒火，然不知其能治眼疾也。使人皆知其治眼疾，如此神效，天下无瞽目之人矣。(《医学衷中参西录·治眼科方·蒲公英汤》)

［**案例**］

五官科 / 眼病医案

○ 此方得之姻兄于俊卿。言其令堂尝患眼疾，疼痛异常，延医调治，数

月不愈，有高姓媪，告以此方，一次即愈。(《医学衷中参西录·治眼科方·蒲公英汤》)

通彻丸

［组成］牵牛头

［主治］少腹冷疼，久服药不愈。

［用法］系用牵牛头末和水为丸如秫米粒大三钱，俾于清晨空心服下。

［案例］

内科／腹痛医案

○ 王佑三，大城王家口人，年五十岁，在天津业商，少腹冷疼，久服药不愈。

［病因］自幼在家惯睡火炕，后在津栖处寒凉，饮食又多不慎，遂得此证。

［证候］其少腹时觉下坠，眠时须以暖水袋熨脐下，不然则疼不能寐。若屡服热药，上焦即觉烦躁，已历二年不愈。脉象沉弦，左右皆然，至数稍迟。

［诊断］即其两尺沉弦凉而且坠论之，知其肠中当有冷积，此宜用温通之药下之。

［处方］与以自制通彻丸（系用牵牛头末和水为丸如秫米粒大）三钱，俾于清晨空心服下。

［效果］阅三点钟，腹中疼似加剧，须臾下如绿豆糊所熬凉粉者若干。疼坠脱然痊愈，亦不觉凉。继为开温通化滞之方，俾再服数剂以善其后。(《医学衷中参西录·肠胃病门·冷积腹疼》)

一味莱菔子汤

［组成］莱菔子生者一两，熟者一两

［主治］治同前证（寒温结胸，其证胸膈痰饮，与外感之邪互相凝结，上塞咽喉，下滞胃口，呼吸不利，满闷短气，饮水不能下行，或转吐出。兼治疫证结胸。编者注）。

［用法］共捣碎，煎汤一大茶杯，顿服之。

［附方］

治血崩秘方

又诸城友人王肖舫传一治血崩秘方：用青莱菔生捣取汁，加白糖数匙，微火炖温，陆续饮至三大盅，必愈。

按：此方肖舫曾治有极重验案，登于《绍兴医报》。(《医学衷中参西录·论血崩治法》)

［案例］

内科／温病医案

○ 奉天烟酒公卖局科员许寿庵，年二十余，得温病。三四日觉中脘郁结，饮食至其处不下行，仍上逆吐出。来院求为诊治。其脉沉滑而实，舌苔白而微黄。表里俱觉发热，然不甚剧。自言素多痰饮，受外感益甚。因知其中脘之郁结，确系外感之邪与痰饮相凝滞也。先投以荡胸汤，两点钟后，仍复吐出。为拟此方（指一味莱菔子汤，编者注），一剂结开，可受饮食。继投以清火理痰之品，两剂痊愈。

按：此证若服荡胸汤，将方中赭石细末留出数钱，开水送下，再服汤药亦可不吐，其结亦必能开。非莱菔子汤之力胜于荡胸汤也，而试之偶效，尤必载此方者，为药性较荡胸汤尤平易，临证者与病家，皆可放胆用之而无疑也。若此方不效者，亦可改用荡胸汤，先将赭石细末送下数钱之法。(《医学衷中参西录·治伤寒温病同用方·一味莱菔子汤》)

内科／中毒医案

○ 邑东境赭王庄，褚姓，因夫妻反目，其妻怒吞砒石……隔旬，其夫之妹，在婆家亦吞砒石急遣人来送信，其夫仓碎将往视之。其妻谓，将干胡莱菔英抉一筐去，开水授透，多饮其水必愈，万无一失。其夫问何以知之，其妻始明言前攀。其夫果亦用此方，将其妹救愈。然所用者，是秋末所晒之干胡莱菔英，在房顶迭次经霜，其能解砒毒或亦借严霜之力欤？至鲜胡莱菔英亦能解砒毒否？则犹未知也（本案为他人所治，编者注）。(《医学衷中参西录·医话拾零·胡莱菔英能解砒石毒》)

薯蓣粥

［**组成**］生怀山药轧细过罗，一斤

［**主治**］治阴虚劳热，或喘，或嗽，或大便滑泻，小便不利，一切羸弱虚损之证。

［**用法**］上药一味，每服用药七八钱，或至一两。和凉水调入锅内，置炉上，不住以箸搅之，二三沸，即成粥服之。若小儿服，或少调以白糖亦可。……山药之功效。一味薯蓣饮后曾详言之。至治泄泻，必变饮为粥者，诚以山药汁本稠黏，若更以之作粥，则稠翻之力愈增，大有留恋肠胃之功也。（《医学衷中参西录·治泄泻方·薯蓣粥》）

［**方论**］山药又宜与西药白布圣并用。盖凡补益之药，皆兼有壅滞之性，山药之重滞，较参、术、芪有差，而脾胃弱者多服、久服亦或有觉重滞之时。佐以白布圣以运化之，则毫无壅滞，其补益之力乃愈大。（《医学衷中参西录·山药解》）

［**案例**］

一、内科医案

喘证医案

○ 法库万泽东之令堂，自三十余岁时，即患痰喘咳嗽，历三十年百药不效，且年愈高，病亦愈进，至民国十年春，又添发烧、咽干、头汗出、食不下等证。延医诊视，云是痰盛有火，与人参清肺汤加生地、丹皮等味，非特无效，反发热如火，更添泄泻，有不可终日之势。后忽见《衷中参西录》一味薯蓣饮，遂用生怀山药四两，加玄参三钱，煎汤一大碗，分数次徐徐温服，一剂即见效，至三剂病愈强半，遂改用生怀山药细末一两，煮作粥服之，日两次，间用开胃药，旬余而安，宿病亦大见轻，大约久服宿病亦可除根。泽东素知医，自此从愚学医。（《医学衷中参西录·山药解》）

○ 家慈患痰喘咳嗽病，三十年于兹矣。百方不效，且年愈高，病愈进。门生日夜忧思，以为不能救堂上之厄，不孝孰甚焉。然亦无可如何也。乃于今春宿病既发，又添发灼、咽干，头汗出、食不下等证。生虽习医，此时惟战兢不敢处方，遂请一宿医诊视，云是痰盛有火，孰知是肺气与脾阴肾阴将虚竭也。与人参清肺汤，加生地、丹皮等味，服二剂，非特未效，遂发灼如火，更添泄泻，有不可终日之势。于是不敢延医，自选用《医学衷中参西录》资生汤方（生山药一两、玄参五钱、於术三钱、生鸡内金二钱、牛蒡子三钱。主治痨瘵羸弱已甚，饮食减少，喘促咳嗽，身热脉虚数者，闭经。编者注）。服一剂，亦无显效。转思此时方中於术、牛蒡、鸡内金等味有未合也。因改用一味薯蓣饮，用生怀山药四两，加玄参三钱。服一剂见效，二剂大见效，二剂即病愈强半矣。后乃改用薯蓣粥，用生怀山药一两为细末，煮作粥，少调以白糖，每日两次当点心服之。又间进开胃之药，旬余而安。似此，足见山药之伟功，迥异于寻常药品也。夫《医学衷中参西录》中既有薯蓣饮，又复有薯蓣粥，方后各载有单用之治愈险证若干，以寻常服食之物，而深知其有殊异之功能，非吾师之卓识，何以及此哉（本案为万泽东所治，编者注）。(《医学衷中参西录·万泽东来函》)

〇 民纪（指民国，编者注）辛未，内子（指妻子，编者注）大病半年，一日垂危，似嘴非喘，气短不足以息，自知不起，嘱赶备后事。二女德清翻阅四期《医学衷中参西录》见山药各条如是神奇，值家中购有生山药四两，急浓煎一小碗，灌服，过十分钟气息即能接续，诸证亦较轻减。自是每日仍服山药四两，作一日之饮料，接服四阅月，计用生山药五十余斤痊愈。至今体气较未病之前为健。受业高崇助谨注（本案为高崇助所治，编者注）。(《医学衷中参西录·山药解》)

〇 一人年四十余，得温病十余日，外感之火已消十之八九，大便忽然滑下，喘息迫促，且有烦渴之意，其脉甚虚，两尺微按即无。急用生山药六两，煎汁两大碗，徐徐温饮下，以之当茶，饮完煎渣再饮，两日共用山药十八两，喘与烦渴皆愈，大便亦不滑泻。(《医学衷中参西录·山药解》)

肺痨医案

〇 又津埠三条石宋氏妇，年将四旬，身体羸弱，前二年即咳嗽吐痰，因不以为事未尝调治。今春证浸加剧，屡次服药无效。诊其脉，左部弦细，右部微弱，数近六至。咳嗽，吐痰白色，气腥臭，喘促自汗，午后发热，夜间尤甚，胸肠满闷，饮食减少，大便秘结，知其已成痨瘵而兼肺病也。从前所服药十余纸，但以止嗽药治其肺病，而不知子虚补母之义，所以无效。为疏方用《衷中参西录》首方资生汤（生山药一两、玄参五钱、於术三钱、生鸡内金二钱、牛蒡子三钱。主治痨瘵羸弱已甚，饮食减少，喘促咳嗽，身热脉虚数者，闭经。编者注）加减，生山药八钱，玄参、大生地、净萸肉各六钱，生牡蛎、生杭芍、生赭石各四钱，於术、生鸡内金、甘草各二钱。煎服二剂，汗止喘轻，发热咳嗽稍愈，遂将前方去牡蛎，加蒌仁、地骨皮各三钱，山药改用一两，赭石改用六钱。连服十剂，诸病皆愈，为善后计，俾用《衷中参西录》泄泻门薯蓣粥方，用生山药细末八钱、煮粥，调白糖服之，早晚各一次。后月余，与介绍人晤面，言此时宋氏妇饮食甚多，身体较前健壮多矣。然此病本不易治，故服他医之药数十剂，寸效不见。乃病者喘逆迫促，竟能重用赭石以镇安其气，何用药之奇而奏效之捷也。燕杰答曰："余得名师傅授耳。"介绍人似未追信，因为详细述之，乃大叹服（本案为张毅武所治，编者注）。（《医学衷中参西录·相臣哲嗣毅武来函》）

心悸医案

○ 沧州兴业布庄刘俊卿之夫人，年五十余，身形瘦弱，廉于饮食，心中怔忡则汗出，甚则作抽掣，若痫风。医治年余，病转加甚。驰书询方，愚为寄方数次，病稍见轻，旋又反复。后亦俾用生山药末煮粥，调白布圣服之，四十余日病愈，身体健康。（《医学衷中参西录·山药解》）

眩晕医案

○ 奉天缉私督察处调查员罗荫华，年三十许，虚弱不能饮食，时觉眩晕，步履恒仆，自觉精神常欲涣散，其脉浮数细弱，知仓猝不能治愈。俾用生怀山药细末一两，煮作粥，调入白布圣五分服之，日两次，半月之后病大轻减，月余痊愈。（《医学衷中参西录·山药解》）

泄泻医案

○ 一妇人，年三十余。泄泻数月不止，病势垂危。倩人送信于其父母，其父将往瞻视，询方于愚。言从前屡次延医治疗，百药不效。因授以山药煮粥方，日服三次，两日痊愈。又服数日，身亦康健。（《医学衷中参西录·治泄泻方·薯蓣粥》）

○ 又万泽东之夫人，大便泄泻数年不愈，亦服山药粥而愈。（《医学衷中参西录·山药解》）

虚损医案

〇 门生吴书林，年二十一。羸弱发热，脉象虚数，不能饮食。俾早晚服山药粥，加百布圣（张锡纯按：白布圣，乃取吃乳之小猪、小牛胃中津液，而制为白粉者也。其性善助胃消化，每食后服二瓦，则化食甚速），晌午单服玄参三钱，煎汤服。如此数日，食量增加，发热亦愈，自此健壮。（《医学衷中参西录·治泄泻方·薯蓣粥》）

二、妇科医案

子痫医案

〇 一娠妇，日发痫风。其脉无受娠滑象，微似弦而兼数。知阴分亏损，血液短少也。亦俾煮山药粥服之即愈。又服数次，永不再发（《医学衷中参西录·山药解》中也录有本案。编者注）。（《医学衷中参西录·治泄泻方·薯蓣粥》）

产后喘证医案

〇 奉天大东关，关氏少妇，素有劳疾。因产后暴虚，喘嗽大作。治以此粥，日服两次，服至四五日，喘嗽皆愈。又服数日，其劳疾自此除根（《医学衷中参西录·山药解》中也录有本案。编者注）。（《医学衷中参西录·治泄泻方·薯蓣粥》）

〇 一妇人产后十数日，大喘大汗，身热劳嗽，医者用黄芪、熟地、白芍等药，汗出愈多。后愚诊视，脉甚虚弱，数至七至，审证论脉，似在不治。俾其急用生山药六两，煮汁徐徐饮之，饮完添水重煮，一昼夜所饮之水皆取于山药中，翌日又换山药六两，仍如此煮饮之，三日后诸病皆愈。（《医学衷中参西录·山药解》）

三、儿科医案

疳积医案

〇 友人朱钵文，滦州博雅士也，尤精于医。其来院中时，曾与论及山药与白布圣同服之功效。后钵文还里，值其孙未周岁失乳，食以牛乳则生热。钵文俾用山药稠粥，调以白布圣及白糖哺之，数月后其孙比吃乳时转胖。后将其方传至京师，京中用以哺小儿者甚多，皆胖壮无病。（《医学衷中参西录·山药解》）

泄泻医案

○ 奉天大东关，学校教员郑子绰之女，年五岁。秋日为风寒所束，心中发热。医者不知用辛凉表散，而纯投以苦寒之药，连服十余剂，致脾胃受伤，大便滑泻，月余不止，而上焦之热益炽。医者皆辞不治，始求愚为诊视，其形状羸弱已甚，脉象细微浮数，表里俱热，时时恶心，不能饮食，昼夜犹泻十余次。治以此粥（薯蓣粥：生怀山药一斤，轧细过罗服用药七八钱，或至一两。和凉水调入锅内，置炉上，不住以箸搅之，二三沸，即成粥服之。若小儿服，或少调以白糖亦可。主治阴虚劳热，或喘，或嗽，或大便滑泻，小便不利，一切羸弱虚损之证。编者注），俾随便饮之，日四五次，一次不过数羹匙，旬日痊愈（《医学衷中参西录·山药解》中也录有本案。编者注）。（《医学衷中参西录·治泄泻方·薯蓣粥》）

一味铁氧汤

［**组成**］方用长锈生铁，和水磨取其锈，磨至水皆红色，煎汤服之。

［**主治**］治痫风及肝胆之火暴动成胁疼，或头疼目眩，或气逆喘吐，上焦烦热，至一切上盛下虚之证皆可。用其汤煎药，又兼能补养血分。

一、内科医案

痫病医案

○ 一人，年三十许，痫风十余年不愈，其发必以夜……年余其病又反复，然不若从前之剧。俾日磨浓铁锈水，煎汤服之，病遂除根。（《医学衷中参西录·治痫风方·一味铁氧汤》）

呕吐医案

○ 族家嫂，年六旬。夜间忽然呕吐头疼，心中怔忡甚剧，上半身自汗。其家人以为霍乱证。诊其脉，关前浮洪，摇摇而动。俾急磨浓铁锈水，煎汤服下即愈。（《医学衷中参西录·治痫风方·一味铁氧汤》）

二、儿科医案

痫证

○ 一六岁幼女，初数月一发痫风，后至一日数发，精神昏昏若睡，未有醒时。且两目露睛，似兼慢惊。遂先用《福幼编》治慢惊之方治之，而露睛之病除。继欲治其痫风，偶忆方书有用三家磨刀水洗疮法，因思三乃木数，可以入肝，铁锈又能镇肝，以其水煎药，必能制肝胆上冲之火，以息内风。乃磨水者，但以水贮罐中，而煎药者，误认为药亦在内，遂但煎其水服之，其病竟愈。后知药未服，仍欲煎服。

愚曰：磨刀水既对证，药可不服。自此日煎磨刀水服两次，连服数日，痫风永不再发。(《医学衷中参西录·治痫风方·一味铁氧汤》)

一味薯蓣饮

［**组成**］生怀山药四两，切片

［**主治**］治痨瘵发热，或喘或嗽，或自汗，或心中怔忡，或因小便不利，致大便滑泻，及一切阴分亏损之证。

［**用法**］上一味煮汁两大碗，以之当茶，徐徐温饮之。

［**方论**］山药之性，既能滋阴又能利湿，既能滑润又能收涩。是以能补肺补肾兼补脾胃。且其含蛋白质最多，在滋补药中诚为无上之品，特性甚和平，宜多服常服耳。

陈修园谓：山药为寻常服食之物，不能治大病，非也。若果不治大病，何以《金匮》治痨瘵有薯蓣丸。(《医学衷中参西录·治阴虚劳热方·一味薯蓣饮》)

《内经》谓“女子二七天癸至”，所谓二七者，十四岁也。然必足年足月十四岁，是则室女月信之通，当在年十五矣。若是年至十五月信不通，即当预为之防。宜用整条生怀山药，轧细过罗，每用一两或八钱，煮作茶汤，调以蔗糖令适口，以之送服生鸡内金细末五分许，当点心用之，日两次，久则月信自然通下。此因山药善养血，鸡内金善通血也。若至因月信不通，饮食减少，渐觉灼热者，亦可治以此方，鸡内金末宜多用至一钱，服茶汤后再嚼服天冬二三钱。

至于病又加重，身体虚弱痨嗽，宜用拙拟资生通脉汤。方系生山药一两，龙眼肉六钱，净萸肉、甘枸杞各四钱，炒白术、玄参、生杭芍各三钱，生鸡内金、桃仁、甘草各二钱，红花钱半。灼热甚者，加生地一两。嗽不止者，加川贝三钱，生罂粟壳二钱。此方之后，载有数案，且用此方各有加减，若服资生通脉汤，病虽见愈月信仍不至者，可参观所附案中加减诸方。

上所论诸方之外，愚有新拟之方，凡服资生通脉汤病见愈而月信不见者，可用生怀山药四两，煮浓汁，送服生鸡内金细末三钱。所余山药之渣，仍可水煮数次，当茶饮之，久之月信必至。盖鸡内金生用，为通月信最要之药，而多用又恐稍摄气分，故又多用山药至四两，以培气分也。(《医学衷中参西录·论室女干病治法》)

［**案例**］

内科 / 喘证医案

○ 尝治一室女，温病痰喘，投以小青龙加石膏汤，又遵《伤寒论》加减法，去麻黄加杏仁，喘遂定。时已近暮，一夜安稳。至黎明喘大作，脉散乱如水上浮麻，不分至数，此将脱之候也。取药不及，适有生山药两许，急煮汁饮之，喘稍定，脉稍敛，可容取药，方中仍重用山药而愈。(《医学衷中参西录·治阴虚劳热方·一味薯蓣饮》)

○ 一妇人，产后十余日，大喘大汗，身热痨嗽。医者用黄芪、熟地、白芍等药，汗出愈多。后愚诊视，脉甚虚弱，数至七至，审证论脉，似在不治。俾其急用生山药六两，煮汁徐徐饮之，饮完添水重煮，一昼夜所饮之水，皆取于山药中。翌日又换山药六两，仍如此煮饮之。三日后诸病皆愈。(《医学衷中参西录·治阴虚劳热方·一味薯蓣饮》)

○ 一人，年四十余，得温病十余日，外感之火已消十之八九。大便忽然滑下，喘息迫促，且有烦渴之意。其脉甚虚，两尺微按即无。亦急用生山药六两，煎汁两大碗，徐徐温饮下，以之当茶，饮完煎渣再饮，两日共用山药十八两，喝与烦渴皆愈，大便亦不滑泻。西人谓食物中之蛋白质最能益人。

山药之汁晶莹透彻，黏而且滑，纯是蛋白之质，故人服之大有补益。然必生煮服之，其蛋白之质始全；若炒焦而后入煎剂，其蛋白之质已涸，虽服亦何益哉。(《医学衷中参西录·治阴虚劳热方·一味薯蓣饮》)

○ 侄女秀姑，已于归数载，因患瘰疬证成劳，喘嗽不休，或自汗，或心中怔忡，来函索方。余揣此系阴分亏损已极所致。俾先用虚劳门一味薯蓣饮，每日用生怀山药四两，煮汁两大碗，当茶频频温饮之。不数剂，喘定汗止，咳嗽亦见轻。继又兼服泄泻门中薯蓣粥，作点心用之，渐渐痊愈。其祖翁亦业医，问此妙方出何医书。答以二方皆出自友人新著《衷中参西录》。因索书观之，大为叹服。余亦因知此二方之妙，后恒用之以治虚劳，救人甚伙（本案为他人所治，编者注）。(《医学衷中参西录·宗弟相臣来函》)

内科 / 心悸医案

○ 敬复者：因令友肾虚不能作强，有碍求朋，代为问方，此诚不易治疗之证也。按此证向因劳心劳力过度，且夏日汗出如洗，当此之际，元气已伤，其脚肿者，乃气分因虚不能宣通且下陷也。医者不知，投以滋泥补肾之品，气分愈不宜通矣。夫男子之生殖器，名之为势，纯系气化之贯注以充举之。兹因气分不能宣通，所以气化不能贯注，而更服当归芦荟丸、龙胆泻肝汤以伤其阳分，致阳虚自汗，日久不已，元气益因之伤损，所以其阳不但痿而且缩矣。盖前之阳痿，偶因气化不能贯注，此犹易治；后之阳缩，诚因元气亏损，其元阳之根蒂已伤，所以分毫不能用事。夫元阳之根既在元气，若欲元阳壮旺者，自当以培补元气为主。特是人之元气禀于先天，非若后天之气，可以药饵补助也。惟内炼家有补助元气之法，静坐之功是也。愚幸粗识门径，试为详细陈之。其法每当睁坐之时，闭目存神，默运脑中，自然之知觉随目光下注丹田，(丹经)所谓凝神入气穴也,《佛经》所谓北斗里看明星也。此法要处，在勿忘勿助。盖忘之则一曦十寒，工夫间断；助之则着于迹象，已落后天。故善用此功者，但用脑中之元神，不用心中之识神。元神者，无思无虑，自然虚灵，灵而曰虚，仍属先天。识神者，有思有虑，灵而不虚，灵既不虚，则已落后天矣。元气本为先天之气，惟常照以先天之性光，则元气自然生长，阳事自然兴举矣。所尤当知者，若静坐时心神易走，宜暂持以后天工夫，用心肾交感之法，使心降肾升，意念欣欣，如婴儿蛇女之相恋；移时其心不外驰，可再用功如前。此乃文火、武火相济而为用者也。究之此中消息，宜善自体验，非可尽以言语传也。

至其心跳、耳鸣、便浊诸证，治以日用服食之品，亦即可愈。宜用生怀山药轧作粉，每用一两，或七八钱，凉水调和，煮成茶汤，饥时当点心用之。欲其适口，可加白蔗糖。久之诸病自愈（本案为他人所治，编者注）。(《医学衷中参西录·复宾仙园书》)

内科 / 泄泻医案

○ 忆二十年前，岁试津门，偶患泄泻，饮食下咽，觉与胃腑不和，须臾肠中作响，遂即作泻。浓煎甘草汤，调赤石脂细末，服之不效。乃用白粳米慢火煮烂熟作粥，尽量食之，顿觉脾胃舒和，腹中亦不作响，泄泻遂愈。是知无论何物作粥，皆能留恋肠胃，而山药性本收涩，故煮粥食之，其效更捷也。且大便溏泻者，多因小便不利，山药能滋补肾经，使肾阴足，而小便自利，大便自无溏泻之患。

按：生芡实轧细作粥，收涩之力过于山药，而多服久服易作满闷，不若山药作粥，可日日服之也。（《医学衷中参西录·治泄泻方·薯蓣粥》）

治肺病便方（一）藕方

［**组成**］白莲藕一斤

［**用法**］切细丝，煮取浓汁一大碗，再用柿霜一两融化其中，徐徐温饮之。（《医学衷中参西录·论肺病治法》）

治肺病便方（二）沙参方

［**组成**］又北沙参细末

［**主治**］善治肺病及肺痨喘嗽。

［**用法**］每日用豆腐浆送服二钱，上焦发热者送服三钱。（《医学衷中参西录·论肺病治法》）

［**案例**］

儿科/咳嗽医案

○ 近族曾孙女莹姐，自幼失乳，身形羸弱，自六七岁时恒发咳嗽，后至十一二岁嗽浸增剧，概服治嗽药不效。愚俾用生怀山药细末熬粥，调以白糖令适口，送服生鸡内金细末二三分，或西药百布圣二瓦，当点心服之，年余未间断。痨嗽虽见愈，而终不能除根。诊其脉，肺胃似皆有热，遂俾用北沙参轧为细末，每服二钱，日两次。服至旬余，咳嗽痊愈。然恐其沙参久服或失于凉，改用沙参三两，甘草二两，共轧细，亦每服二钱，以善其后。

按：沙参出于吉林者良，其色白质坚，称为北沙参。究之沙参为肺家要药，其质宜空。吾邑海滨产有空沙参，实较北沙参尤良，惜岁出无多，不能远及耳。（《医学衷中参西录·论沙参为治肺痨要药》）

无名方剂

阿胶方

妇科 / 产后抽搐医案

○ 一妇人，产后七八日发搐，服发汗之药数剂不效，询方于愚。因思其屡次发汗不效，似不宜再发其汗，以伤其津液。遂单用阿胶一两，水融化，服之而愈。(《医学衷中参西录·治女科方·和血息风汤》)

白矾方

内科 / 呃逆医案

○ 生白矾，长于治顽痰、热痰，急证用之，诚有捷效。惟凉痰凝滞者，断不可用。

一妇人，年二十余。因悲泣过度，痰涎阻塞胃口，其胃气蓄极上逆，连连干呕。形状又似呃逆，气至咽喉不能上达。剧时浑身抖战，自掇其发，有危在顷刻之状。医者用生姜自然汁灌之，益似不能容受。愚诊视之，其脉左手沉濡，右三部皆无。然就其不受生姜观之，仍当是热痰阻塞，其脉象如此者，痰多能瘀脉也。且其面有红光，亦系热证。

遂用生白矾二钱，化水俾饮之即愈。此方愚用之屡次，审知其非寒痰阻塞，皆可随手奏效，即痰厥至垂危者亦能救愈。(《医学衷中参西录·治痰饮方·治痰点天突穴法》)

柏子仁方

一、内科医案

胁痛医案

○ 又邻村友人毛仙阁之子，素患肝脏虚弱，恒服补肝之品，一日左胁下疼痛异常，左关弦硬，因其肝脏素弱不敢投以破气疏肝之品，遂单用柏子仁一两煎汤饮之，立愈。

盖柏之树杪皆向西北，其实又冬日采取，饮经霜礴，得金水之气最多，

肝木之横悠用金以镇之，水以滋之，其脉之弦硬悉化，所以其疼立止也。(《医学衷中参西录·深研肝左脾右之理》)

二、儿科医案

胁痛医案

○ 曾治一少年，其肝脏素有伤损，左关脉独微弱，一日忽胁下作疼。俾单用柏子仁两许，煎汤服之立愈。观此，则柏子仁之善于养肝可知矣（《医学衷中参西录·柏子仁解》中也录有本案，曾治邻村毛姓少年，其肝脏素有伤损，左关脉独微弱，一日忽胁下作疼，俾单用柏子仁一两，煎汤服之立愈。观此，则柏子仁善于理肝可知矣。编者注）。(《医学衷中参西录·治淋浊方》)

常山方

内科 / 疟病医案

○ 民纪（指民国，编者注）六年，愚欲将《衷中参西录》初期付梓，时当仲夏，誊写真本，劳碌过度，兼受暑，遂至病疟。乃于不发疟之日清晨，用常山八钱，煎汤一大碗，徐徐温饮之，一次止饮一大口，饮至日夕而剂尽，心中分毫未觉难受，而疟亦遂愈。后遂变汤剂为丸剂，将常山轧细过罗，水泛为丸，桐子大，每服八分，一日之间自晨至暮服五次，共服药四钱，疟亦可愈。若病发时，热甚剧者，可用生石膏一两煎汤，初两次服药时，可用此汤送服。

西人谓病疟者有疟虫，西药金鸡纳霜，善除疟虫故善治疟，常山想亦善除疟虫之药品欤？(《医学衷中参西录·常山解》)

大黄方

外科 / 疮疡医案

○ 山东海丰近海之处有程子河，为黄河人海故道，海船恒停其处。清咸丰时有杨氏少妇，得奇疾：脊背肿热，赤身卧帐中，若有一缕着身，即热不能支。适有宜兴苏先生乘海船赴北闱，经过其处。其人精医术，延为诊视，断为阳毒，俾用大黄十斤，煎汤十斤，放量陆续饮之，尽剂而愈（本案为他人

所治，编者注）。(《医学衷中参西录·论用药以胜病为主不拘分量之多少》)

○ 愚在籍时，曾至邻县海丰治病，其地有程子河为黄河入海故道，海中之船恒泊其处。其地有杨氏少妇，得奇疾，赤身卧帐中，其背肿热，若有一缕着身，即觉热不能忍，百药无效。后有乘船自南来赴北闱乡试者，精通医术，延为诊视。言系阳毒，俾用大黄十斤，煎汤十碗，放量饮之，数日饮尽，竟霍然痊愈。为其事至奇，故附记之。

受业高崇勋按：大黄为治疗毒特效药，见五期七卷论治疗宜重用大黄，其方业经同学遵用，取效颇捷（本案为他人所治，编者注）。(《医学衷中参西录·大黄解》)

大枣方

内科 / 虚损医案

○ 邑中友人赵厚庵，身体素羸弱，年届五旬，饮食减少，日益消瘦，询方于愚。俾日食熟大枣数十枚，当点心用之。

后年余觌面貌较前丰腴若干，自言："自闻方后，即日服大枣，至今未尝间断，饮食增于从前三分之一，是以身形较前强壮也。"(《医学衷中参西录·大枣解》)

代赭石方

一、内科医案

呕吐医案

○ 奉天小南门里，连奉澡塘司账曲玉轩，年三十余，得瘟病，两三日恶心呕吐，五日之间饮食不能下咽，来院求为诊治。其脉浮弦，数近六至，重按无力，口苦心热，舌苔微黄。因思其脉象浮弦者，阳明与少阳合病也，二经之病机相并上冲，故作呕吐也，心热口苦者，内热已实也，其脉无力而数者，无谷气相助又为内热所迫也。因思但用生赭石煮水饮之，既无臭味，且有凉镇之力，或可不吐。遂用生赭石二两，煎水两茶杯，分二次温饮下，饮完仍复吐出，病人甚觉惶恐，加以久不饮食，形状若莫可支持。愚曰："无恐，再用药末数钱，必能立止呕吐。”遂单用生赭石细末五钱，开水送服，觉恶心立止，须臾胸次通畅，进薄粥一杯，下行顺利。从此饮食不复呕吐，而心中犹发热，舌根肿胀，言语不利，又用生石膏一两，丹参、乳香、没药、连翘各三钱，连服两剂痊愈。(《医学衷中参西录·赭石解》)

○ 近津沽有南门外张姓，年过三旬，患吐血证，医者方中有柴胡二钱，服后遂大吐不止。仓促迎愚诊视，其脉弦长有力，心中发热，知系胃气因热不降也。所携药囊中，有生赭石细末约两余，俾急用水送服强半。候约十二分钟，觉心中和平，又送服其余，其吐顿止。继用平胃寒降汤调之痊愈。

是知同一吐血证，有时用柴胡而愈，有时用柴胡几至误人性命，审证时岂可不细心哉。(《医学衷中参西录·论吐血衄血之原因及治法》)

○ 一室女，中秋节后，感冒风寒，三四日间，胸膈满闷，不受饮食，饮水一口亦吐出，剧时恒以手自挠其胸。脉象滑实，右部尤甚，遂单用生赭石细末两半，俾煎汤温饮下，顿饭顷仍吐出。盖其胃口皆为痰涎壅滞，药不胜病，下行不通复转而吐出也。遂更用赭石四两，煎汤一大碗，分三次陆续温饮下，胸次遂通，饮水不吐。翌日，脉象洪长，其舌苔从先微黄，忽变黑色，又重用白虎汤连进两大剂，每剂用生石膏四两，分数次温饮下，大便得通而愈。(《医学衷中参西录·赭石解》)

二、妇科医案

妊娠便秘医案

○ 天津杨柳青陆军连长周良坡夫人，年三十许。连连呕吐，五六日间勺水不存，大便亦不通行，自觉下脘之处疼而且结，凡药之有味者入口即吐，其无味者须臾亦复吐出，医者辞不治。后愚诊视其脉有滑象，上盛下虚，疑其有妊，询之月信不见者五十日矣，然结证不开，危在目前，《内经》谓“有故无殒，亦无殒也”。遂单用赭石二两，煎汤饮下，觉药至结处不能下行，复返而吐出。继用赭石四两，又重罗出细末两许，将余三两煎汤，调细末服下，其结遂开，大便亦通，自此安然无恙，至期方产。

［**或问**］赭石，《名医别录》谓其坠胎，今治妊妇竟用赭石如此之多，即幸而奏效，岂非行险之道乎？答曰：愚生平治病，必熟筹其完全而后为疏

方，初不敢为孤注之一掷也。赭石质重，其镇坠之力原能下有形滞物，若胎至六七个月时，服之或有妨碍，至受妊之初，因恶阻而成结证，此时其胞室之中不过血液凝结，赭石毫无破血之弊，且有治赤沃与下血不止之效，重用之亦何妨乎？况此证五六日间，勺饮不能下行，其气机之上逆，气化之壅滞，已至极点，以赭石以降逆开壅，不过调脏腑之气化使之适得其平，又何至有他虞乎？

或曰：赭石用于此证不虞坠胎，其理已昭然矣，至《本经》谓赭石治赤沃，《日华》谓其治下血不止，不知重坠下行之药，何以有此效乎？答曰：此理甚深，欲明此理，当溯本穷源，先知人身之元气为何气。盖凡名之为气，虽无形而皆有质，若空气扇之则成风，抛物其中能阻物力之动转是其质也。人脏腑中之气，大抵类斯，惟元气则不惟无形，而并无质，若深究其果系何气，须以天地间之气化征之。夫天地间无论氮、氧、碳、电诸气，皆有质，独磁气无质，故诸气皆可取而贮之，而磁气不能贮也，诸气皆可设法阻之（如电气可阻以玻璃），而磁气不能阻也（磁气无论隔何物皆能吸铁）。是以北极临地之中央，下蓄磁气以维系全球之气化，丹田为人之中央，内藏元气以维系全身之气化。由是观之，磁气者即天地之元气，而人身之元气，亦即天地间之磁气类也。其能与周身之血相系恋者，因血中含有铁锈，犹之磁石吸铁之理也。赭石为铁氧化合而成，服之能补益血中铁锈，而增长其与元气系恋之力，所以能治赤沃及下血不止也。（《医学衷中参西录·赭石解》）

当归方

一、内科医案

血证医案

○ 一人年四十余，得溺血证，自用当归一两酒煮饮之而愈。（《医学衷中参西录·当归解》）

二、妇科医案

月经量少医案

○ 一少妇，身体羸弱，月信一次少于一次，浸至只来少许，询问治法。时愚初习医未敢疏方，俾每日单用当归八钱煮汁饮之，至期所来经水遂如常，

由此可知当归生血之效也。(《医学衷中参西录·当归解》)

独参汤

内科/伤寒医案

○ 曾治一少年，伤寒已过旬日，阳明火实，大便燥结，投一大剂白虎汤，一日连进二剂，共用生石膏六两，至晚九点钟，火似见退，而精神恍惚，大便亦未通行；再诊其脉，变为弦象，夫弦主火衰，亦主气虚。知此证清解已过，而其大便仍不通者，因其元气亏损，不能运行白虎汤凉润之力也。遂单用人参五钱，煎汤俾服之，须臾大便即通，病亦遂愈。

盖治此证的方，原是白虎加人参汤。因临证时审脉不确，但投以白虎汤，遂致病有变更。幸迷途未远，犹得急用人参，继所服白虎汤后以成功。诚以日间所服白虎汤尽在腹中，得人参以助之，始能运化。是人参与白虎汤，前后分用之，亦无异于一时同用之也。益叹南阳（指张机，编者注）制方之神妙，诚有令人不可思议者也。吴又可谓，如人方肉食而病适来，以致停积在胃，用承气下之，惟是臭水稀类而已；于承气汤中，单加人参一味，虽三四十日停积之物于是方下。盖承气借人参之力鼓舞胃气，宿物始动也。又可此论，亦即愚用人参于白虎汤后，以通大便之理也（本案是湖北省潜江红十字分会张港义务医院院长崔兰亭用其方所治疗的医案，张锡纯在其医案前论述说，重用石膏以退火之后，大便间有不通者，即可少用通利之药通之。此固愚常用之法，而随证制宜，又不可拘执成见。编者注）。(《医学衷中参西录·治伤寒温病同用方·仙露汤》)

茯苓方

内科/温病医案

○ 友人竹芷熙曰："嵊县地固多山，在葛溪口，嵊东山名也。本层峦迭嶂，峰回水绕之所，吴氏聚族而居，约四五十家，以种苓为业，其种苓之法，秘而不宣，虽亲戚不告焉。新嵊药肆间，茯苓皆出于是。

春间吴氏之媳病，盖产后月余，壮热口渴不引饮，汗出不止，心悸不寐，延余往治。病人面现红色，脉有滑象，急用甘草、麦冬、竹叶、柏子仁、浮小麦、大枣煎饮不效；继用酸枣仁汤，减川芎加浮小麦、大枣，亦不效；又用归脾汤加龙骨、牡蛎、萸肉则仍然如故。当此之时，余束手无策，忽一人进而言曰：何不用补药以缓之？余思此无稽之谈，所云补药者，心无见识也，姑漫应之。时已届晚寝之时，至次日早起，其翁奔告曰："予媳之病昨夜用补药医痊矣。"

余将信将疑，不识补药究系何物。乃翁持渣来见，钵中有茯苓四五两。

噫！茯苓焉，胡为云补药哉？余半晌不能言。危坐思之，凡病有一线生机，皆可医治。茯苓固治心悸之要药，亦治汗出之主药。仲景治伤寒汗出而渴者五苓散，不渴者茯苓甘草汤。伤寒厥而心下悸者宜先治水，当服茯苓甘草汤。可知心悸者汗出过多，心液内涸，肾水上救入心则悸，余药不能治水，故用茯苓以镇之。是证心悸不寐，其不寐由心悸而来，即心悸亦从汗出而来，其壮热口渴不引饮、脉滑，皆有水气之象，今幸遇种苓家，否则汗出不止，终当亡阳，水气凌心，必当灭火，是谁之过欤？余引咎而退。"

观竹君此论，不惜暴一己之失，以为医界说法，其疏解经文之处，能将仲景用茯苓之深意，彰彰表出，固其析理之精，亦见其居心之厚也。夫仁人之后必昌，君之哲嗣名余祥，青年英发，驰名医界，时与愚有鱼雁往来，其造就固未可量也（本案为他人所治，编者注）。（《医学衷中参西录·茯苓茯神解》）

内科 / 神昏医案

○ 湖北天门县崔兰亭来函云：民纪十九年，四十八师李团长夫人，头目眩晕，心中怔忡，呕吐涎沫，有时觉气上冲，昏聩不省人事。军医治以安神之药无效，继又延医十余人皆服药无效，危险已至极点。生诊其脉，浮而无力，视其形状无可下药。

恍悟四期《衷中参西录》茯苓解中，所论重用茯苓之法，当可挽回此证。遂俾单用茯苓一两煎汤服之，服后甫五分钟，病即轻减，旋即煎渣再服，益神清气爽，连服数剂，病即痊愈。后每遇类此证者，投此方皆可奏效（本案为他人所治，编者注）。（《医学衷中参西录·茯苓茯神解》）

甘草方

儿科 / 水肿医案

○ 又门生李子博言，曾有一孺子患腹疼，用暖脐膏贴之，后其贴处溃烂，医者谓多饮甘草水可愈。复因饮甘草水过多，小便不利，身肿腹胀，再延他医治之，服药无效。其地近火车站，火车恒装卸甘草，其姊携之拾甘草嚼之，日以为常，其肿胀竟由此而消。观此，则知甘草生用熟用，其性竟若是悬殊，用甘草者，可不于生熟之间加之意乎？(《医学衷中参西录·甘草解》)

干姜方

一、内科医案

胸中烦躁医案

○ 一妇人年四十许，上焦满闷烦躁，思食凉物，而偶食之则满闷益甚，且又黎明泄泻，日久不愈，心腹浸形膨胀，脉象弦细而迟。知系寒饮结胸，阻塞气化，欲投以理饮汤（白术四钱、干姜五钱、桂枝二钱、炙甘草二钱、茯苓片二钱、白芍二钱、橘红一钱半、川厚朴一钱半。服数剂后，饮虽开通，而气分若不足者，酌加生黄芪数钱。主治因心肺阳虚，致脾湿不升，胃郁不降，饮食不能运化精微，变为饮邪。编者注)。病家闻而迟疑，亦俾先煎干姜数钱服之，胸中烦躁顿除。为其黎明泄泻，遂将理饮汤去厚朴、白芍，加生鸡内金钱半，补骨脂三钱，连服十剂诸病皆愈。(《医学衷中参西录·干姜解》)

神昏医案

○ 岁在甲寅，客居大名之金滩镇。适有巡防兵，自南乐移戍武邑，道出金滩。时当孟春，天寒，雨且雪，兵士衣装尽湿。一兵未至镇五里许，因冻甚，不能行步，其伙舁之至镇，昏不知人，呼之不应，用火烘之，且置于温暖之处，经宿未醒。闻愚在镇，曾用点天突穴法，治愈一人，求为诊治。见其僵卧不动，呼吸全无。按其脉，仿佛若动。以手掩其口鼻，每至呼吸之顷，微觉有热，知犹可救。遂令人扶起俾坐，治以点天突穴之法，兼捏其结喉。约两点钟，咳嗽二十余次，共吐出凉痰碗半，始能呻吟。亦饮以干姜而愈。(《医学衷中参西录·治痰饮方·治痰点天突穴法》)

二、五官科医案

耳鸣医案

○ 愚在沧州贾官屯张寿田家治病，见有制丸药器具，问用此何为？答谓："舍妹日服礞石滚痰丸，恐药铺治不如法，故自制耳。"愚曰："礞石滚痰丸，原非常服之药，何日日服之。"寿田谓："舍妹素多痰饮，阻塞胃脘作胀满，一日不服滚痰丸，即不进食，今已服月余，亦无他变，想此药与其气质相宜耳。"愚再三驳阻，彼终不以为然。

后隔数月，迎愚往为诊治，言从前服滚痰丸饮食加多，继则饮食渐减，后则一日不服药即不能进食，今则服药亦不能进食，日仅一餐，惟服稀粥少许，且时觉热气上浮，耳鸣欲聋。脉象浮大，按之甚软，知其心肺阳虚，脾胃气弱，为服苦寒攻泻之药太过，故病证脉象如斯也。

拟治以理饮汤（方在三期三卷：干姜五钱，於术四钱，桂枝尖、生杭芍、茯苓片、炙甘草各二钱，陈皮、厚朴各钱半）。寿田谓："从前医者用桂、附，即觉上焦烦躁不能容受。"愚曰："桂、附原非正治心肺脾胃之药况又些些用之，病重药轻，宜其不受，若拙拟理饮汤，与此证针芥相投，服之必效，若畏其药不敢轻服，单用干姜五钱、试服亦可。"于斯遂单将干姜五钱、煎服，耳即不鸣，须臾觉胸次开通，可以进食。

继投以理饮汤，服数剂后，心中转觉甚凉，遂将干姜改用一两，甘草、厚朴亦稍加多，连服二十余剂痊愈。(《医学衷中参西录·干姜解》)

瓜蒌仁方

一、内科医案

神昏医案

○ 邻村高鲁轩，邑之宿医也。甲午仲夏，忽来相访，言第三子年十三岁，于数日之间，痰涎郁于胸中，烦闷异常，剧时气不上达，呼吸即停，目翻身挺，有危在顷刻之状。连次用药，分毫无效，敢乞往为诊视，施以良方。时愚有急务未办，欲迟数点钟再去，彼谓此病已至极点，若稍迟延恐无及矣。

于是遂与急往诊视，其脉关前浮滑，舌苔色白，肌肤有热，知其为温病结胸，其家自设有药房，俾用瓜蒌仁四两，炒熟（新炒者其气香而能通）捣碎，煎汤两茶盅，分两次温饮下，其病顿愈。(《医学衷中参西录·瓜蒌解》)

二、儿科医案

温病医案

○ 一童子，年十四岁，得温病。六七日间胸膈痰涎壅滞，剧时阻塞咽喉，两目上翻，身躯后挺，有危在顷刻之势。其脉关前洪滑有力。其家固设有药坊，愚因谓其父曰：此病虽剧，易治耳。用新炒蒌仁四两（用新炒者取其气香）捣碎，煮汤一大碗，分两次服下即愈矣。盖彼时荡胸汤（新炒蒌仁二两、生赭石二两、炒苏子六钱、芒硝四钱。编者注）犹未拟出也。其家人闻愚言，私相计曰：如此重病，而欲用药一味治愈之，先生果神仙乎。盖誉之而实疑之也。其父素晓医理，力主服之，尽剂而愈。（《医学衷中参西录·治伤寒温病同用方·荡胸汤》）

有其人素多痰饮，其寒温之热炽盛与痰饮互相胶漆以乱其神明者。药物学瓜蒌解下附有治验之案可参观。

○ 曾治一童子，得温病三四日，忽觉痰涎结胸，其剧时痰涎上壅，即昏不知人，脉象滑而有力。遂单用新炒瓜蒌仁四两，捣碎，煎汤一大茶盅，服之顿愈。（《医学衷中参西录·论伤寒温病神昏谵语之原因及治法》）

桂圆方

儿科/心悸医案

○ 一少年心中怔忡，夜不能寐，其脉弦硬微数，知其心脾血液短也，俾购龙眼肉，饭甑蒸熟，随便当点心，食之至斤余，病遂除根。（《医学衷中参西录·龙眼肉解》）

血证医案

○ 一六七岁童子，大便下血，数月不愈，服药亦无效。亦俾蒸熟龙眼肉服之，约日服两许，服旬日痊愈。（《医学衷中参西录·龙眼肉解》）

桂枝方

内科/喘证医案

○ 一妇人，年二十余，因与其夫反目，怒吞鸦片，已经救愈，忽发喘逆，迫促异常，须臾又呼吸顿停，气息全无，约十余呼吸之顷，手足乱动，似有蓄极之势，而喘复如故，若是循环不已，势近垂危，延医数人皆不知为何病。

后愚诊视，其脉左关弦硬，右寸无力，精思良久，恍然悟曰：此必怒激肝胆之火，挟下焦冲气上冲胃气。夫胃气本下行者，因肝胆之火冲之转而上逆，并迫肺气亦上逆，此喘逆迫促所由来也。逆气上干填塞胸膈，排脐胸中大气使之下陷。

夫肺悬胸中，以大气为其圈辟之原动力，须臾胸中无大气，即须臾不能呼吸，此呼吸顿停所由来也。迨大气蓄极而通，仍上达胸中鼓动肺脏使得呼吸，逆气遂仍得施其击撞，此又病势之所以循环也。欲治此证，非一药而兼能升陷降逆不为功，遂单用桂枝尖四钱，煎汤饮下，须臾气息调和如常（《医学衷中参西录·治喘息方·参赭镇气汤》也录有本案。编者注）。（《医学衷中参西录·桂枝解》）

海带方

外科 / 瘰疬医案

○ 又治一妇人，在缺盆起一瘰疬，大如小橘。其人亦甚强壮无他病，俾煮海带汤，日日饮之，半月之间，用海带二斤而愈。

若身体素虚弱者，即煮牡蛎、海带，但饮其汤，脾胃已暗受其伤。盖其咸寒之性，与脾胃不宜也。（《医学衷中参西录·治疮科方·消瘰丸》）

厚朴方

内科 / 腹胀医案

○ 愚二十余岁时，于仲秋之月，每至申酉时腹中作胀，后于将作胀时，但嚼服厚朴六七分许，如此两日，胀遂不作。盖以秋金收令太过，致腹中气化不舒，申酉又是金时，是以至其时作胀耳，服厚朴辛以散之，温以通之，且能升降其气化是以愈耳。

愚治冲气上冲，并挟痰涎上逆之证，皆重用龙骨、牡蛎、半夏、赭石诸药以降之、镇之、敛之，而必少用厚朴以宣通之，则冲气痰涎下降，而中气仍然升降自若无滞碍。（《医学衷中参西录·厚朴解》）

黄芪方

内科 / 心悸医案

○ 沧州程家林董氏女，年二十余。胸胁满闷，心中怔忡，动则自汗，其脉沉迟微弱，右部尤甚，为其脉迟，疑是心肺阳虚，询之不觉寒凉，知其为胸中大气下陷也。其家适有预购黄芪一包，俾用一两煎汤服之。其族兄捷亭在座，其人颇知医学，疑药不对证。愚曰："勿多疑，倘有差错，余职其咎。"服后，果诸病皆愈。

捷亭疑而问曰："《本经》黄芪原主大风，有透表之力，生用则透表之力益大，与自汗证不宜，其性升而能补，有膨胀之力，与满闷证不宜，今单用生黄芪两许，而两证皆愈，并心中怔忡亦愈，其义何居？"答曰："黄芪诚有透表之力，气虚不能逐邪外出者，用于发表药中，即能得汗，若其阳强阴虚者，误用之则大汗如雨不可遏抑。惟胸中大气下陷，致外卫之气无所统摄而自汗者，投以黄芪则其效如神。至于证兼满闷而亦用之者，确知其为大气下陷，呼吸不利而作闷，非气郁而作闷也。至于心与肺同悬胸中，皆大气之所包举，大气升则心有所根据，故怔忡自止也。"

董生闻之，欣喜异常曰："先生真我师也。"继加桔梗二钱，知母三钱，又服两剂以善其后（《医学衷中参西录·治大气下陷方·升陷汤》中也录有本案。编者注）。(《医学衷中参西录·黄芪解》)

黄芩方

内科 / 发热医案

○ 濒湖（指李时珍，编者注）又曰："余年二十时，因感冒咳嗽既久，且犯戒，遂病骨蒸发热，肤如火燎，每日吐痰碗许，暑月烦渴，寝食俱废，六脉浮洪，遍服柴胡、麦冬、荆、沥诸药，月余益剧，皆以为必死矣。先君偶思李东垣治肺热如火燎，烦躁引饮而昼盛者气分热也，宜一味黄芩汤，以泻肺经气分之火。遂按方用片芩一两，水二盅煎一盅顿服，次日身热尽退，而痰嗽皆愈，药中肯綮，如鼓应桴，医中之妙有如此哉。"

观濒湖二段云云，其善清气分之热，可为黄芩独具之良能矣。(《医学衷中参西录·黄芩解》)

鸡蛋方

一、儿科医案

喉痹医案

〇 赵晴初曰：鸡蛋能去喉中之风，余治一幼童喉风证，与清轻甘凉法，稍加辛药，时止时发。后有人教服鸡蛋，顶上针一孔，每日生吞一枚，不及十枚，病愈不复发（本案为他人所治，编者注）。(《医学衷中参西录·治咽喉方·咀华清喉丹》)

二、五官科医案

喉痹医案

〇 友人齐自芸曰：平阳何汉卿游戎患喉疼，医者治以苦寒之药，愈治愈甚，渐至舌硬。后有人教用棉子油煎生鸡蛋，煎至外熟，里仍微生，日服二枚，未十日遂大愈（本案为他人所治，编者注）。(《医学衷中参西录·治咽喉方·咀华清喉丹》)

鸡内金方

儿科 / 疳积医案

〇 友人毛仙阁治一孺子，自两三岁时腹即胀大，至五六岁益加剧，面目黄瘦，饮食减少，俗所谓大肚痞也。仙阁见拙拟期颐饼方后载，若减去芡实，可治小儿疳积痞胀、大人癥瘕积聚，遂用其方（方系生鸡内金细末三两，白面半斤，白砂糖不拘多少，和作极薄小饼，烙至焦熟，俾作点心服之），月余痊愈。(《医学衷中参西录·鸡内金解》)

连翘方

内科 / 感冒医案

〇 曾治一少年受感冒，俾单用连翘一两，煮两汤服之，终宵微汗不竭，病遂愈，其发汗之力和缓兼悠长可知。(《医学衷中参西录·不分经之病烧裩散证理中丸证竹叶石膏汤证·附温病遗方》)

内科 / 温病医案

○ 曾治一少年风温初得，俾单用连翘一两煎汤服，彻夜微汗，翌晨病若失。

按：连翘诸家皆未言其发汗，而以治外感风热，用至一两必能出汗，且其发汗之力甚柔和，又甚绵长。(《医学衷中参西录·连翘解》)

羚羊角方

一、内科医案

血证医案

○ 内子王氏生平有病不能服药，闻药气即思呕吐。偶患大便下血甚剧，时愚自奉还籍，彼自留奉，因粗识药性，且知羚羊角毫无药味，自用羚羊角一钱煎汤服之，立愈。(《医学衷中参西录·羚羊角辨》)

二、妇科医案

带下病医案

○ 又愚在奉时，有安东王姓女学生来院诊病，自言上焦常觉发热，下焦则畏寒，且多白带，家中存有羚羊角不知可服否，答以此药力甚大，且为珍重之品，不必多服，可用五分煎服之，若下焦不觉凉，而上焦热见退，乃可再服。

后其人服羚羊角数次，不惟上焦热消，其白带亦见愈，下焦并不觉凉，是羚羊角性善退热而又非寒凉之品可知也。(《医学衷中参西录·羚羊角辨》)

三、儿科医案

喘证医案

○ 曾治一六岁孺子，出疹三四日间，风火内迫，喘促异常。单投以羚羊角三钱，须臾喘止，其疹自此亦愈。(《医学衷中参西录·治瘟疫瘟疹方·青盂汤》)

○ 壬寅之岁，曾训蒙子邑之北境刘仁村，愚之外祖家也。季春夜半，表弟刘铭轩叩门求方，言其子（年六岁）于数日间出疹，因其苦于服药，强与之即作呕吐，所以未求诊视，今夜忽大喘不止，有危在顷刻之势，不知还可救否。遂与同往视之，见其不但喘息迫促，且精神恍惚，肢体骚扰不安，脉象摇摇而动，按之无根，其疹出第三日即靥，微有紫痕，知其毒火内攻，肝风已动也。因思息风、清火且托毒外出，惟羚羊角一味能兼擅其长，且色味俱无，煎汤直如清水，孺子亦不苦服。幸药房即在本村，遂急取羚羊角三钱煎汤，视其服下，过十余分钟即安然矣。

其舅孙宝轩沧州名医也，翌日适来省视，见愚所用羚羊角方，讶为仙方。其实非方之仙，乃药之良也。(《医学衷中参西录·羚羊角辨》)

不食医案

○ 沧州兴业布庄刘耀华之幼子，甫周岁，发生扁桃体炎喉证，不能食乳，剧时有碍呼吸，目睛上泛。急用羚羊角一钱，煎汤多半杯，灌下，须臾呼吸通顺，食乳如常。(《医学衷中参西录·羚羊角辨》)

疹医案

○ 曾治一六岁孺子，出疹三四日间，风火内迫，喘促异常。单投以羚羊角三钱，须臾喘止，其疹自此亦愈。

夫疹之毒热，最宜表散清解，乃至用他药表散清解无功，势已垂危，而单投以一味羚羊角，即能挽回，其最能清解而兼能表散可知也。且其能避蛊毒，《本经》原有明文。疫病发斑，皆挟有毒疠之气也。(《医学衷中参西录·治瘟疫瘟疹方·青盂汤》)

○ 奉天海关税局文牍陈南雅之女，年六七岁，疹后旬余灼热不退，屡服西药不效。后愚视之，脉象数而有力，知其疹毒之余热未清也。俾单用羚竿角一钱煎汤饮之，其热顿愈。(《医学衷中参西录·羚羊角辨》)

○ 壬寅之岁，曾训蒙于邑之仁村，愚之外祖家也。季春夜半，表弟刘铭轩叩门求方，言其子（年六岁）于数日间出疹，因其苦于服药，强令服即作呕吐，所以未来询方。今夜忽大喘不止，有危在顷刻之势，不知还可救否，遂与同往视之。见其不但喘逆迫促，且精神恍惚，肢体骚扰不安。脉象摇摇而动，按之无根。知其毒火内攻，而肝风已动也。为其苦于服药，遂但取羚羊角三钱，幸药坊即在本村，须臾药至，急煎成汤。视其服下，过二十分钟即安然矣，其疹从此亦愈。

其舅孙宝轩沧州名医也。翌日适来省视，见患所用羚羊角，讶为仙方（此证于青盂汤下曾略言之）。（《医学衷中参西录·治瘟疫瘟疹方·清疹汤》）

四、五官科医案

眼病医案

○ 奉天都护王六桥之孙女，年五六岁，患眼疾。先经东医治数日不愈，延为诊视。其两目胬肉长满，遮掩目睛，分毫不露，且疼痛异常，号泣不止。遂单用羚羊角二钱，俾急煎汤服之。时已届晚九点钟，至夜半已安然睡去，翌晨胬肉已退其半。又煎渣服之，痊愈。盖肝开窍于目，羚羊角性原属木（谓角中有木胎者不确，盖色似木而质仍角也），与肝有同气相求之妙，故善入肝经以泻其邪热，且善伏肝胆中寄生之相火，为眼疾有热者无上妙药。（《医学衷中参西录·羚羊角辨》）

硫黄方

一、内科医案

泄泻医案

○ 荫潮按：数年前余在里处，曾治一少阴寒证，服药后下利发烦而愈。民国二十二年腊月，在津又治敦庆隆布庄阎戟临先生少阴寒证，服茴香、干姜等药久不愈，乃询方于余，俾单服生硫黄如枣大，食前服，每日三次，至五六日忽下利，日二三次，骇而问余。余曰：此寒结得硫黄之热而开，《伤寒论》所谓虽烦下利必自愈者是也。后数日利果止，其病亦愈。即此例彼，益知修园、拱端之言不我欺也（本案为张锡纯之子张荫潮所治，编者注）。（《医学衷中参西录·少阴病提纲及意义》）

○ 愚资禀素强壮，心火颇旺，而相火似有不足。是以饮食不畏寒凉，恒畏坐凉处。年少时不以为意也，迨年过四旬，相火之不足益甚，偶坐凉处即泄泻。因此，身体渐觉衰弱。然素以振兴医学为心，而著述未就，恐虚度此一生，滋于每饭之前服生硫黄少许以补相火，颇有效验。然旬余不服，则畏凉如故。

后见道家书，有默运心火下行，可温补下焦之语。效而行之，气机初似不顺。乃于呼吸之际，精心体验，知每当呼气外出之时，则肾必上升，心必下降。于斯随其下降之机，而稍为注意，俾其心肾互相交感，行之数日，即觉丹田生暖，无庸再服硫黄矣。后读《内经》四气调神篇，至“使志若伏若匿，若有私愈，若已有得”数语，益恍然悟会。乃知所谓“若伏若匿”者，即引心火下行也；所谓“若有私意”者，是既引心火下行，复佯心肾之气互相交感，而有欣欣之意也。道家会合婴儿姹女之法，即从此语悟出，所谓若已有得者，丹田真阳积久，元气壮旺活泼，守脐不去，此实为己之所得，而永久不散失者也。因悟得《内经》此节真旨，遂专心遵行，今年已七十有三矣，膂力精神毫不衰老，即严冬之时食凉物、坐凉处，亦毫无顾忌，是哲学诚可济医药之穷也。哲学又何至累医学哉。(《医学衷中参西录·论哲学与医学之关系）

腿痛医案

○ 又治族兄世珍，冬令两腿作疼，其腿上若胡桃大疙瘩若干。自言其少时恃身体强壮，恒于冬今半冰半水之中捕鱼。一日正在捕鱼之际，朔风骤至，其寒彻骨，遂急还家歇息，片时两腿疼痛不能任地，因卧热炕上，复以厚被。数日后，觉其疼在骨，皮肤转麻木不仁，浸至两腿不能屈伸。后经医调治，兼外用热烧酒糠熨之，其疼与木渐愈，亦能屈伸，惟两腿皆不能伸直。

有人教坐椅上，脚踏圆木棍来往，令木棍旋转，久之腿可伸直。如法试演，迨至春气融和，两腿始恢复原状。然至今已三十年，每届严寒之时，腿仍觉疼，必服热药数剂始愈。至腿上之疙瘩，乃当时因冻凝结，至今未消者也。愚曰：“此病犹可除根。然其寒在骨，非草木之品所能奏效，必须服矿质之药，因人之骨中多含矿质也。”俾先用生硫黄细末五分，于食前服之，日两次，品验渐渐加多，以服后觉心中微温为度。果用此方将腿疼之病除根。此风寒湿痹能成痿废之明征也。(《医学衷中参西录·论肢体痿废之原因及治法》)

二、儿科医案

呕吐医案

○ 又治一未周岁小孩，食乳即吐，屡次服药亦吐出，倾门下陷，睡时尽睛，将成脾风。俾其于每吃乳时，用生硫黄细末一捻，至儿口中，乳汁送下，其吐渐稀，旬日痊愈。(《医学衷中参西录·论脾风治法》)

泄泻医案

○ 一糯子三岁失乳。频频滑泻，米谷不化，瘦弱异常。俾嚼服生硫黄如绿豆粒大两块，当日滑泻即愈，又服数日，饮食加多，肌肉顿长。后服数月，严冬在外嬉戏，面有红光，亦不畏寒。(《医学衷中参西录·杂录·服硫黄法》)

惊风医案

○ 小女一年有余，于季夏忽大便两三次带有黏滞，至夜发热，口闭目昏睡，翌晨手足惊惕肉瞤，后学断其肝风已动。因忆称著第五期二卷中，先生论羚羊角最普清肝胆之火，且历数其奇异之功效，真令人不可思议，为急购羚羊角尖一钱。上午九点煎服，至十一点周身得微汗，灼热即退。为其药甚珍贵，又将其渣煎服三次，惊惕亦愈(本案为他人所治，编者注)。(《医学衷中参西录·赵利庭来函》)

鹿角胶方

内科 / 积聚医案

○ 忆在籍时，有人问下焦虚寒治法，俾日服鹿角胶三钱，取其温而且补也。后月余晤面，言服药甚效，而兼获意外之效。

少腹素有积聚甚硬，前竟忘言，因连服鹿角胶已尽消。盖鹿角胶具温补之性，而又善通血脉，林屋山人阳和汤用之以消硬疽，是以有效也。又尝阅喻氏《寓意草》，载有袁聚东痞块危证治验，亦宜参观。(《医学衷中参西录·答徐韵英问腹疼治法》)

内科 / 腿痛医案

○ 曾治一人，年近五旬，左腿因受寒作疼，教以日用鹿角胶三钱含化服之。阅两月复觌面，其人言服鹿角胶半月，腿已不疼。然自服此药后，添有兴阳之病，因此辍服。愚曰："此非病也，乃肾脏因服此而壮实也。"观此，则鹿角胶之为用可知矣。若其人相火衰甚，下焦常觉凉者，可与生硫黄并服。鹿角胶仍含化服之。又每将饭之先，服生硫黄末三分，品验渐渐加多，以服后移时微觉温暖为度。(《医学衷中参西录·论肾弱不能作强治法》)

绿豆方

内科 / 水肿医案

○ 一妇人，年四十许，得水肿证，百药不效。偶食绿豆稀饭，觉腹中松畅，遂连服数次，小便大利而愈。有人向愚述其事，且问所以能愈之故。答曰：绿豆与赤小豆同类，故能行水利小便，且其性又微凉，大能滋阴退热。凡阴虚有热，致小便不利者，服之皆有效也。（《医学衷中参西录·治癃闭方·济阴汤饮》）

麦芽方

内科 / 痞满医案

○ 一妇人年三十余，气分素弱，一日忽觉有气结于上脘，不能上达亦不下降，俾单用生麦芽一两，煎汤饮之，顿觉气息通顺。（《医学衷中参西录·大麦芽解》）

芒硝方

一、内科

不寐医案

○ 奉天财政厅科长于允恭夫人，年近五旬，因心热生痰，痰火瘀滞，烦躁不眠，五心潮热，其脉象洪实。遂用朴硝和炒熟麦面炼蜜为丸，三钱重，每丸中约有朴硝一钱，早晚各服一丸，半月痊愈。

盖人多思虑则心热气结，其津液亦恒随气结于心下，经心火灼炼而为热痰。朴硝咸且寒，原为心经对宫之药，其咸也属水，力能胜火，而又寒能胜热，且其性善消，又能开结，故以治心热有痰者最宜。至于必同麦面为丸者，以麦为心谷，心脏有病以朴硝泻之，即以麦面补之，补破相济为用，则药性归于和平，而后可久服也。（《医学衷中参西录·朴硝、硝石解》）

狂证医案

○ 曾治一少妇癫狂，强灌以药，不能下咽。遂俾以朴硝代盐，每饭食之，病人不知，月余而愈。诚以朴硝咸寒属水，为心脏对宫之药，以水胜火，以寒胜热，能使心中之火热消解无余，心中之神明，自得其养，非仅取朴硝之能开痰也。(《医学衷中参西录·治癫狂方·荡痰加甘遂汤》)

二、儿科医案

狂证医案

○ 一少年女子，得疯疾癫狂甚剧，屡次用药皆未能灌下。后为设方，单用朴硝当盐，加于菜蔬中服之，病人不知，月余痊愈。因将其方载于《医学衷中参西录》。(《医学衷中参西录·朴硝、硝石解》)

瘰疬医案

○ 一少年，项侧起一瘰疬，大如茄，上连耳，下至缺盆，求医治疗，言服药百剂，亦不能保其必愈，而其人家贫佣工，为人耘田，不惟无钱买如许多药，即服之亦不暇。然其人甚强壮，饮食甚多，俾于每日三餐之时，先用饭汤送服煅牡蛎细末七八钱，一月之间消无芥蒂。然此惟身体强壮且善饭者，可如此单服牡蛎，若脾胃稍弱者，即宜佐以健补脾胃之药，不然恐瘰疬未愈，而脾胃先伤，转致成他病也（《医学衷中参西录·治疮科方·消瘰丸》也录有本案。编者注）。(《医学衷中参西录·牡蛎解》)

牡牛蛋方

妇科/崩漏医案

○ 戊辰孟夏，愚有事回籍。有县治南关王氏妇，患血崩，服药不效。有人教用此草（一种为宿根之草，一根恒生数茎，高不盈尺，叶似地肤微宽，厚则加倍，其色绿而微带苍色，孟夏开小白花，结实如杜梨，色如其叶，老而微黄，多生于宅畔路旁板硬之地，俗呼为牡牛蛋，又名臭科子，然实未有臭味。初不知其可入药也。编者注）连根实切碎，煮汤饮之，其病顿愈。

后愚回津言及此方，门生李毅伯谓："此方余素知之，若加黑豆一小握，用水、酒各半煎汤，则更效矣（本案为他人所治，编者注）。(《医学衷中参西录·论治女子血崩有两种特效药》)

硼砂方

内科 / 神昏医案

○ 奉天陆军次长韩芳辰之太夫人，年六十余，臂上生疔毒，外科不善治疗，致令毒火内攻，热痰上壅，填塞胸臆，昏不知人。时芳辰督办奉天兵工厂，有东医数人为治，移时不愈，气息益微。延为诊视，知系痰厥。急用硼砂五钱，煮至融化，灌下三分之二，须臾呕出痰涎若干，豁然顿醒。而患处仍肿疼，其疔生于左臂，且左脉较右脉洪紧，知系肝火炽盛，发为肿毒也。遂投以清火解毒之剂，又单将羚羊角二钱煎汤兑服，一剂而愈。(《医学衷中参西录·羚羊角辨》)

全蝎方

内科 / 麻木医案

○ 又邻庄张马村一壮年，中风半身麻木，无论服何药发汗，其半身分毫无汗。后得一方，用药房中蝎子二两，盐炒轧细，调红糖水中顿服之，其半身即出汗，麻木遂愈。然未免药力太过，非壮实之人不可轻用。(《医学衷中参西录·蝎子解》)

三七方

一、内科医案

神昏医案

○ 邻村张马村雇一牧童，夏日牧牛田间，众牧童嬉戏，强屈其项背，纳头袴中，倒缚其手，戏名为看瓜。后经人救出，气息已断。为盘膝坐，捶其腰背，多时方苏，惟觉有物填塞胸膈，压其胸中大气，妨碍呼吸，剧时气息仍断，目翻身挺。此必因在袴中闷极之时，努挣不出，热血随努挣之气上溢而停于膈上也。俾单用三七细末三钱，开水送服，两次痊愈。

按：三七之性，既善化血，又善止血人多疑之，然有确实可征之处。如破伤流血者，用三七末擦之则其血立止，是能止血也；其破处已流出之血，着三七皆化为黄水，是能化血。(《医学衷中参西录·三七解》)

血证医案

〇 愚于斯深喜病之得愈，且深叹三七之功能几令人不可思议。

内子王氏因语愚曰："余向在日本留学曾伤手出血，敷西药磺碘（即沃度仿谟）少许，其疼立止，后历三日始愈。迨来奉又伤手出血，敷三七末少许，移时疼方止，历一日夜伤处痊愈。由斯观之，三七治金疮固胜于磺碘也。（《医学衷中参西录·论三七有殊异之功能》）

〇 又天津日租界刘问筹，偶患大便下血甚剧。西医注射以止血药针，其血立止，而血止之后，月余不能起床，身体酸软，饮食减少。其脉芤而无力，重按甚涩。因谓病家曰："西人所注射者，流动麦角膏也。其收缩血管之力甚大，故注射之后，其血顿止。然止后宜急服化瘀血之药，则不归经之血，始不至凝结于经络之间为恙。今但知止血，而不知化血，积之日久必成痨瘵，不仅酸软减食已也。然此时尚不难治，下其瘀血即愈矣。"俾日用三七细末三钱，空心时分两次服下。服至三次后，自大便下瘀血若干，色紫黑。从此每大便时，必有瘀血随下。至第五日，所下渐少。至第七日，即不见瘀血矣。于斯停药不服。旬日之间，身体复初。由斯观之，是三七一味即可代《金匮》之下瘀血汤，且较下瘀血汤更稳妥也。（《医学衷中参西录·论三七有殊异之功能》）

瘀血医案

［**病者**］刘问筹，年二十五岁，江苏人，寄居天津松岛街，电报局理事。

［**病名**］脏腑瘀血。

［**原因**］其先偶患大便下血甚剧，西医于静脉管中注射以流动麦角膏其血立止。而血止之后已月余矣，仍不能起床，但觉周身酸软无力。饮食不能恢复原量，仅如从前之半。大小便亦照常，而惟觉便时不顺利。其脉搏至数如常，芤而无力，重按甚涩，左右两部皆然。

［**诊断**］此因下血之时，血不归经，行血之道路紊乱，遽用药止之，则离经之血，瘀于脏腑经络之间。盖麦角止血之力甚大，愚尝嚼服其小者一枚，陡觉下部会阴穴处有抽掣之力，其最能收闭血管可知。此症因其血管收闭之后，其瘀血留滞于脏腑之间，阻塞气化之流行。致瘀不去而新不生，是以周身酸软无力，饮食减少，不能起床也。此症若不急治，其周身气化阻塞日久，

必生灼热。灼热久之，必生咳嗽，或成肺病，或成痨瘵，即难为调治矣。今幸为日未久，灼热咳嗽未作，则调治固易也。

［**疗法**］当以化其瘀血为目标。将瘀血化尽，身中气化还其流通之常，其饮食必然增加，身体自能复原矣。

［**处方**］旱三七细末三钱，为一日之量，分两次服，空心时开水送下。

［**效果**］服药数次后，自大便下瘀血若干，其色紫黑。后每大便时，必有瘀血若干，至第五日下血渐少，第七日便时不见瘀血矣。遂停服药，后未旬日，身体即健康如初矣。(《医学衷中参西录·临证随笔》)

二、妇科医案

闭经医案

○ 又天津英租界胡氏妇，信水六月未通，心中发热胀闷。治以通经之药，数剂通下少许。自言少腹仍有发硬一块未消。其家适有三七若干，俾为末，日服四五钱许，分数次服下。约服尽三两，经水大下，其发硬之块亦消矣。审斯则凡人腹中有坚硬之血积，或妇人产后恶露未尽结为癥瘕者，皆可用三七徐消之也。(《医学衷中参西录·论三七有殊异之功能》)

三、儿科医案

血证医案

○ 今岁仲夏，沂水第一学区胡家庄初级小学教员杨希古先生之次女公子淑儒，年七岁，患痞疾兼大便下血，身形羸弱，不思饮食，甚为危险。前所服中西治痞积之药若干均无效，来寓求治。后学检视腹部，其回血管现露，色青微紫，腹胀且疼，两颇发赤，潮热有汗，目睛白处有赤丝，口干不渴，六脉沉数，肌肤甲错，毛发焦枯。审证辨脉，知系瘀血为恙也。踌躇再四，忽忆及向阅《衷中参西录》，见先生论用三七之特殊功能，历数诸多奇效，不但善于止血，且更善化瘀血。遂俾用三七研为精粉，每服七分，朝夕空心时各服一次，服至五日，而大便下血愈。又服数日，痞疾亦愈。

用三七一味，治愈中西请医不能治之大病，药性之妙用，真令人不可思议矣。然非先生提倡之，又孰知三七之功能如斯哉（本案为他人所治，编者注）。(《医学衷中参西录·刘惠民来函》)

瘀血医案

〇 一童子，年十四，夏日牧牛野间。众牧童嬉戏，强屈其项背纳头中，倒缚其手，置而弗顾，戏名为看瓜。后经人救出，气息已断。俾盘膝坐，捶其腰背，多时方苏。惟觉有物填塞胸膈，压其胸中大气，妨碍呼吸。剧时气息仍断，两目上翻，身躯后挺。

此必因在中闷极之时努挣不出，热血随努挣之气力上溢，而停于膈上也。俾单用三七三钱捣细，开水送服，两次痊愈。(《医学衷中参西录·治吐衄方·化瘀理膈丹》)

四、外科医案

疮疡医案

〇 乙丑孟夏末旬，愚寝室窗上糊纱一方以透空气，夜则以窗帘障之。一日寝时甚热，未下窗帘。愚睡正当窗，醒时觉凉风扑面袭入右腮，因睡时向左侧也。至午后右腮肿疼，知因风袭，急服西药阿司匹林汗之。乃汗出已透，而肿疼依然。迟至翌晨，病又加剧，手按其处，连牙床亦肿甚，且觉心中发热。于斯连服清火、散风、活血消肿之药数剂。心中热退，而肿疼仍不少减，手抚之肌肤甚热。遂用醋调大黄细末屡敷其上，初似觉轻。迟半日仍无效，转觉其处畏凉。因以热水沃巾熨之，又见轻。乃屡熨之，继又无效。因思未受风之先，头面原觉发热，遽为凉风所袭，则凉热之气凝结不散。因其中凉热皆有，所以乍凉之与热相宜则觉轻，乍热之与凉相宜亦觉轻也。然气凝则血滞肿疼，久不愈必将化脓。遂用山甲、皂刺、乳香、没药、粉草、连翘诸药迎而治之。服两剂仍分毫无效。浸至其疼彻骨，夜不能眠。

踌躇再四，恍悟三七外敷，善止金疮作疼，以其善化瘀血也。若内服之，亦当使瘀血之聚者速化而止疼。

遂急取三七细末二钱服之，约数分钟其疼已见轻，逾一句钟即疼愈强半矣。当日又服两次，至翌晨已不觉疼，肿亦见消。继又服两日，每日三次，其肿消无芥蒂。(《医学衷中参西录·论三七有殊异之功能》)

山楂方

内科 / 血证医案

○ 邑张某家贫佣力，身挽辘车运货远行，因枵腹努力太过，遂致大口吐血。卧病旅邸，恐即不起。意欲还里，又乏资斧。乃勉强徒步徐行，途中又复连吐不止，目眩心慌，几难举步。腹中觉饥，怀有干饼，又难下咽。偶拾得山楂十数枚，遂和干饼食之觉精神顿爽，其病竟愈。

盖酸者能敛，而山楂则酸敛之中，兼有化瘀之力。与拙拟补络补管汤之意相近，故获此意外之效也。(《医学衷中参西录·治吐衄方·补络补管汤》)

山茱萸方

一、内科医案

喘证医案

○ 一人年四十余，外感痰喘，愚为治愈。但脉浮力微，按之即无。愚曰："脉象无根，当服峻补之剂，以防意外之变。"病家谓病患从来不受补药，服之则发狂疾，峻补之药，实不敢用。愚曰："既畏补药如是，备用亦可。"病家依愚言。迟半日忽发喘逆，又似无气以息，汗出遍体，四肢逆冷，身躯后挺，危在顷刻。急用净萸肉四两，爆火煎一沸则饮下，汗与喘皆微止。又添水再煎数沸饮下，病又见愈。复添水将原渣煎透饮下，遂汗止喘定，四肢之厥逆亦回（《医学衷中参西录·治阴虚劳热方·来复汤》也录有本案。编者注）。(《医学衷中参西录·山萸肉解》)

汗证医案

○ 一人，年四十八，大汗淋漓，数日不止，衾褥皆湿，势近垂危。询方于愚，俾用净萸肉二两，煎汤饮之，其汗遂止。(《医学衷中参西录·治阴虚劳热方·来复汤》)

二、妇科医案

产后痉证医案

○ 湖北张港崔兰亭君来函："张港红十字会朱总办之儿媳，产后角弓反张，汗出如珠，六脉散乱无根，有将脱之象，迎为诊治。急用净萸肉二两，俾煎汤服之，一剂即愈。举家感谢云‘先生之方如此效验神速，真神医也。’愚应之曰：‘此非我之功，乃著《衷中参西录》者之功也。’总办因作诗一首，托寄先生相谢，且以表扬先生之大德云（本案为他人所治，编者注）。”（《医学衷中参西录·治阴虚劳热方·来复汤》）

石膏方

一、内科医案

温病医案

○ 同邑友人赵厚庵之夫人，年近六旬得温病，脉数而洪实，舌苔黄而干，闻药气即呕吐。俾单用生石膏细末六两，以做饭小锅（不用药甑，恐有药味复呕吐）煎取清汤一大碗，恐其呕吐，一次只温饮一口，药下咽后，觉烦躁异常，病家疑药不对证。愚曰：“非也，病重药轻故也。”饮至三次，遂不烦躁，阅四点钟尽剂而愈。（《医学衷中参西录·石膏解》）

○ 一媪，年六旬，得温病，脉数而有力，舌苔黄而干，闻药气即呕吐，俾用生石膏六两，煎水一大碗，恐其呕吐，一次止饮药一口，甫饮下，烦跳异常，病家疑药不对证。愚曰：非也，病重药轻故耳饮至三次，遂不烦躁，阅四点钟，尽剂而愈。（《医学衷中参西录·治伤寒温病同用方·仙露汤》）

○ 又辽宁张允孚君，为黑龙江军官养成所总办，有事还家，得温病求为诊治。方中为开生石膏一两，张君阅方大惊，谓在江省厌有病服服石膏五钱，骤成结胸之病，服药十余剂始转危为安，今方石膏一两且系生者，实不敢服。愚因为之详细辨明石膏生熟之异性，彼仍游移。其介绍人韩玉书君，为陆军次长韩麟春之胞兄，曾与张君同时在东洋留学，亦力劝其速服，谓前月家慈病温，先生为开生石膏三两，煎汤三杯，分三次服下，病若失，况此方中止用一两乎。张君遂放胆服下，病遂愈。后张君颇感激，且深赞愚研究药性之精确。就此两案观之，愚目煅石膏为鸩毒，原非过也。况此外服煅石膏而受害者，又不可胜数乎。（《医学衷中参西录·答王隆骥君石膏生用煅用之研究》）

发热医案

○ 民国十三年八月，财政厅友人张竹荪之女公子，发热甚剧，来询方。为开生石膏一两半，煎汤饮之。其热仍不稍退，又来询方。答以多煎石膏水饮之，必能见愈。竹荪购石膏数两，煮汤若干，渴则饮之，数日而愈（本案为他人所治，编者注）。（《医学衷中参西录·孙香荪来函·用生石膏治退病验案》）

○ 重用石膏以发汗，非仅愚一人之实验也。

邑中友人刘聘卿，肺热劳喘，热令尤其，时当季夏，病犯甚剧，因尝见愚重用生石膏治病，自用生石膏四两，煎汤一大碗顿饮下，周身得凉汗，劳喘骤见轻，隔一日又将石膏如前煎饮，病又见轻，如此隔日一饮石膏汤，饮后必然出汗，其病亦随之递减，饮过六次，而百药难愈之痼疾竟霍然矣。

后聘卿与愚相遇，因问石膏如此凉药，何以能令人发汗？愚曰：石膏性善发汗，《别录》载有明文，脏腑蕴有实热之人，服之恒易作汗也。此证因有伏气化热，久留肺中不去，以致肺受其伤，屡次饮石膏汤以逐之，则久留之热不能留，遂尽随汗出而消解无余矣。用石膏以治肺病及劳热，古人早有经验之方，因后世未知石膏之性，即见古人之方亦不敢信，是以后世无用者。其方曾载于王焘《外台秘要》，今特详录于下，以备医界之采取（本案为他人所治，编者注）。（《医学衷中参西录·深研白虎汤之功用》）

真热假寒医案

○ 明李士材治鲁藩阳极似阴证，时方盛暑，寝门重闭，密设毡帷，身复貂被，而犹呼冷。士材往视之曰："此热证也。古有冷水灌顶法，今姑通变用之。"乃以生石膏三斤煎汤三碗，作三次服。一服去貂被，再服去毡帷，服至三次体蒸流汗，遂呼进粥，病若失矣（本案为他人所治，编者注）。（《医学衷中参西录·论用药以胜病为主不拘分量之多少》）

中毒医案

○ 后又遇吞洋火中毒者，治以生石膏亦愈，然以其毒缓，但煎汤饮之，无用送服其细末也。（《医学衷中参西录·石膏生用直同金丹服用即同鸩毒说》）

○ 又在籍时，本村东邻张氏女因家庭勃谿，怒吞砒石，未移时，作呕吐。其兄疑其偷食毒物。诡言无他，惟服皂矾少许耳。其兄闻其言，急来询解救之方。愚曰皂矾原系硫氧与铁化合，分毫无毒，呕吐数次即愈，断无闪失，但恐未必是皂矾耳。须再切问之。

其兄去后，迟约三点钟复来，言此时腹中绞疼，危急万分，始实言所吞者是砒石，非皂矾也。急令买生石膏细末二两，用凉水送下。乃村中无药铺，遂至做豆腐家买得生石膏，轧细末，凉水送下，腹疼顿止。犹觉腹中烧热，再用生石膏细末半斤，煮汤两大碗，徐徐饮之，尽剂而愈。(《医学衷中参西录·石膏生用直同金丹服用即同鸩毒说》)

二、儿科医案

感冒医案

○ 长子荫潮，七岁时，感冒风寒，四五日间，身大热，舌苔黄而带黑。孺子苦服药，强与之即呕吐不止。遂单用生石膏两许，煎取清汤，分三次温饮下，病稍愈。又煎生石膏二两，亦徐徐温饮下，病又见愈。又煎生石膏三两，徐徐饮下如前，病遂痊愈。

夫以七岁孺子，约一昼夜间，共用生石膏六两，病愈后饮食有加，毫无寒中之弊，则石膏果大寒乎？抑微寒乎？此系愚初次重用石膏也。故第一次只用一两，且分三次服下，犹未确知石膏之性也。世之不敢重用石膏者，何妨若愚之试验加多以尽石膏之能力乎（《医学衷中参西录·治伤寒温病同用方·仙露汤》中也录有本案。编者注）。(《医学衷中参西录·石膏解》)

三、五官科医案

眼病医案

○ 丙寅季春，愚自沧来津，馆于珍蕴胡道尹家。有门役之弟李汝峰，为纺纱厂学徒，病目久不愈。眼睑红肿，肉遮睛，觉目睛胀疼甚剧，又兼耳聋鼻塞，见闻俱废，跬步须人扶持。其脉洪长甚实，左右皆然。其心中甚觉发热，舌有白苔，中心已黄，其从前大便原燥，因屡服西药大便日行一次。知系冬有伏寒，感春阳而化热，其热上攻，目与耳鼻皆当其冲也。拟用大剂白虎汤以清阳明之热，更加白芍、龙胆草兼清少阳之热。病患谓厂中原有西医，不令服外人药，今因屡服其药不愈，偷来求治于先生，或服丸散犹可，断乎不能在厂中煎服汤药。愚曰：“此易耳。我有自制治眼妙药，送汝一包，服之眼可立愈。”

遂将预轧生石膏细末两半与之，嘱其分作六次服，日服三次，开水送下，服后又宜多喝开水，令微见汗方好。持药去后，隔三日复来，眼疾已愈十之八九，耳聋鼻塞皆愈，心中已不觉热，脉已和平。复与以生石膏细末一两，俾仍作六次服。将药服尽痊愈。至与以生石膏细末而不明言者，恐其知之即不敢服也。

后屡遇因伏气化热病目者，治以此方皆效。(《医学衷中参西录·论目疾由于伏气化热者治法》)

石榴方

内科／喘证医案

○ 邻村张氏妇，年过四旬，素患肺痨喘嗽，夜不安枕者已数年矣。无论服何药皆无效验。一晚偶食酸石榴，觉夜间喘嗽稍轻，从此每晚服之，其喘嗽日轻一日，连服过三月，竟脱然无累矣。(《医学衷中参西录·石榴解》)

内科／泄泻医案

○ 门生高如璧之父，曾向愚问治泄泻方，语以酸石榴连皮捣烂，煮服甚效。

后岁值壬寅，霍乱盛行，有甫受其病泄泻者，彼与以服酸石榴方，泄泻止而病亦遂愈。

盖霍乱之上吐下泻，原系肝木挟外感之毒克伐脾胃，乃当其病势犹未横恣，急以酸石榴敛伐肝木，使不至助邪为虐致吐泻不已，则元气不漓，自可以抗御毒菌，况酸石榴之味至酸，原有消除毒菌之力乎（凡味之至酸者，皆善消）？古方治霍乱多用木瓜，取其酸能敛肝也，酸石榴之酸远胜木瓜，是以有效也。(《医学衷中参西录·石榴解》)

熟地方

内科／喘证医案

○ 曾治邻村武生李佐亭之令堂，年七旬，自少年即有劳疾，年益高疾益甚，浸至喘嗽，夜不能卧。俾用熟地切成小片，细细嚼咽之，日尽两许，服月余，忽然气息归根，喘嗽顿止，彻底安睡。其家人转甚惶恐，以为数十年积劳，一日尽愈，疑非吉兆，仓猝迎为诊视。六脉和平无病，因笑谓其家人曰："病愈矣，何又惧为？此乃熟地之功也。"后果劳疾大见轻减，寿逾八旬。（《医学衷中参西录·答张汝伟问其令尊咳嗽治法》）

○ 又邻村李边务李媪，年七旬，劳喘甚剧，十年未尝卧寝。俾每日用熟地煎汤当茶饮之，数日即安卧，其家人反惧甚，以为如此改常，恐非吉兆，而不知其病之愈也。（《医学衷中参西录·地黄解》）

内科 / 不寐医案

○ 曾治一媪，劳喘甚剧，十年未尝卧寝。俾每日用熟地煎汤，当茶饮之，数日即安卧。其家反俱甚，以为如此改常恐非吉兆，而不知其病之愈也。（《医学衷中参西录·治伤寒温病同用方·白虎加人参以山药代粳米汤》）

水蛭方

妇科 / 不孕症医案

○ 曾治邑城西傅家庄傅寿朋夫人，经血调和，竟不产育，细询之少腹有癥瘕一块，遂单用水蛭一两，香油炙透为末。每服五分（若入煎剂当用二钱），日再服，服完无效；后改用生者，如前服法，一两犹未服完，癥瘕全消，逾年即生男矣。

此后屡用生者治愈多人，惟气血亏损者，宜用补助气血之药佐之。三期八卷理冲汤后，载有用水蛭治验之案，宜参观。（《医学衷中参西录·水蛭解》）

○ 又冲任中有瘀血，亦可以妨碍受妊，当用《金匮》下瘀血汤下之或单用水蛭为细末，少少服之，瘀血亦可徐消。然水蛭必须生用，若炙用之无效。

曾治一妇人不妊，其人强壮无病，惟脐下有积一块。疑是瘀血，俾买水蛭一两，自用麻油炙透，为末，每服五分，日两次，服尽无效。后改用生者一两，轧细，仍如从前服法，未尽剂而积尽消，逾年即生男矣。若其人身形稍弱者，可用党参数钱煎汤，送服水蛭末。若服党参发热者，可与天冬同煎汤送服。盖《本经》水蛭，原主妇人无子（注疏家谓瘀血去则易妊），且其性化瘀血而不伤新血，诚为理血妙药。若有疑其性猛烈者，参观三期第八卷理冲

汤后跋语，自能涣然冰释，而无释虑矣。(《医学衷中参西录·论妇人不妊治法》)

松脂方

一、内科医案

咳嗽医案

○ 向曾患咳嗽，百药不效，后每服松脂干末一钱，用凉茶送服，月余咳嗽痊愈，至今十年，未尝反复，精神比前更强壮。观此，松脂实有补髓健骨之力(《医学衷中参西录·天门冬解》也录有本案：湖北潜江红十字分会张港义务医院院长崔兰亭来函云：向染咳嗽，百药不效，后每服松脂一钱，凉茶送服，不但咳嗽痊愈，精神比前更强。本案为崔氏所治，编者注)。(《医学衷中参西录·治伤寒温病同用方·仙露汤》)

臌胀医案

○ 又一兵士李兆元，过食生冷，身体浮肿，腹大如箕，百药罔效。令每日服松脂三钱，分三次服下，五日痊愈(本案为他人所治，编者注)。(《医学衷中参西录·治伤寒温病同用方·仙露汤》)

肺痈医案

○ 丁卯夏，川鄂战争，救一兵士，子弹由背透胸出，由伤处检出碎骨若干，每日令食牛乳、山药，数日饮食稍进，口吐臭脓，不能坐立。后每日令服松脂两次，每次一钱，三日后臭脓已尽，伤口内另长新骨。月余伤口全平，行步如常(本案为他人所治，编者注)。(《医学衷中参西录·治伤寒温病同用方·仙露汤》)

肝痈医案

○ 乡村一男子，患肝痈，溃破，医治五年不愈，溃穿二孔，日出臭水碗许，口吐脓血，臭气异常。戊辰孟夏，迎为延医，视其形状，危险万分，辞而不治。再三恳求，遂每早晚令服松脂一钱，五日臭脓减少，疮口合平，照前服之，半月痊愈。又有患肺痈者，服林屋山人犀黄丸不效，而服松脂辄效者，难以枚举矣(本案为他人所治，编者注)。(《医学衷中参西录·治伤寒温病同用方·仙露汤》)

二、外科医案

瘢痕医案

○ 湖北潜江红十字分会张港义务医院院长崔兰亭来函云：向染咳嗽，百药不效，后每服松脂一钱，凉茶送服，不但咳嗽痊愈，精神比前更强。迨读《医学衷中参西录》四期药物讲义，知天冬含有人参性味，外刚内柔，汁浆浓润，遂改服天冬二钱，日两次，今已三年，觉神清气爽，气力倍增，远行不倦，皮肤发润，面上瘢痕全消。至于用书中之讲究，以挽回垂危之证者尤不胜纪，诚济世之慈航也（张锡纯谓：天冬，味甘微辛，性凉，津液浓厚滑润。其色黄兼白，能入肺以清燥热，故善利痰宁嗽，入胃以消实热，故善生津止渴。津浓液滑之性，能通利二便、流通血脉、畅达经络，虽为滋阴之品，实兼能补益气分。《本经》谓“天冬主暴风湿偏痹，强骨髓”二语，经后世注解，其理终未透彻。愚尝嚼服天门冬毫无渣滓，尽化津液，且觉兼有人参气味，盖其津浓液滑之中，原含有生生之气，犹人之积精以化气也。其气挟其浓滑之津液以流行于周身，而痹之偏于半身者可除，周身之骨得其濡养而骨髓可健。且入药者为天冬之根，乃天冬之在内者也；其外生之蔓多有逆刺，若无逆刺者，其皮又必涩而戟手。天冬之物原外刚内柔也，而以之作药则为柔中含刚，是以痹遇其柔中之刚，则不期开而自开，骨得其柔中之刚，不惟健骨且能健髓也。至《别录》谓其“保定肺气，益气力，冷而能补”诸语，实亦有以见及此也。另外本案为他人所治，编者注）。（《医学衷中参西录·天门冬解》）

鸭蛋子方

内科 / 泄泻医案

○ 一人，年四十八，资禀素弱，亦吸鸦片。于季秋溏泻不止。一日夜八九次，且带红色，心中怔忡，不能饮食。日服温补之药，分毫无效。延愚诊治，其脉左右皆微弱，而尺脉尤甚，知系下焦虚寒。为其便带红色，且从前服温补之药无效，俾先服鸭蛋子四十粒，泻愈其半，红色亦略减，思饮食。继用温补下焦之药煎汤，送服鸭蛋子三十粒，后渐减至十粒，十剂痊愈。

盖此证虽下焦虚寒，而便带红色，实兼有痢证也。故单服鸭蛋子，而溏泻已减半。然亦足征鸭蛋子虽善清热化瘀，而实无寒凉开破之弊，洵良药也。（《医学衷中参西录·治痢方》）

内科/痢疾医案

○ 沧州友人滕玉可，壬寅之岁，设教邻村，于中秋下赤痢，且多鲜血，医治两旬不愈。适愚他出新归，过访之，求为诊治。其脉象洪滑，知其纯系热痢。

遂谓之曰：此易治。买苦参子百余粒，去皮，分两次服下即愈矣。翌日愚复他出，二十余日始归。又访之，言曾遍问近处药坊，皆无苦参子。后病益剧，遣人至敝州取来，如法服之，两次果愈，功效何其神哉。愚曰：前因粗心，言之未详，苦参子即鸭蛋子，各药坊皆有，特其见闻甚陋，不知系苦参所结之子耳。玉可因病愈喜甚，遂作诗以存纪念。

其诗曰："一粒苦参一粒金，天生瑞草起疴沉，从今迷得活人药，九转金丹何须寻。"

后玉可旋里，其族人有适自奉天病重归来者，大便下血年余，一身悉肿，百药不效。玉可授以此方，如法服之，三次痊愈。

按：鸭蛋子味甚苦，服时若嚼破，即不能下咽。若去皮时破者，亦不宜服。恐服后若下行不速，或作恶心呕吐。故方书用此药，恒以龙眼肉包之，一颗龙眼肉包七数，以七七之数为剂，以象大衍之用数（《易》系辞曰大衍之数，五十其用四十有九）。然病重身强者，犹可多服，常以八八之粒为剂，然亦不必甚拘。

又按：鸭蛋子连皮捣细，醋调，敷疔毒甚效，立能止疼。其仁捣如泥，可以点痣。拙拟毒淋汤（在前），又尝重用之，以治花柳毒淋其化拚解毒之力如此，治痢所以有奇效也。（《医学衷中参西录·治痢方》）

朱砂方

内科/霍乱医案

○ 壬寅秋月，霍乱流行。友人毛仙阁之侄，受此证至垂危，衣冠既毕，舁之床上。仙阁见其仍有微息，遂研朱砂钱许，和童便灌之，其病由此竟愈（本案为他人所治，编者注）。（《医学衷中参西录·朱砂解》）

○ 又一女子受此病（指霍乱，编者注），至垂危，医者辞不治。时愚充教员于其处，求为诊治，亦用药无效。适有摇铃卖药者，言能治此证，亦单重用朱砂钱许，治之而愈。

从此知朱砂善化霍乱之毒菌。至己未在奉天拟得急救回生丹、卫生防疫宝丹，两方皆重用朱砂，治愈斯岁之患霍乱者若干，益信其有善化霍乱毒菌之专长也。若但以原质论，朱砂之原质为水银、硫黄。今试以水银、硫黄二药并用，能治朱砂所治之证乎，吾知其必不能也。夫人命至重，国粹宜保，世之惟知重西医者，尚其深思愚言哉（《医学衷中参西录·朱砂解》也录有本案）。

至己未在奉天拟得急救回生丹、卫生防疫宝丹两方，皆重用朱砂，治愈斯岁之患霍乱者不胜纪，传之他省亦救人甚伙，可征朱砂之功效神奇矣。然须用天产朱砂方效，若人工所造朱砂（色紫成大块作锭形者，为人工所造朱砂），止可作颜料用，不堪入药。（本案为他人所治，编者注）。（《医学衷中参西录·治霍乱方·急救回阳汤》）

第二章　二味药方剂

大黄黄连泻心汤方

［**组成**］大黄二两　黄连一两

［**用法**］上二味，以麻沸汤二升渍之须臾，绞去渣，分温再服。

［**方论**］《伤寒论》原文：心下痞，按之濡，其脉关上浮者，大黄黄连泻心汤主之（这是张锡纯在本方前引用的，编者注）。

人之上焦如雾。上焦者膈上也，所谓如雾者，心阳能蒸腾上焦之湿气作云雾而化水，缘三焦脂膜以下达于膀胱也。乃今因外感之邪气深陷胸中，与心火蒸腾之气搏结于心下而作痞，故用黄连以泻心火，用大黄以除内陷之外邪，则心下之痞者开，自能还其上焦如雾之常矣。至于大黄、黄连不用汤煮，而俱以麻沸汤渍之者，是但取其清轻之气以治上，不欲取其重浊之汁以攻下也。（《医学衷中参西录·太阳病大黄黄连泻心汤证》）

二鲜饮

［**组成**］鲜茅根切碎，四两　鲜藕切片，四两

［**主治**］治虚劳证，痰中带血。

［**加减**］若大便滑者，茅根宜减半。再用生山药细末两许，调入药汁中，煮作茶汤服之。

［**用法**］煮汁常常饮之，旬日中自愈。

［**方论**］茅根善清虚热而不伤脾胃，藕善化瘀血而兼滋新血，合用之为涵养真阴之妙品。且其形皆中空，均能利水，血亦水属，故能引泛滥逆上之血徐徐下行，安其部位也。（《医学衷中参西录·治吐衄方·二鲜饮》）

［**案例**］

内科 / 血证医案

○ 堂兄赞宸年五旬，得吐血证，延医治疗不效。脉象滑数，摇摇有动象，按之不实。时愚在少年，不敢轻于疏方，因拟此便方（鲜茅根切碎四两、鲜藕切片四两。主治虚劳证，痰中带血。编者注），煎汤两大碗，徐徐当茶温饮之，当日即见愈，五六日后病遂脱然。

自言未饮此汤时，心若虚悬无着，既饮后，觉药力所至，若以手按心，使复其位，此其所以愈也。

按：茅根遍地皆有，春初秋末，其根甚甜，用之尤佳。至于藕以治血证，若取其化瘀血，则红莲者较优，若用以止吐衄，则白莲者胜于红莲者。(《医学衷中参西录·治吐衄方·二鲜饮》)

化瘀理膈丹

［**组成**］三七捣细，二钱　鸭蛋子去皮，四十粒

［**主治**］治力小任重，努力太过，以致血瘀膈上，常觉短气。

［**加减**］若吐血未愈者，多服补药或凉药，或多用诸药炭，强止其血，亦可有此病，皆宜服此药化之。

［**用法**］上药二味，开水送服，日两次。凡服鸭蛋子，不可嚼破，若嚼破即味苦不能下咽，强下咽亦多呕出。(《医学衷中参西录·治吐衄方·化瘀理膈丹》)

［**案例**］

内科 / 血证医案

○ 一人，年四十七，素患吐血。医者谓其虚弱，俾服补药，连服十余剂，觉胸中发紧，而血益不止。后有人语以治吐血便方，大黄、肉桂各五分轧细，开水送服，一剂血止。

然因从前误服补药，胸中常觉不舒，饮食减少，四肢酸懒无力。愚诊之，脉似沉牢，知其膈上瘀血为患也。俾用鸭蛋子五十粒去皮，糖水送服，日两次，数日而愈。(《医学衷中参西录·治吐衄方·化瘀理膈丹》)

健脾化痰丸

［**组成**］生白术二两　生鸡内金去净瓦石糟粕，二两

［**主治**］治脾胃虚弱，不能运化饮食，以至生痰。

［**用法**］上药二味，各自轧细过罗，各自用慢火焙熟（不可焙过），炼蜜为丸，梧桐子大。每服三钱，开水送下。

初拟此方时，原和水为丸，而久服者，间有咽干及大便燥结之时。后改用蜜丸，遂无斯弊。

［**方论**］白术纯禀土德，为健补脾胃之主药，然土性壅滞，故白术多服久服，亦有壅滞之弊；有鸡内金之善消瘀积者以佐之，则补益与宣通并用。俾中焦气化，壮旺流通，精液四布，清升浊降，痰之根蒂蠲除矣。

又此方不但治痰甚效，凡廉于饮食者，服之莫不饮食增多。且久服之，并可消融腹中一切积聚。(《医学衷中参西录·治痰饮方·健脾化痰丸》)

姜胶膏

［**组成**］鲜姜自然汁一斤　明亮水胶四两

［**主治**］用贴肢体受凉疼痛，或有凝寒阻遏血脉，麻木不仁。

［**加减**］若证因受风而得者，拟用细辛细末掺于膏药之中，或用他祛风猛悍之药，掺于其中，其奏效当更捷也。

［**用法**］上二味同熬成稀膏，摊于布上，贴患处，旬日一换。凡因受寒肢体疼痛，或因受寒肌肉麻木不仁者，贴之皆可治愈。即因受风，而筋骨疼痛，或肌肉麻木者，贴之亦可治愈。惟有热肿疼者，则断不可用。

［**方论**］盖此等证心中无病，原宜外治。鲜姜之辛辣开通，热而能散，故能温暖肌肉，深透筋骨，以除其凝寒痼冷，而涣然若冰释也。用水胶者，借其黏滞之力，然后可熬之成膏也。若证因受风而得者，拟用细辛细末掺于膏药之中，或用他祛风猛悍之药，掺于其中，其奏效当更捷也。(《医学衷中参西录·治肢体痿废方·姜胶膏》)

［**案例**］

内科 / 腿痛医案

○ 有人因寝凉炕之上，其右腿外侧时常觉凉，且有时疼痛。用多方治之

不效。语以此方，贴至二十日痊愈。（《医学衷中参西录·治肢体痿废方·姜胶膏》）

内科 / 麻木医案

〇 又有人常在寒水中捕鱼，为寒水所伤。自膝下被水浸处皆麻木，抑搔不知疼痒，渐觉行动乏力。语以此方，俾用长条布摊药膏缠于腿上，其足趺、足底皆贴以此膏，亦数换而愈。盖此等证心中无病，原宜外治。鲜姜之辛辣开通，热而能散，故能温暖肌肉，深透筋骨，以除其凝寒痼冷，而涣然若冰释也。

用水胶者，借其黏滞之力，然后可熬之成膏。若证因受风而得者，拟用细辛细末掺于膏药之中，或用他祛风猛悍之药，掺于其中，其奏效当更捷也。（《医学衷中参西录·治肢体痿废方·姜胶膏》）

坎中丹

［**组成**］硫黄用纯黄者，一两　赤石脂一两，共为细末和匀

［**主治**］治下焦寒凉泄泻及五更泄泻。

［**加减**］若以治女子血海虚寒不孕者，宜于方中加炒熟小茴香末二钱。

［**用法**］每服五分，食前服，一日两次。不知则渐渐加多，以服后移时微觉温暖为度。

［**方论**］五更泻证，虽一日大便只此一次，久则身体必然虚弱，其故何也？答曰：人身之气化与天地同，一日之阳气生于子时，是以人当夜半之时，身中之阳气即由肾徐徐上升；五更寅时，乃三阳出土之时，肾中上升之阳已达中焦，乃因阳微力弱，不能透过中焦，遂复转而下降，以成五更泄泻。

夫人身之气化，原朝升暮降，以随天地气化之自然，而后脏腑始调和无病。非然者，则脏腑中之气化，上下不能相济，其人将何以堪乎？是知五更泄泻，原为紧要之证，不可不急为治愈也。（《医学衷中参西录·医话拾零·诊余随笔》）

龙马自来丹方

［**组成**］炒白术细末，四两　制马钱子细末，一两

［**用法**］二药调匀，水和为丸一分重（干透足一分），饭后服五丸，一日

再服，旬余自见功效。

［方论］西人以马钱子为健胃之药，吾医界闻之莫不讶为异事。不知胃之所以能化食者，固赖其生有酸汁，又实因其能自瞤动也。马钱子性虽有毒，若制至无毒，服之可使全身瞤动，以治肢体麻痹（此兴奋神经之作用），若少少服之，但令胃腑瞤动有力，则胃中之食必速消。此非但凭理想，实有所见而云然也。

［案例］

内科 / 食少医案

○ 沧州小南门外，朱媪，年过六旬，家有痫风证，医治数十年，先服中药无效，继服西药麻醉脑筋之品，若臭剥、臭素、抱水诸药，虽见效，然必日日服之始能强制不发。因诸药性皆咸寒，久服伤胃，浸至食量减少，身体羸弱。

后有人授以王勋臣龙马自来丹方（炒白术细末四两、制马钱子细末一两。二药调匀，水和为丸一分重，饭后服五丸，一日再服，旬余自见功效。编者注），其方原以马钱子为主药，如法制好，服之数日，食量顿增，旬余身体渐壮，痫病虽未即除根，而已大轻减矣。由斯知马钱子健胃之功效迥异乎他药也。（《医学衷中参西录·论马钱子为健胃妙药》）

明目硼硝水

［组成］硼砂五钱　芒硝硝中若不明亮用水化开澄去其中泥土，三钱

［主治］治眼疾暴发红肿疼痛。或眦多胬肉，或渐生云翳及因有火而眼即发干昏花者。

［用法］上药和凉水多半盅，研至融化。用点眼上，一日约点三十次。若陈目病一日点十余次。冬日须将药碗置热水中，候温点之。（《医学衷中参西录·治眼科方·明目硼硝水》）

清脑黄连膏

［组成］黄连细末，二钱　香油调如薄糊

［主治］治眼疾由热者。

［**用法**］常常以鼻闻之，日约二三十次。勿论左右眼患证，应须两鼻孔皆闻。

［**方论**］目系神经连于脑，脑部因热生炎，病及神经，必生眼疾。彼服药无捷效者，因所用之药不能直达脑部故也。愚悟得此理，借鼻窍为捷径，以直达于脑。凡眼目红肿之疾，及一切目疾之因热者，莫不随手奏效。(《医学衷中参西录·治眼科方·清脑黄连膏》)

山药贝母末

（方名为编者所加，编者注）

［**组成**］惟用生怀山药条（切片者，皆经水泡，不如用条），轧细过罗，每用两许，煮作茶汤，调以糖，令适口，以之送服川贝细末。

［**主治**］愚向治此证（指肺痨，编者注）。

［**用法**］每日两次，当点心服之。

［**方论**］肺痨咳嗽，最为难治之证。……若其脾胃消化不良或服后微觉满闷者，可将黄色生鸡内金，轧成细末，每用二三分与川贝同送服。若觉热时，可嚼服天冬。

此方曾治愈肺痨作喘者若干人，且能令人胖壮，能享大年。(《医学衷中参西录·医话拾零·诊余随笔》)

石膏阿司匹林汤

［**组成**］生石膏轧细，二钱　阿司匹林一瓦

［**主治**］治周身壮热，心中热而且渴，舌上苔白欲黄，其脉洪滑。或头犹觉疼，周身犹有拘束之意者。

又此汤不但可以代寒解汤，并可以代凉解汤。若以代凉解汤时，石膏宜减半。(《医学衷中参西录·治温病方·石膏阿司匹林汤》)

［**加减**］若以治温病中似此证（指胸中先有蕴热，又受外感，胸中烦闷异常，喘息迫促，其脉浮洪有力，按之未实，舌苔白而未黄者。编者注）者，不宜用麻黄，宜用西药阿司匹林一瓦，融化于汤中以代之。若僻处药房无阿司匹林，又可代以薄荷叶二钱。(《医学衷中参西录·治伤寒方·馏水石膏饮》)

［**用法**］上药二味，先用白蔗糖冲水，送服阿司匹林。再将石膏煎汤一大

碗，待周身正出汗时，趁热将石膏汤饮下三分之二，以助阿司匹林发表之力。迨至汗出之后，过两三点钟，犹觉有余热者，可仍将所余石膏汤温饮下。若药服完，热犹未尽者，可但用生石膏煎汤，或少加粳米煎汤，徐徐温饮之，以热全退净为度，不用再服阿司匹林也。(《医学衷中参西录·治温病方·石膏阿司匹林汤》)

[**方论**]石膏之性，又最宜与西药阿司匹林并用。盖石膏清热之力虽大，而发表之力稍轻。阿司匹林之原质，存于杨柳树皮津液中，味酸性凉，最善达表，使内郁之热由表解散，与石膏相助为理，实有相得益彰之妙也。如外感之热，已入阳明胃腑，其人头疼舌苔犹白者，是仍带表证。愚恒用阿司匹林一瓦（含中量二分六厘四毫），白蔗糖化水送服以汗之。迨其汗出遍体之时，复用生石膏两许，煎汤趁热饮之（宜当汗正出时饮之），在表之热解，在里之热亦随汗而解矣。

若其头已不疼，舌苔微黄，似无表证矣，而脉象犹浮，虽洪滑而按之不实者，仍可用阿司匹林汗之。然宜先用生石膏七八钱，或两许，煮汤服之，俾热势少衰，然后投以阿司匹林，则汗既易出，汗后病亦易解也。

若其热未随汗全解，仍可徐饮以生石膏汤，清其余热。不但此也，若斑疹之毒，郁而未发，其人表里俱热，大便不滑泻者，可用生石膏五六钱，煎汤冲服阿司匹林半瓦许，俾服后，微似有汗，内毒透彻，斑疹可全然托出。

若出后壮热不退，胃腑燥实，大便燥结者，又可多用生石膏至二三两许，煎汤一大碗（约有三四茶杯），冲阿司匹林一瓦，或一瓦强，一次温饮数羹匙。初饮略促其期，迨热见退，或大便通下，尤宜徐徐少饮，以壮热全消，仍不至滑泻为度。如此斟酌适宜，斑疹无难愈之证矣。石膏与阿司匹林，或前后互用，或一时并用，通变化裁，存乎其人，果能息息与病机相赴，功效岂有穷哉。(《医学衷中参西录·石膏解》)

[**或问**]前方（生石膏一两、滑石四钱、生杭芍四钱、麻黄三钱、甘草二钱、大枣四枚、生姜二钱，西药阿司匹林一瓦；中药七味，共煎汤一大盅，当煎汤将成之时，先用白糖水将西药阿司匹林送下，候周身出汗若不出汗仍可再服一瓦，将所煎之汤药温服下。编者注）中用麻黄三钱，原可发汗，何必先用西药阿司匹林先发其汗乎？答曰：麻黄用至三钱，虽能发汗，然有石膏、滑石、芍药以监制之，则其发汗之力顿减，况肌肤肿甚者，汗尤不易透出也。若因其汗不易出，拟复多加麻黄，而其性热而且燥，又非所宜。惟西药阿司匹林，其性凉而能散，既善发汗又善清热，以之为麻黄之前驱，则麻黄自易奏功也。(《医学衷中参西录·肿胀门·受风水肿》)

［**案例**］

一、内科医案

温病兼喉证医案

○ 胡珍篮，道尹，年五十四岁，原籍云南，寓天津一区，于仲秋感受温病兼喉疼证。

［**病因**］劳心过度，暗生内热。且日饮牛乳两次作点心，亦能助热，内热上潮，遂觉咽喉不利，至仲秋感受风温，陡觉咽喉作疼。

［**证候**］表里俱觉发热，咽喉疼痛，妨碍饮食。心中之热时觉上冲，则咽喉之疼即因之益甚。周身酸懒无力，大便干燥，脉象浮滑而长，右关尤重按有力，舌上白苔满布。

［**诊断**］此证脉象犹浮，舌苔犹白，盖得病甫二日，表证犹未罢也。而右关重按有力，且时觉有热上冲咽喉者，是内伤外感相并而为病也。宜用重剂清其胃腑之热，而少佐以解表之品，表解里清，喉之疼痛当自愈矣。

［**处方**］生石膏四两捣细、西药阿司匹林一瓦；单将生石膏煎汤一大盅，趁热将阿司匹林融化其中服之。因阿司匹林实为酸凉解肌之妙药，与大量之石膏并用，服后须臾其内伤外感相并之热，自能化汗而解也。

［**效果**］服后约半点钟，其上半身微似有汗，而未能遍身透出，迟一点钟，觉心中之热不复上冲，咽喉疼痛轻减。时在下午一点钟，至晚间临睡时，仍照原方再服一剂，周身皆得透汗，安睡一夜，翌晨，诸病若失矣。胡珍篮君前清名进士，为愚民纪后初次来津之居停也。平素博极群书，对于医书亦恒喜批阅。惟误信旧说，颇忌使用石膏。经愚为之解析则豁然顿悟，是以一日之间共服生石膏八两而不疑，经此番治愈之后，益信生石膏为家常必需之品。恒预轧细末数斤，凡家中人有心中觉热者，即用两许，煮水饮之，是以家中终岁鲜病者。(《医学衷中参西录·温病门·温病兼喉疼》)

二、儿科医案

温病医案

○ 奉天陆军参谋长赵海珊之侄，年六岁。脑后生疮，漫肿作疼，继而头面皆肿，若赤游丹毒。继而作抽掣，日甚一日。浸至周身僵直，目不能合，亦不能瞬，气息若断若续，呻吟全无。其家人以为无药可治，待时而已。阅两昼夜，形状如故，试灌以勺水，似犹知下咽。因转念或犹可治，而彼处医者，咸皆从前延请而屡次服药无效者也。其祖父素信愚，因其向患下部及两腿皆肿，曾为治愈其父受瘟病甚险，亦舁至院（指张锡纯在沈阳开办的立达中医院，编者注）中治愈。遂亦舁之来院（相距十里虚），求为诊治。其脉洪数而实，肌肤发热。知其夹杂瘟病，阳明腑证已实，势虽垂危，犹可挽回。

遂用生石膏细末四两，以蒸汽水煎汤两茶杯，徐徐温灌之。周十二时剂尽，脉见和缓，微能作声。又用阿司匹林瓦半，仍以汽水所煎石膏汤分五次送下，限一日夜服完。服至末二次，皆周身微见汗，其精神稍明了，肢体能微动。从先七八日不食，且不大便，至此可少进茶汤，大便亦通下矣。继用生山药细末煮作稀粥，调以白蔗糖，送服阿司匹林三分瓦之一，日两次，若见有热，即间饮汽水所煮石膏汤。又以蜜调黄连末，少加薄荷冰，敷其头面肿处，生肌散敷其疮口破处，如此调养数日，病势减退，可以能言。其左边手足仍不能动，试略为屈伸，则疼不能忍。细验之，关节处皆微肿，按之觉疼，知其关节之间，因外感之热而生炎也。遂又用鲜茅根煎浓汤（无鲜茅根可代以鲜芦根），调以白蔗糖，送服阿司匹林半瓦，日两次。俾服药后周身微似有汗，亦间有不出汗之时，令其关节中之炎热，徐徐随发表之药透出。又佐以健补脾胃之药，俾其多进饮食。如此旬余，左手足皆能运动，关节能屈伸，以后饮食复常，停药勿服，静养半月，行动如常矣。

此证共用生石膏三斤，阿司匹林三十瓦，始能完全治愈。愚用阿司匹林治热性关节肿疼者多矣，为此证最险，故详记之（张氏在医案前论述说，西人、东人，治热性关节肿疼，皆习用阿司匹林。而关节肿疼之挟有外感实热者，又必与石膏并用，方能立见奇效。编者注）。(《医学衷中参西录·石膏解》)

牙痛医案

○ 唐山赵利庭来函：二小儿年十二岁，右边牙疼，连右腮亦肿疼。因读先生自述治愈牙疼之经过，知腮肿系外感受风，牙疼系胃火炽盛，遂先用西药阿司匹林一瓦。服后微见汗。继用生石膏二两，薄荷叶钱半，连服三剂，痊愈。内子（指妻子，编者注）见两次用《衷中参西录》方治愈儿女之病，遂含泪言曰：《衷中参西录》之方，用之对证，无异金丹。若早有此书，三小儿不至夭折广言之若甚痛惜，举家为之惨然。因从前三小儿之病，与小女相似，而竟未能治愈也。仆今言此，欲人知先生之书，若早置一编，以备查阅，询堪为举家护命之宝符，甚勿若仆有晚置此书之悔也（《医学衷中参西录·赵利庭来函》中也录有本案，为他人所治。编者注）。(《医学衷中参西录·自述治愈牙疼之经过》)

三、五官科医案

牙痛医案

○ 愚素无牙疼病。丙寅腊底，自津回籍，因感冒风寒，觉外表略有拘束，抵家后又眠于热炕上，遂陡觉心中发热，继而左边牙疼。因思解其外表，内热当消，牙疼或可自愈。服西药阿司匹林一瓦半（此药原以一瓦为常量），得微汗，心中热稍退，牙疼亦觉轻。迟两日，心中热又增，牙疼因又剧。方书谓上牙龈属足阳明，下牙龈属手阳明，愚素为人治牙疼有内热者，恒重用生石膏少佐以宣散之药清其阳明，其牙疼即愈。于斯用生石膏细末四两，薄荷叶钱半，煮汤分两次饮下，日服一剂。两剂后，内热已清，疼遂轻减。

翌日因有重证应诊远出，时遍地雪深三尺，严寒异常，因重受外感，外表之拘束甚于初次，牙疼因又增剧，而心中却不觉热。遂单用麻黄六钱（愚身体素强壮是以屡次用药皆倍常量非可概以之治他人也），于临睡时煎汤服之。未得汗。继又煎渣再服，仍未得汗。睡至夜半始得汗，微觉肌肤松畅，而牙疼如故。剧时觉有气循左侧上潮，疼彻辅颊，且觉发热。有时其气旁行，更疼如锥刺。恍悟此证确系气血挟热上冲，滞于左腮，若再上升至脑部，即为脑充血矣。遂用怀牛膝、生赭石细末各一两煎汤服之，其疼顿愈，分毫不复觉疼，且从前头面畏风，从此亦不复畏风矣。盖愚向拟建瓴汤用治脑充血证甚效，方中原重用牛膝、赭石，今单用此二药以治牙疼，更捷如影响，此诚能为治牙疼者别开一门径矣，是以详志之。(《医学衷中参西录·自述治愈牙疼之经过》)

石膏粳米汤

[**组成**] 生石膏轧细，二两　生粳米二两

[**主治**] 治温病初得，其脉浮而有力，身体壮热。并治一切感冒初得，身不恶寒而心中发热者。

[**加减**] 若其热已入阳明之府，亦可用代白虎汤。

[**用法**] 上二味，用水三大碗，煎至米烂熟，约可得清汁两大碗。趁热

尽量饮之，使周身皆汗出，病无不愈者。若阳明府热已实，不必趁热顿饮之，徐徐温饮下，以消其热可也。(《医学衷中参西录·治伤寒温病同用方·石膏粳米汤》)

［**方论**］［**或问**］外感初得，即中有蕴热，阳明胃腑，不至燥实，何至遽用生石膏二两？答曰：此方妙在将石膏同粳米煎汤，趁热饮之。俾石膏寒凉之性，随热汤发散之力，化为汗液尽达于外也。西人谓，胃本无化水之能，亦无出水之路。而壮实之人，饮水满胃，须臾水气旁达，胃中即空。盖周中原多微丝血管，能引水气以入回血管。由回血管过肝入心，以运行于周身。由肺升出为气，由皮肤渗出为汗，余透肾至膀胱为溺。石膏煎汤，毫无气味，毫无汁浆，直与清水无异。且又趁热饮之，则微布愈速，不待其寒性发作，即被胃中微丝血管吸去，化为汗、为气，而其余为溺，则表里之热，亦随之俱化。此寒因热用，不使伤胃之法也。且与粳米同煮，其冲和之气，能助胃气之发达，则发汗自易。其稠润之汁，又能逗留石膏，不使其由胃下趋，致寒凉有碍下热。不但此也，清水煎开后，变凉甚速，以其中无汁浆，不能留热也。此方粳米多至二两半，汤成之后必然汁浆甚稠，饮至胃中又普留蓄热力，以为作汗之助也。是以人之欲发汗者，饮热茶不如吸热粥也。(《医学衷中参西录·治伤寒温病同用方·石膏粳米汤》)

○ 初拟此方（指石膏粳米汤。编者注）时，惟用以治温病。实验既久，知伤寒两三日后，身不恶寒而发热者，用之亦效。(《医学衷中参西录·治伤寒温病同用方·石膏粳米汤》)

［**或问**］外感初得，即中有蕴热，阳明胃腑，不至燥实，何至遽用生石膏二两？答曰：此方(指石膏粳米汤，编者注)妙在将石膏同粳米煎汤，趁热饮之。俾石膏寒凉之性，随热汤发散之力，化为汗液尽达于外也。西人谓，胃本无化水之能，亦无出水之路。而壮实之人，饮水满胃，须臾水气旁达，胃中即空。盖周中原多微丝血管，能引水气以人回血管。由回血管过肝入心，以运行于周身。由肺升出为气，由皮肤渗出为汗，余透肾至膀胱为溺。石膏煎汤，毫无气味，毫无汁浆，直与清水无异。且又趁热饮之，则微布愈速，不待其寒性发作，即被胃中微丝血管吸去，化为汗、为气，而其余为溺，则表里之热，亦随之俱化。此寒因热用，不使伤胃之法也。且与粳米同煮，其冲和之气，能助胃气之发达，则发汗自易。其稠润之汁，又能逗留石膏，不使其由胃下趋，致寒凉有碍下热。不但此也，清水煎开后，变凉甚速，以其中无汁

浆，不能留热也。此方粳米多至二两半，汤成之后必然汁浆甚稠，饮至胃中又普留蓄热力，以为作汗之助也。是以人之欲发汗者，饮热茶不如吸热粥也。(《医学衷中参西录·治伤寒温病同用方·石膏粳米汤》)

［**案例**］

内科 / 伤寒医案

○ 丙辰正月上旬，愚随巡防营，自广平移居德州。自邯郸上火车，自南而北复自北而南，一昼夜绕行千里余。车窗多破，风寒彻骨。至德州，同行病者五六人，皆身热无汗。遂用生石膏、粳米各十余两，饭甑煮烂熟，俾病者尽量饮其热汤，皆周身得汗而愈，一时称快。(《医学衷中参西录·治伤寒温病同用方·石膏粳米汤》)

内科 / 温病医案

○ 沈阳县知事朱霭亭夫人，年五旬。于戊午季秋，得温病甚剧。时愚初至奉天，求为延医。见其以冰囊作枕，复悬冰囊，贴面之上侧。盖从前求东人调治，如此治法，东人之所为也。合目昏昏似睡，大声呼之，毫无知觉。其脉洪大无伦，按之甚实。愚谓霭亭曰：此病阳明腑热，已至极点。外治以冰，热愈内陷。然此病尚可为，非重用生石膏不可。霭亭韪愚言，遂用生石膏细末四两、粳米八钱，煎取清汁四茶杯，徐徐温灌下。约历十点钟，将药服尽，豁然顿醒。后又用知母、花粉、玄参、白芍诸药，少加连翘以清其余热，服两剂痊愈。霭亭喜甚，命其公子良佐，从愚学医云(《医学衷中参西录·石膏解》也录有本案。编者注)。(《医学衷中参西录·治伤寒温病同用方·石膏粳米汤》)

内科 / 神昏医案

○ 又江苏崇明协平乡保坍工程筹备处，蔡维望君来函云："今季秋敝处张氏女得温病甚剧，服药无效，医言不治，病家以为无望。仆适在家叔经理之同德公司内，与为比邻。其母乞求强仆往视。见其神昏如睡，高呼不觉，脉甚洪实。用先生所拟之石膏粳米汤，生石膏用三两，粳米用五钱。见者莫不惊讶诽笑。且有一老医扬言于人曰：'蔡某年仅弱冠，看书不过逾年，竟大胆若此。石膏重用三两，纵煅用之亦不可，况生者乎此药苟下咽，病人即死矣。'有人闻此言，急来相告。仆曰：'此方若用煅石膏，无须三两，即一两亦断送人命而有余。若用生者，即再多数两亦无妨，况仅三两乎。’遂急催病家购药，自监视煎取清汤一大碗，徐徐温饮下，病人霍然顿醒。其家人惊喜异常。闻其事者互相传告，以为异事。”（《医学衷中参西录·蔡维望来函》也录有本案，为他人所治。编者注）”。（《医学衷中参西录·石膏治病无分南北论》）

薯蓣半夏粥

［**组成**］生山药轧细，一两　清半夏一两

［**主治**］治胃气上逆，冲气上冲，以致呕吐不止，闻药气则呕吐益甚，诸药皆不能下咽者。

［**加减**］若上焦有热者，以柿霜代砂糖，凉者用粥送服干姜细末半钱许。

［**用法**］上二味，先将半夏用微温之水淘洗数次，不使分毫有矾味。用做饭小锅（勿用药瓯）煎取清汤约两杯半，去渣调入山药细末，再煎两三沸，其粥即成，和白砂糖食之。

［**方论**］按：吐后口舌干燥，思饮水者热也。吐后口舌湿润，不思饮水者凉也。若呕吐既久，伤其津液，虽有凉者亦可作渴，又当细审其脉，滑疾为热，弦迟为凉。滑而无力，为上盛下虚，上则热而下或凉。弦而有力，为冲胃气逆，脉似热却非真热。又当问其所饮食者，消化与否，所呕吐者，改味与否，细心询问体验，自能辨其凉热虚实不误也。

从来呕吐之证，多因胃气冲气并而上逆。半夏为降胃安冲之主药。故《金匮》治呕吐，有大、小半夏汤。特是呕者，最忌矾味，而今之坊间鬻者，虽清半夏亦有矾，故必将矾味洗净，而后以治呕吐，不至同于抱薪救火也。其多用至一两者，诚以半夏味本辛辣，因坊间治法太过，辣味全消，又经数次淘洗，其力愈减，必额外多用之，始能成降逆止呕之功也。而必与山药作粥者，凡呕吐之人，饮汤则易吐，食粥则借其稠黏留滞之力，可以略存胃腑，以待药力之施行。且山药在上大能补肺生津，则多用半夏不虑其燥，在下大能补肾敛冲，则冲气得养，自安其位。且与半夏皆无药味，故用于呕吐甚剧，不能服药者尤宜也。（《医学衷中参西录·治呕吐方·薯蓣半夏粥》）

薯蓣芣苢汤

［**组成**］生山药轧细，一两　生车前子四钱

［**主治**］治阴虚肾燥，小便不利，大便滑泻，兼治虚劳有痰作嗽。

［**加减**］治虚劳痰嗽者，车前宜减半。盖用车前者，以其能利水，即能利痰，且性兼滋阴，于阴虚有痰者尤宜。而仍不敢多用者，恐水道过利，亦能伤阴分也。

［**用法**］上二味，同煮作稠粥服之，一日连服三次，小便自利，大便自固。

［**方论**］盖山药能固大便，而阴虚小便不利者服之，又能利小便。车前子能利小便，而性兼滋阴，可为补肾药之佐使（五子衍宗丸中用之），又能助山药以止大便。况二药皆汁浆稠黏，同作粥服之，大能留恋肠胃，是以效也。

按：车前子能利小便，而骤用之亦无显然功效。惟将车前子炒熟（此药须买生者自家经手炒，以微熟为度，过熟则无力），嚼服少许，须臾又服，约六点钟服尽一两，小便必陡然利下，连连不止。此愚实验而得之方也。（《医学衷中参西录·治泄泻方·薯蓣芣苢汤》）

薯蓣鸡子黄粥

［**组成**］即前薯蓣粥（生怀山药一斤，编者注），加熟鸡子黄三枚。（《医学衷中参西录·治泄泻方·薯蓣鸡子黄粥》）

［**主治**］治泄泻久，而肠滑不固者。

［**加减**］若小儿服，或少调以白糖亦可。编者注。

［**用法**］生怀山药一斤，轧细过罗服用药七八钱，或至一两。和凉水调入锅内，置炉上，不住以箸搅之，二三沸，即成粥服之。编者注。

［**案例**］

内科/泄泻医案

○ 一人，年近五旬。泄泻半载不愈，羸弱已甚。遣人来询方，言屡次延医服药，皆分毫无效。授以薯蓣粥方，数日又来言，服之虽有效验，泻仍不止。遂俾用鸡子数枚煮熟，取其黄捏碎，调粥中服之，两次而愈。

盖鸡子黄，有固涩大肠之功，且较鸡子白，易消化也。以后此方用过数次，皆随手奏效。（《医学衷中参西录·治泄泻方·薯蓣鸡子黄粥》）

○ 河间刘君仲章，久仕鄂，年五十余岁。漏疮甚剧，屡治不痊，后兼泄泻不止，盖肠滑不固，故医药无灵。诊其脉甚小弱，渐已成劳。目其用“泄泻门”薯蓣鸡子黄粥。一剂泻止。三服，精神焕发。十数日后，身体复原。

此后凡遇屡泻久不愈者，用之屡收特效（本案为他人所治，编者注）。（《医学衷中参西录·宗弟相臣来函》）

○ 又治本城李茶馆妇人膨胀证。先经他医用苍术、槟榔、厚朴、枳实、香附、紫菀之类辛燥开破，初服觉轻，七八剂后病转增剧，烦渴泄泻，又更他医，投以紫朴琥珀丸，烦渴益甚，一日夜泄泻十五六次，再诊时，医者辞不治，又延医数人，皆谥为不治。后乃一息奄奄，异至床上两次，待时而已。其姻家有知生者，强生往视。

其脉如水上浮麻不分至数，按之即无，惟两尺犹似有根，言语不真，仿佛可辨，自言心中大揭，少饮水即疼不可忍。盖不食者已三日矣。先投以滋阴清燥汤（滑石二两、甘草三钱、生杭白芍四钱、生山药一两。主治感冒久在太阳，致热蓄膀胱，小便赤涩，或因小便秘而大便滑泻。或温病，太阳未解，渐入阳明。其人胃阴素亏，阳明腑证证未实，已燥渴多饮。饮水过多，不能运化，遂成滑泻，而燥渴益甚。或喘，或自汗，或小便秘。温疹中多有类此证者，尤属危险之候，用此汤亦宜。此乃胃腑与膀胱同热，又兼虚热之证也。或外表已解，其人或不滑泻，或兼喘息，或兼咳嗽，频吐痰涎，却有外感实热，而脉象虚数者。滑石性近石膏，能清胃腑之热，淡渗利窍，能清膀胱之热，同甘草生天一之水，又能消阴虚之热，一药而三善备，故以之为君。而重用山药之大滋真阴，大固元气者，以为之佐使。且山药生用，则汁浆稠黏，同甘草之甘缓者，能逗留滑石于胃中，使之由胃输脾，由脾达肺，水精四布，循三焦而下通膀胱，则烦热除，小便利，而滑泻止矣。方见治《温病方》，编者注）。为脉象虚甚，且气息有将脱之意，又加野台参、净萸肉，一剂，诸病皆愈，可以进食。

遂作用《衷中参西录》一味薯蓣粥，送服生鸡内金细末及西药百布圣，取其既可作药，又可作饭也。又即前方加减，日服一剂，旬日痊愈（本案为他人所治，编者注）。（《医学衷中参西录·杨鸿恩来函》）

水晶桃

［组成］核桃仁一斤　柿霜饼一斤

［主治］治肺肾两虚，或咳嗽，或喘逆，或腰膝酸疼，或四肢无力，以治孺子尤佳。

［**用法**］先将核桃仁饭甑蒸熟，再与柿霜饼同装入瓷器内蒸之，融化为一，晾冷，随意服之。(《医学衷中参西录·治阴虚劳热方·水晶桃》)

消毒二仙丹

［**组成**］丈菊子捣碎，一两　鸭蛋子去皮仁破者勿用服时宜囫囵吞下，四十粒

［**主治**］治花柳毒淋，无论初起日久，凡有热者，服之皆效。

［**用法**］上药二味，将丈菊子煎汤一盅，送服鸭蛋子仁。丈菊俗名向日葵，其花善催生，子善治淋。

［**案例**］

内科 / 淋证医案

○ 邻村一少年患此证，便时膏淋与血液相杂，疼痛颇剧，语以此方（消毒二仙丹，编者注），数次痊愈。(《医学衷中参西录·治淋浊方·消毒二仙丹》)

硝菔通结汤

［**组成**］净朴硝四两　鲜莱菔五斤

［**主治**］治大便燥结久不通，身体兼羸弱者。

［**加减**］若脉虚甚，不任通下者，加人参数钱，另炖同服。

［**用法**］将莱菔切片，同朴硝和水煮之。初次煮，用莱菔片一斤，水五斤，煮至莱菔烂熟捞出。就其余汤，再入莱菔一斤。如此煮五次，约得浓汁一大碗，顿服之。若不能顿服者，先饮一半，停一点钟，再温饮一半，大便即通。

［**方论**］软坚通结，朴硝之所长也。然其味咸性寒，若遇燥结甚实者，少用之则无效，多用之则咸寒太过，损肺伤肾。其人或素有劳疾，或下元虚寒者，尤非所宜也。惟与莱菔同煎数次，则朴硝之咸味，尽被莱菔提出，莱菔之汁浆，尽与朴硝融化。夫莱菔味甘，性微温，煨熟食之，善治痨嗽短气（方附在第一卷水晶桃下），其性能补益可知。取其汁与朴硝同用，其甘温也，可化朴硝之咸寒，其补益也，可缓朴硝之攻破。若或脉虚不任通下，又借人参之大力者，以为之扶持保护。然后师有节制，虽猛悍亦可用也。(《医学衷中参西录·治燥结方·硝菔通结汤》)

［案例］

内科 / 伤寒医案

○ 一媪，年近七旬，伤寒。初得无汗，原是麻黄汤证，因误服桂枝汤，遂成白虎汤证，上焦烦热太甚，闻药气即呕吐，但饮所煎石膏清水亦吐。俾用鲜梨片蘸生石膏细末嚼咽之。药用石膏两半，阳明之大热遂消，而大便旬日未通，其下焦余热仍无出路，欲用硝黄降之，闻药气仍然呕吐。且其人素患痨嗽，身体羸弱，过用咸寒，尤其所忌。为制此方（硝菔通结汤：朴硝四两、鲜莱菔五斤；将莱菔切片，同朴硝和水煮之。初次煮，用莱菔片一斤，水五斤，煮至莱菔烂熟捞出，再入莱菔一斤；如此煮五次，约得浓汁一大碗，顿服之；若不能顿服者，先饮一半，停一点钟，再温饮一半，大便即通；若脉虚甚，不任通下者，加人参数钱，另炖同服。主治大便燥结久不通，身体兼羸弱者。编者注），煎汁一大碗，仍然有朴硝余味，复用莱菔一个，切成细丝，同葱添油醋，和药汁调作羹。病人食之香美，并不知是药，大便得通而愈。(《医学衷中参西录·治燥结方·硝菔通结汤》)

内科 / 狂证医案

○ 后法库门生万泽东治一少女疯狂，强灌以药，竟将药碗咬破，仍未灌下。泽东素阅《医学衷中参西录》，知此方（指一少年女子，得疯疾癫狂甚剧，屡次用药皆未能灌下。后为设方，单用朴硝当盐，加于菜蔬中服之，病人不知，月余痊愈案。编者注），遂用朴硝和鲜莱菔作汤，令病人食之，数日痊愈。(《医学衷中参西录·朴硝、硝石解》)

内科 / 呕吐医案

○ 奉天清丈局科员刘敷陈，年四十余，得结证，饮食行至下脘，复转而吐出，无论服何药亦如兹，且其处时时切疼，上下不通者已旬日矣。俾用朴硝六两，与鲜莱菔片同煮，至莱菔烂熟捞出，又添生片再煮，换至六七次，约用莱菔七八斤，将朴硝咸味借莱菔提之将尽，余浓汁四茶杯，每次温饮一杯，两点钟一次，饮至三次其结已开，大便通下。(《医学衷中参西录·朴硝、硝石解》)

内科 / 便秘医案

○ 适其女公子得痢证，俾饮其所余之一半，痢亦顿愈。敷陈喜曰“先生救余之命，而更惠及小女，且方本治肠结，而尤善治痢，何制方若是之妙也。”盖此汤纯系莱菔浓汁而微咸，气味甚佳，且可调以食料，令其适口，是以服他药恒吐者，服此汤可不作吐。且芒硝软坚破拼之力虽峻，而有莱菔浓汁以调和之，故服后并不觉有开破之力，而其结自开也。(《医学衷中参西录·论肠结治法》)

○ 一媪，年近七旬，伤寒。初得无汗，原是麻黄汤证，因误服桂枝汤，遂成白虎汤证，上焦烦热太甚，闻药气即呕吐，但饮所煎石膏清水，亦吐。俾用鲜梨片蘸生石膏细末嚼咽之。药用石膏两半，阳明之大热遂消，而大便旬日未通，其下焦余热仍无出路，欲用硝黄降之，闻药气仍然呕吐。且其人素患痨嗽，身体羸弱，过用咸寒，尤其所忌。为制此方(硝菔通结汤，编者注)，煎汁一大碗，仍然有朴硝余味，复用莱菔一个，切成细丝，同葱添油醋，和药汁调作羹。病人食之香美，并不知是药，大便得通而愈。(《医学衷中参西录·治燥结方》)

○ 有其处商务会长许翁，年过六旬，得结证，百药不效，病势极危，已备身后诸率。运隆视其脉象有根，谓若服此汤，仍可治愈。病家疑药剂太重。运隆谓病危至此，不可再为迟延，若赚药剂过重，可分二次服下，病愈不必尽剂，此以小心行其放胆也。遂自监视，为制此汤(硝菔通结汤：净朴硝四两、鲜莱菔五斤。将莱菔切片，同朴硝和水煮之。初次煮，用莱菔片一斤，水五斤，煮至莱菔烂熟捞出。就其余汤，再入莱菔一斤。如此煮五次，约得浓汁一大碗，顿服之。若不能顿服者，先饮一半，停一点钟，再温饮一半，大便即通。主治大便燥结久不通，身体兼羸弱者。编者注)。服至两次后，结开通下，精神顿复其旧，有若未病者然。(《医学衷中参西录·论肠结治法》)

内科 / 痢疾医案

○ 其(指奉天清丈局科员刘敷陈，编者注)女公子时患痢疾，俾饮其余(指其父所饮：朴硝六两，与鲜莱菔片同煮，至莱菔烂熟捞出，又添生片再煮，换至六七次，约用莱菔七八斤，将朴硝咸味借莱菔提之将尽，温饮浓汁。编者注)，痢疾亦愈。(《医学衷中参西录·朴硝、硝石解》)

治暴发眼便方

［组成］生姜三四钱　食盐一大撮

［主治］其眼疾初得肿疼者。

［用法］同捣烂，薄布包住，蘸新汲井泉水，擦上下眼皮。屡蘸屡擦，以擦至眼皮极热为度。擦完用温水将眼皮洗净。轻者一次即愈，重者一日擦两次亦可愈。然擦时须紧闭其目，勿令药汁入眼中。(《医学衷中参西录·治眼科方·羊肝猪胆丸》)

治痨嗽方

［组成］秋分日取鲜莱菔十余枚去叶，自叶中心穿以鲜槐条，令槐条头透出根外，悬于茂盛树上满百日，至一百零一日取下。

［用法］用时去槐条，将莱菔切片煮烂，调红砂糖服之，每服一枚，数服即愈。

每岁多备此药，以赠劳喘者，服之愈者甚多。

［方论］按：莱菔色白入肺，槐条色黑入肾，如此作用，盖欲导引肺气归肾。其悬于茂盛树上者，因茂树之叶多吐氧气，莱菔借氧气酝酿，其补益之力必增也。悬之必满百日者，欲其饱经霜露，借金水之气，以补金水之脏也。

［案例］

内科/喘证医案

○ 邑中孙姓叟，年近六旬，劳喘，百药不效，后得此方服之而愈。(《医学衷中参西录·治阴虚劳热方·水晶桃》)

治脑贫血之方

［组成］生箭芪一两　当归三钱。呼吸短气者，加柴胡、桔梗各二钱

［加减］不受温补者，加生地、玄参各四钱。素畏寒凉者，加熟地六钱，干姜三钱。胸有寒饮者，加干姜三钱，广陈皮二钱。

［方论］脑贫血者，其脑中血液不足，与脑充血之病正相反也。其人常觉头重目眩、精神昏聩，或面黄唇白，或呼吸短气，或心中怔忡，其头与目或间有作疼之时，然不若脑充血者之胀疼，似因有收缩之感觉而作疼。其剧者

亦可猝然昏仆，肢体颓废或偏枯。其脉象微弱，或至数兼迟。西人但谓脑中血少，不能荣养脑筋，以致脑失其司知觉、司运动之功能。然此证但用补血之品，必不能愈。《内经》则谓“上气不足，脑为之不满”。此二语实能发明脑贫血之原因，并已发明脑贫血之治法。盖血生于心，上输于脑（心有四血脉管通脑）。然血不能自输于脑也。《内经》之论宗气也，谓宗气积于胸中，以贯心脉，而行呼吸，由此知胸中宗气，不但为呼吸之中枢，而由心输脑之血脉管亦以之为中枢。今合《内经》两处之文参之，知所谓上气者，即宗气上升之气也，所谓上气不足脑为之不满者，即宗气不能贯心脉以助之上升，则脑中气血皆不足也。然血有形而气无形，西人论病皆从实验而得，故言血而不言气也。因此知脑贫血治法固当滋补其血，尤当峻补其胸中宗气。以助其血上行。持此以论古方，则补血汤重用黄芪以补气，少用当归以补血者，可为治脑贫血之的方矣。

今录其方于下，并详论其随证宜加之药品。(《医学衷中参西录·论脑贫血治法》)

无名方剂

白芍阿胶方

内科 / 水肿医案

○ 一妇人，年三十许，因阴虚小便不利，积成水肿甚剧，大便亦旬日不通。一老医投以八正散不效，友人高夷清为出方，用生白芍六两，煎汁两大碗，再用阿胶二两，熔化其中，俾病患尽量饮之。老医甚为骇疑，夷清力主服之。尽剂而二便皆通，肿亦顿消。后老医与愚觌面，为述其事，且问此等药何以能治此病？答曰：此必阴虚不能化阳，以致二便闭塞。白芍善利小便，阿胶能滑大便，二药并用，又大能滋补真阴，使阴分充足，以化其下焦偏胜之阳，则二便自能通利也（《医学衷中参西录·芍药解》中也录有本案，编者注）。(《医学衷中参西录·治癃闭方·济阴汤饮》)

白术马钱子方

内科 / 痫证医案

○ 沧州朱媪，年过六旬，素有痫风证，医治数十年，先服中药无效，继服西药麻醉脑筋之品，虽见效，然必日日服之始能强制不发。因诸药性皆咸寒，久服伤胃，浸至食量减少，身体羸弱。后有人授以王勋臣龙马自来丹方，其方原以马钱子为主药，如法制好，服之数日，食量顿增，旬余身体渐壮，痫病虽未即除根，而已大轻减矣。由斯知马钱子健胃之功效迥异乎他药也。特是龙马自来丹，马钱子伍以地龙，为治痫风设也。若用以健胃，宜去地龙，加炒白术细末，其健胃之效益着。爰拟定其方于下炒白术（四两，细末）制好马钱子（一两，细末）二药调匀，水和为丸一分重（干透足一分），饭后服五丸，一日再服，旬余自见功效。(《医学衷中参西录·治肢体痿废方·振颓丸》)

半夏生姜方

儿科 / 中风医案

○ 愚因药房半夏制皆失宜，每于仲春、季秋之时，用生半夏数斤，浸以热汤，日换一次，至旬日，将半夏剖为两瓣，再入锅中，多添凉水煮一沸，速连汤取出，盛盆中，候水凉，净晒干备用。

偶有邻村王姓童子，年十二三岁，忽晨起半身不能动转，其家贫无钱购药，赠以自制半夏，俾为末每服钱半，用生姜煎汤送下，日两次，约服二十余日，其病竟愈。盖以自制半夏辛味犹存，不但能利痰，实有开风寒湿痹之力也。(《医学衷中参西录·半夏解》)

半夏旋覆花方

儿科 / 中风医案

○ 有姻家王姓童子，十二三岁，于晨起忽左半身手足不遂，知其为痰瘀经络，致气血不能流通也。时蓄有自制半夏若干，及所采武帝台旋覆花若干，先与以自制半夏，俾为末徐徐服之，服尽六两病愈弱半，继与以武帝台旋覆花，俾其每用二钱半，煎汤服之，日两次，旬日痊愈［张锡纯在本案前阐发说，又旋覆花《本经》谓其味咸，主结气、胁下满、惊悸、除水；为其味咸，有似朴硝，故有软坚下行之功，是以有以上种种之功效。惟敝邑（盐山）武帝台汧，其地近渤海，所产旋覆花大于药房鬻者几一倍，其味咸而且辛，用以平肝、降胃、开痰、利气诚有殊效。编者注]。

盖因其味咸而兼辛，则其利痰开瘀之力当益大，是以用之有捷效也。夫咸而兼辛之旋覆花，原为罕有之佳品，至其味微咸而不甚苦者，药局中容或有之，用之亦可奏效。若并此种旋覆花亦无之，用此方时，宜将方中旋覆花减半，多加赭石数钱，如此变通其方亦权可奏效也。

［**或问**］人之呼吸惟在肺中，旋覆代赭石汤证，其痞硬在于心下，何以妨碍呼吸至噫气不除乎？答曰肺者发动呼吸之机关也，至呼吸气之所及，非仅在于肺也，是以肺管有分支下连于心，再下则透膈连于肝，再下则由肝连于包肾之脂膜以通于胞室（胞室男女皆有），是以女子妊子其脐带连于胞室，而竟能母呼子亦呼，母吸子亦吸，斯非气能下达之明征乎？由斯知心下痞硬，所阻之气虽为呼吸之气，实自肺管分支下达之气也。（《医学衷中参西录·太阳病旋覆代赭石汤证》）

柴胡麦芽方

内科 / 胁痛医案

○ 邻村霍印科愚师兄弟也，当怒动肝火之余感受伤寒，七八日间腹中胀满，大便燥结，医者投以大承气汤，大便未通下，肋下转觉疼不可支。其脉左部沉弦有力，知系肝经气郁火盛，急用柴胡三钱，生麦芽一两，煎汤服后，至半点钟肋下已不觉疼，又迟一点余钟，大便即通下。大便下后，腹即不胀，而病脱然痊愈矣。

此案实仿前案之义，亦前后药力相借以通大便也。盖肾为二便之关，肝行肾之气，肝又主疏泄，大便之通与不通，实于肝有关系也。调其肝郁，即可以通行大便，此中原有至理。至于调肝用柴胡而又必佐以生麦芽者，因麦芽生用亦善调肝者也。且柴胡之调肝，在于升提，生麦芽之调肝，在于宣通，若因肝气不疏但用柴胡以升提之，恐初服下时肋下之疼将益剧。惟柴胡之升提，与麦芽之宣通相济以成调肝气之功，则肝气之郁者自开，遏者自舒，而徐还其疏泄之常矣。且柴胡之性不但善调肝气也，《本经》谓柴胡主心腹肠胃中结气，饮食积聚，寒热邪气，推陈致新。三复《本经》之文，是柴胡不但善于调肝，兼能消胀满通大便矣。然柴胡非降下之药也，其于大便之当通者，能助硝黄以通之，若遇脾胃之气下溜大便泄泻者，伍以、术转能升举脾胃之气以止泄泻，柴胡诚妙药也哉。善于用柴胡者，自能深悟此中之妙理也。(《医学衷中参西录·阳明病三承气汤证》)

柴胡鸡内金方

内科 / 积聚医案

○ 奉天大东关史仲埙，年近四旬，在黑龙江充警察署长，为腹有积聚，久治不愈，还奉求为诊治。其积在左胁下大径三寸，按之甚硬，时或作疼，呃逆气短，饮食减少，脉象沉弦。此乃肝积肥气之类。俾用生鸡内金三两，柴胡一两，共为末，每服一钱半，日服三次，旬余痊愈。(《医学衷中参西录·鸡内金解》)

川芎菊花方

内科 / 头痛医案

○ 又治一人，因脑为风袭头疼，用川芎、菊花各三钱，煎汤服之立愈。(《医学衷中参西录·川芎解》)

葱白醋方

一、内科医案

便秘医案

○ 一童子，年十五六。因薄受外感，腹中胀满，大便数日不通，然非阳明之实热燥结也。医者投以承气汤，大便仍不通，而腹转增胀。自觉为腹胀所迫，几不能息，且时觉心中怔忡。诊其脉，甚微细，按之即无。脉虚证实，几为束手。亦用葱白熨法（大葱白四斤、干米醋。将葱白切丝和醋炒至极热，分作两包，趁热熨脐上。凉则互换，不可间断。其凉者，仍可加醋少许再炒热。然炒葱时，醋之多少须加斟酌。以炒成布包后，不至有汤为度。熨至六点钟，其结自开。主治便秘。编者注），腹胀顿减。又熨三点钟，觉结开，行至下焦。继用猪胆汁导法，大便得通而愈。

按：猪胆汁导法，乃《伤寒论》下燥结之法也。原用猪胆汁，和醋少许，以灌谷道中。今变通其法，用醋灌猪胆中，手捻令醋与胆汁融和，再用以通气长竹管，一端装猪胆中，用细绳扎住，一端纳谷道中。用手将猪胆汁，由竹管挤入谷道。若谷道离大便犹远，宜将竹管深探至燥粪之处。若结之甚者，又必连用两三个。若畏猪胆汁凉，或当冷时，可将猪胆置水中温之。若无鲜猪胆，可将干者，用醋泡开，再将醋灌猪胆中，以手捻至胆汁之凝结者皆融化，亦可用。若有灌肠注射器，则用之更便。（《医学衷中参西录·治燥结方》）

二、儿科医案

便秘医案

〇 一孺子，年六岁。因食肉过多，不能消化，郁结肠中。大便不行者六七日，腹中胀满，按之硬如石，用一切通利药皆不效。为用此法（大葱白四斤、干米醋。将葱白切丝和醋炒至极热，分作两包，趁热熨脐上。凉则互换，不可间断。其凉者，仍可加醋少许再炒热。然炒葱时，醋之多少须加斟酌。以炒成布包后，不至有汤为度。熨至六点钟，其结自开。主治便秘。编者注）熨之，至三点钟，其腹渐软。又熨三点钟，大便通下如羊矢，其胀遂消。（《医学衷中参西录·治燥结方》）

大枣白术饼

内科 / 泄泻医案

〇 一妇人年三十许，泄泻半载，百药不效，脉象濡弱，右关尤甚，知其脾胃虚也，俾用生白术轧细焙熟，再用熟枣肉六两，和为小饼，炉上炙干，当点心服之，细细嚼咽，未尽剂而愈。（《医学衷中参西录·白术解》）

代赭石鸡蛋方

内科 / 喘证医案

〇 一妇人，年近五旬，得温病，七八日表里俱热，舌苔甚薄作黑色，状类舌斑，此乃外感兼内亏之证。医者用降药两次下之，遂发喘逆。令其子两手按其心口，即可不喘。须臾又喘，又令以手紧紧按住，喘又少停。诊其脉尺部无根，寸部摇摇，此将脱之候也。时当仲夏，俾用生鸡子黄四枚，调新汲井泉水服之，喘稍定，可容取药。遂用赭石细末二钱同生鸡子黄二枚，温水调和服之，喘遂愈，脉亦安定。继服参赭镇气汤，以善其后。(《医学衷中参西录·治喘息方·参赭镇气汤》)

当归川芎方

妇科 / 产后头痛医案

○ 友人郭省三夫人，产后头疼，或与一方当归、川芎各一两煎服即愈。此盖产后血虚兼受风也。愚生平用川芎治头疼不过二三钱。(《医学衷中参西录·川芎解》)

当归酒

内科 / 血证医案

○ 一人年四十余，得溺血证，自用当归一两酒煮饮之而愈……后其病又反复，再服鸦胆子方两次无效，仍用酒煮当归饮之而愈。夫人犹其人，证犹其证，从前治愈之方，后用之有效有不效者，或因血证之前后凉热不同也，然即此亦可知当归之能止下血矣。(《医学衷中参西录·当归解》)

党参柴胡方

一、内科医案

神昏医案

○ 大气下陷之证，不必皆内伤也，外感证亦有之。

一人年四十许，于季春得温证，延医调治不愈，留连两旬，病益沉重。后愚诊视，其两目清白无火，竟昏聩不省人事，舌干如磋，却无舌苔。问之亦不能言语，周身皆凉，其五六呼吸之顷，必长出气一口。其脉左右皆微弱，至数稍迟，此亦胸中大气下陷也。盖大气不达于脑中则神昏，大气不潮于舌本则舌干，神昏舌干，故问之不能言也。其周身皆凉者，大气陷后，不能宣布于营卫也。其五六呼吸之顷，必长出气者，大气陷后，胸中必觉短气，故太息以舒其气也。遂用野台参一两、柴胡二钱，煎汤灌之，一剂见轻，两剂痊愈。

按：此证从前原有大热，屡经医者调治，大热已退，精神愈惫。医者诿为不治，病家亦以为气息奄奄待时而已。乃迟十余日，而病状如故，始转念或可挽回，而迎愚诊视。幸投药不差，随手奏效，是知药果对证，诚有活人之功也。

又按：此证若不知为大气下陷，见其舌干如斯，但知用熟地、阿胶、枸杞之类滋其津液，其滞泥之性填塞膺胸，既陷之大气将何由上达乎？愚愿业医者，凡遇气分不舒之证，宜先存一大气下陷理想，以细心体察，倘遇此等证，庶可挽回人命于顷刻也。(《医学衷中参西录·治大气下陷方·升陷汤》)

神昏医案

○ 邑中泊庄高某，年四十许，于季春得温病。屡经医者调治，大热已退，精神益惫，医者诿为不治。病家亦以为气息奄奄，待时而已。乃迟旬日而病状如故，始转念或可挽回。迎愚诊视，其两目清白无火，竟昏聩不省人事，舌干如磋，却无舌苔，问之亦不能言，抚其周身皆凉，其五六呼吸之顷，必长出气一口，其脉左右皆微弱，至数稍迟，知其胸中大气因服开破降下药太过而下陷也。盖大气不达于脑中则神昏，大气不潮于舌本则舌干，神昏舌干，故问之不能言也；其周身皆凉者，大气陷后不能宣布营卫也；其五六呼吸之顷必长出气者，大气陷后胸中必觉短气，故太息以舒其气也。遂用野台参一两、柴胡二钱，煎汤灌之，一剂见轻，两剂痊愈。(《医学衷中参西录·人参解》)

虚损医案

○ 有寒温之病服开破降下之药太过，伤其胸中大气，迨其大热已退，而仍然神昏或谵语者。

曾治一壮年得温病，延医服药二十余日，外感之热尽退，精神转益昏沉。及愚视之，周身皆凉，奄奄一息，呼之不应，舌干如错，毫无舌苔，其脉象微弱而迟，不足四至，五六呼吸之顷必长出气一次。此必因服开降之药太过，伤其胸中大气也。盖胸中大气因受伤下陷，不能达于脑中则神昏；不能上潮于舌本则舌干；其周身皆凉者，大气因受伤不能宣布于营卫也；其五六呼吸之顷必长出气一次者，因大气伤后不能畅舒，故太息以舒其气也。遂用野台参一两，柴胡一钱，煎汤灌之，连服两剂痊愈。(《医学衷中参西录·论伤寒温病神昏谵语之原因及治法》)

党参石膏方

梅疮医案

○ 沈阳县暑科长某，患梅毒，在东人医院治疗二十余日，头面肿大，下体溃烂，周身壮热，谵语不省人事，东人谓毒已走丹不可治。其友人警务处科员孙俊如，邀愚往东人院中为诊视。疑其证夹杂温病，遂用生石膏细末半斤，煮水一大瓶，伪作葡萄酒携之至其院中，托言探友，盖不欲东人知为疗治也。及入视病人，其头面肿而且红，诊其脉洪而实，知系夹杂温病无疑，嘱将石膏水徐徐温服。翌日又往视，其头面红肿见退，脉之洪实亦减半，而较前加数，仍然昏聩谵语，分毫不省人事。所饮石膏之水尚余一半，俾自购潞党参五钱，煎汤兑所余之石膏水饮之。翌日又往视之，则人事大清，脉亦和平。病人遂决意出彼院来院中调治，后十余日其梅毒亦愈。此证用潞党参者，取其性平不热也。(《医学衷中参西录·人参解》)

防风蜈蚣方

内科 / 中风医案

○ 又治一人，年三十余，陡然口眼歪斜，其受病之边，目不能瞬。俾用蜈蚣二条为末，防风五钱，煎汤送服，三次痊愈。

审斯，则蜈蚣逐风之力，原迥异于他药也。且其功效，不但治风也，愚于疮痈初起甚剧者，恒加蜈蚣于托药之中，莫不随手奏效。虽本草谓有坠胎之弊，而中风抽掣，服他药不效者，原不妨用。《内经》所谓“有故无殒，亦无殒也”。况此汤中，又有黄芪、当归以保摄气血，则用分毫何损哉(《医学衷中参西录·蜈蚣解》也录有本案。编者注)。(《医学衷中参西录·治内外中风方·逐风汤》)

甘草百布圣方

儿科 / 呕吐医案

○ 开原王姓幼童，脾胃虚弱，饮食不能消化，恒吐出，且小便不利，周身漫肿，腹胀大，用生甘草细末与西药百布圣各等份，每服一钱，日三次，数日吐止便通，肿胀皆消。（《医学衷中参西录·甘草解》）

干姜胡椒方

内科 / 神昏医案

○ 一妇人，年四十余。忽然昏倒不语，呼吸之气，大有滞碍，几不能息，其脉微弱而迟。询其生平，身体羸弱，甚畏寒凉。知其心肺阳虚，寒痰结胸，而大气又下陷也。然此时形势将成痰厥，取药无及，遂急用胡椒二钱捣碎，煎二三沸，澄取清汤灌下，须臾胸中作响，呼吸顿形顺利。又用干姜八钱，煎汤一盅，此时已自能饮下，须臾气息益顺，精神亦略清爽，而仍不能言，且时作呵欠，十余呼吸之顷，必发太息。知其痰饮虽开，大气之陷者犹未复也。遂投以回阳升陷汤数剂，呵欠与太息皆愈，渐能言语。

或问心脏属火，西人亦谓周身热力皆发于心，其能宣通周身之热宜矣。今论周身热力不足，何以谓心肺之阳皆虚？答曰肺与心同居膈上，左心房之血脉管，右心房之回血管，皆与肺循环相通，二脏之宣通热力，原有相助为理之妙。然必有大气以斡旋之，其功用始彰耳。

按喻嘉言《医门法律》最推重心肺之阳，谓心肺阳旺，则阴分之火自然潜伏。至陈修园推广其说，谓心肺之阳下济，大能温暖脾胃消化痰饮，皆确论也。（《医学衷中参西录·治大气下陷方·回阳升陷汤》）

枸杞紫梢花方

内科 / 阳痿医案

○ 又紫梢花之性，人皆以为房术之药，而不知其大有温补下焦之功。凡下焦虚寒泄泻，服他药不愈者，恒服紫梢花即能愈，其能大补肾中元气可知。

久久服之，可使全体强壮。至服之上焦觉热者，宜少佐以生地黄。然宜作丸散，不宜入汤剂煎服。

曾治一人，年过四旬，身形羸弱，脉象细微，时患泄泻，房事不能作强。俾用紫梢花为末，每服二钱半，日两次；再随便嚼服枸杞子五六钱。两月之后，其身形遽然强壮，泄泻痿废皆愈。再诊其脉，亦大有起色。且从前觉精神脑力日浸衰减，自服此药后则又觉日浸增加矣。(《医学衷中参西录·论肾弱不能作强治法》)

瓜蒂酸枣仁方

内科 / 不寐医案

○ 一妇人，年三十许，一月之间未睡片时，自言倦极仿佛欲睡，即无端惊恐而醒。诊其脉左右皆有滑象，遂用苦瓜蒂十枚，焙焦轧细，空心时开水送服，吐出胶痰数碗，觉心中异常舒畅，于临眠之先又送服熟枣仁细末二钱，其夜遂能安睡。后又调以利痰养心安神之药，连服十余剂，其证永不反复矣。(《医学衷中参西录·治心病方·安魂汤》)

瓜蒌仁苏子方

一、内科医案

痉证医案

○ 隔数日，其邻家童子亦患此证（指胸膈痰涎壅滞，剧时阻塞咽喉，两目上翻，身躯后挺，有危在顷刻之势。编者注），用新炒蒌仁三两，苏子五钱，亦一剂而愈。(《医学衷中参西录·治伤寒温病同用方·荡胸汤》)

二、儿科医案

结胸医案

○ 隔数日，其邻高姓童子，是愚表侄，亦得斯证（指温病结胸，编者注），俾用新炒蒌仁三两，苏子五钱，煎服，亦一剂而愈。

盖伤寒下早成结胸，温病未经下亦可成结胸，有谓瓜蒌力弱，故小陷胸汤中必须伍以黄连、半夏始能建功者，不知瓜蒌力虽稍弱，重用之则转弱为强，是以重用至四两，即能随手奏效，挽回人命于顷刻也［《医学衷中参西录·论伤寒温病神昏谵语之原因及治法》也录有本案。编者注］。(《医学衷中参西录·瓜蒌解》)

黄芪干姜方

内科 / 喘证医案

○ 壬戌秋，台湾医士严坤荣为其友问二十六七年寒饮结胸，时发大喘，极畏寒凉，曾为开去此方（方中生箭芪用一两、干姜用八钱，非极虚寒之证不可用此重剂），连服十余剂痊愈。方中所以重用黄芪者，以其能补益胸中大气，俾大气壮旺自能运化寒饮下行也（本案为他人所治，编者注）。(《医学衷中参西录·总论喘证治法》)

黄芪桂枝方

内科 / 肝阳不振医案

○ 曾治有饮食不能消化，服健脾暖胃之药百剂不效。诊其左关太弱，知系肝阳不振，投以黄芪（其性温升肝木之性亦温升有同气相求之义，故为补肝之主药）一两，桂枝尖三钱，数剂而愈。(《医学衷中参西录·论肝病治法》)

黄芪秫米方

一、内科医案

水肿医案

○ 陆定圃《冷庐医话》载：海宁许珊林观察，精医理。官平度州时，幕友杜某之戚王某，山阴人。夏秋间，忽患肿胀，自顶至踵，人怕常时，气喘声嘶，大小便不通，危在旦夕。因求观察诊之。令用生黄芪四两，秫米一酒盅，煎一大碗，用小匙逐渐呷服。至盏许，气喘稍平。即于一日间服尽，移时小便大通，溺器易三次，肿亦随消，惟脚面消不及半。自后仍服此方，黄芪自四两至一两，随服随减。佐以祛湿平胃之品，两月复原，独脚面有钱大一块不消。

恐次年复发，劝其归，届期果患前证。延绍城医士诊治，痛诋前方，以为不死乃是大幸。

遂用除湿猛剂，十数服而气绝。次日，将及盖棺，其妻见其两目微动，呼集众人环视，连动数次。复用芪米汤灌救，至满口不能下，少顷眼忽一睁，汤俱下咽，从此便出声矣。服黄芪至数斤，并脚面之肿全消而愈。张锡纯在本案去前阐发说古方有但重用黄芪，治小便不利，积成水肿者。(《医学衷中参西录·治癃闭方·升麻黄芪汤》)

二、妇科医案

产后水肿

○ 观察（指挥海宁许珊林观察，编者注）之弟，辛未曹部，谓此方治验多人。先是嫂吴氏，患子死腹中，浑身肿胀，气喘身直，危在顷刻。余兄遏检名人医案，得此方（生黄芪四两，秫米一酒盅，煎一大碗，用小匙逐渐呷服。编者注）遵服，便通肿消，旋即产下，一无所苦。

后在平度有娩顾姓，患肿胀脱胎，此方数服而愈。继又治愈数人，王某更在后矣（本案出自陆定圃《冷庐医话》，为他人所治。张锡纯在本案后阐发说：盖黄芪实表，表虚则水聚皮里膜外，而成肿胀，得黄芪以开通水道，水被祛逐，胀自消矣。编者注）

按：水肿之证，有虚有实，实者似不宜用黄芪。然其证实者甚少，而虚者居多。至其证属虚矣，又当详辨其为阴虚阳虚，或阴阳俱虚。阳虚者气分亏损，可单用、重用黄芪，若医话中所云云者。阴虚者其血分枯耗，宜重用滋阴之药，兼取阳生阴长之义，而以黄芪辅之。至阴阳俱虚者，黄芪与滋阴之药，可参半用之。医者不究病因，痛诋为不可用，固属鲁莽，至其连用除湿猛剂，其鲁莽尤甚。盖病至积成水肿，即病因实者，其气血至此，亦有亏损。猛悍药，或一再用犹可。若不得已而用至数次，亦宜以补气血之药辅之。况其证原属重用黄芪治愈之虚证乎。至今之医者，对于此证，纵不用除湿猛剂，亦恒多用利水之品。不知阴虚者，多用利水之药则伤阴；阳虚者，多用利水之药亦伤阳。夫利水之药，非不可用，然贵深究其病因，而为根本之调治，利水之药，不过用作向导而已。(《医学衷中参西录·治癃闭方·升麻黄芪汤》)

黄芪威灵仙方

内科 / 水肿医案

○ 盐山王瑞江，气虚水肿，两腿肿尤甚，方用生黄芪、威灵仙治愈。(《医学衷中参西录·治愈笔记》)

鸡内金神曲方

内科 / 痞满医案

○ 沈阳城西龚庆龄，年三十岁，胃脘有硬物阻塞，已数年矣。饮食减少，不能下行，来院求为诊治，其脉象沉而微弦，右部尤甚，为疏方用鸡内金一两，生酒曲五钱，服数剂硬物全消。(《医学衷中参西录·鸡内金解》)

莱菔半夏方

内科 / 不寐医案

○ 门生高如璧治天津河北玄纬路刘姓，年四十二,四月未尝少睡，服药无效，问治法于愚，告以半夏秫米汤方。如璧因其心下发闷，遂变通经方，先用鲜莱菔四两切丝，煎汤两茶杯，再用其汤煎清半夏四钱服之。时当晚八点钟，其人当夜即能安睡，连服数剂，心下之满闷亦愈（张锡纯在本方前阐发说，按《内经》之方多奇验，半夏秫米汤，取半夏能通阴阳，秫米能和脾胃，阴阳通、脾胃和，其人即可安睡。故《内经》谓“饮药后，复杯即瞑”，言其效之神速也。乃后世因其药简单平常，鲜有用者，则良方竟埋没矣。本案为他人所治，编者注）。(《医学衷中参西录·治心病方·安魂汤》)

莱菔子代赭石方

内科 / 呕吐医案

○ 一人年二十五六，素多痰饮，受外感，三四日间觉痰涎凝结于上脘，阻隔饮食不能下行，须臾仍复吐出。俾用莱菔子一两，生熟各半，捣碎煮汤一大盅，送服生赭石细末三钱，迟点半钟，再将其渣重煎汤一大盅，仍送服

生赭石细末三钱，其上脘顿觉开通，可进饮食，又为开辛凉清解之剂，连服两剂痊愈。(《医学衷中参西录·莱菔子解》)

羚羊角鸡蛋方

内科 / 胁痛医案

○ 沧州西河沿李氏妇，年二十余，因在西医院割瘰疬，住其院中，得伤寒证甚剧，西医不能治。延往诊视，其喘息迫促，脉数近七至，确有外感实热，而重诊无力，因其割瘰疬已至三次，屡次闻麻药，大伤气分故也，其心中觉热甚难支，其胁下疼甚。急用羚羊角二钱，煎一大盅，调入生鸡子黄三枚，服下，心热与胁疼顿止。继投以大剂白虎加人参汤，每剂煎汤一大碗，仍调入生鸡子黄三枚，分数次温服下，连服两剂痊愈。(《医学衷中参西录·羚羊角辨》)

麻黄山药方

内科喘证医案

○ 邻村刁志厚，年二十余，自孟冬得喘症。迁延百余日，喘益加剧，屡次延医服药，分毫无效。其脉浮而无力，数近六至，知其肺为风袭，故作喘。病久阴虚，肝肾不能纳气，故其喘浸剧也。即其脉而论，此时肺中之风邪犹然存在，欲以散风之药祛之，又恐脉数阴虚益耗其阴分。于是用麻黄三钱，而佐以生山药二两，临睡时煎服，夜间得微汗，喘愈强半。为脉象虚数，不敢连用发表之剂，俾继用生山药末八钱煮粥，少调白糖，当点心用，日两次，若服之觉闷，可用粥送服鸡内金末五分，如此服药约半月，喘又见轻。

再诊其脉，不若从前之数，仍投以从前汤药方，又得微汗，喘又稍轻，又服山药粥月余痊愈。(《医学衷中参西录·临证随笔》)

麻黄鱼鳔胶方

妇科 / 产后抽搐医案

○ 东海渔家妇，产后三日，身冷无汗，发搐甚剧。时愚游海滨，其家人造愚求方。其地隔药房甚远，而海滨多产麻黄，可以采取。遂俾取麻黄一握，同鱼鳔胶一具，煎汤一大碗，趁热饮之，得汗而愈。用鱼鳔胶者，亦防其下血过多，因阴虚而发搐，且以其物为渔家所固有也。(《医学衷中参西录·治女科方·和血息风汤》)

麦苗滑石方

内科 / 黄疸医案

○ 内子王氏，生平不能服药，即分毫无味之药亦不能服。

于乙丑季秋，得黄疸证，为开好服之药数味，煎汤，强令服之，下咽即呕吐大作，将药尽行吐出。友人张某谓，可用鲜麦苗煎汤服之。遂采鲜麦苗一握，又为之加滑石五钱，服后病即轻减，又服一剂痊愈。盖以麦苗之性，能疏通肝胆，兼能清肝胆之热，犹能消胆管之炎，导胆汁归小肠也。因悟得此理后，凡遇黄疸证，必加生麦芽数钱于药中，亦奏效颇著。然药铺中麦芽皆干者，若能得鲜麦芽，且长至寸余用之，当更佳。或当有麦苗时，于服药之外，以麦苗煎汤当茶饮之亦可。(《医学衷中参西录·医话拾零·麦苗善治黄疸》)

芒硝阿司匹林方

儿科 / 喉证医案

○ 继其（指天津第一中学教员宋志良，编者注）幼女年七岁亦患温疹喉证，较其两兄尤重，其疹周身成一个，肉皮皆红（俗谓此等疹皆不能治愈）。亦治以前方，为其年幼方中生石膏初用二两，后加至六两，其热稍退而喉痛不减，其大便六日未行，遂单用净芒硝俾淬水服下，大便即通，其热大减，喉痛亦愈强半。再诊其脉虽仍有力，实有浮而还表之象，遂用西药阿司匹林一瓦，因病机之外越而助其出汗。果服后周身得汗，霍然痊愈。志良因告愚曰："余从前有子女四人，皆因此证而殇，今此子女三人，服先生药完全得愈，始知医术之精，询有夺命之权也。"

按：温疹之证。西人名为猩红热，有毒菌传染，原不易治，而兼咽喉证者治之尤难。仲景所谓"阳毒为病，面赤斑斑如锦纹，咽喉痛，唾脓血"者，当即此证。近世方书中又名为烂喉痧，谓可治以《伤寒论》麻杏甘石汤。然麻杏甘石汤中石膏之分量原为麻黄之二倍。若借用其方则石膏之分量当十倍于麻黄（石膏一两麻黄一钱）；其热甚者，石膏之分量又当二十倍于麻黄（石膏二两麻黄一钱），然后用之无弊。(《医学衷中参西录·详论咽喉证治法》)

芒硝白矾丸

内科 / 呃逆医案

○ 奉天大西关宫某，年三十余，胸中满闷，常作呃逆，连连不止，调治数年，病转加剧。其脉洪滑有力，关前尤甚，知其心火炽盛，热痰凝郁上焦也。遂用朴硝四两，白矾一两，掺炒熟麦面四两，炼蜜为丸，三钱重，每服一丸，日两次，服尽一料痊愈。

盖朴硝味原咸寒，禀寒水之气，水能胜火，寒能治热，为心家对宫之药，为治心有实热者之要品。《内经》所谓“热淫于内，治以咸寒”也。用白矾者，助朴硝以消热痰也。调以炒熟麦面者，诚以麦为心谷，以防朴硝、白矾之过泻伤心，且炒之则气香归脾，又能防硝矾之不宜于脾胃也。(《医学衷中参西录·临证随笔》)

芒硝细蜂蜜方

内科 / 便秘医案

○ 曾治一叟，年近六旬，因外感之热过甚，致大便旬日未通，其脉数逾六至，心中烦热，延医数人，皆不敢用降下之剂。然除降下外，又别无治法，愚诊其脉象虽数，重按甚实，遂先投以大剂白虎加人参汤，每剂分三次温服下，连服两剂，壮热全消，脉已不数，大便犹未通下。继用净芒硝细末三钱，蜂蜜一两，开水冲服，大便通下，病遂愈。(《医学衷中参西录·阳明病三承气汤证》)

茅根滑石方

内科 / 温病医案

○ 一西医得温病，头疼壮热，心中烦躁，自服西药别腊蜜童、安知歇貌林诸退热之品，服后热见退，旋又反复。其脉似有力，惟在浮分、中分，俾用鲜茅根四两、滑石一两，煎三四沸，取汤服之，周身得微汗，一剂而诸病皆愈。(《医学衷中参西录·白茅根解》)

牛膝代赭石方

五官科 / 牙痛医案

○ 愚素无牙疼病。丙寅腊底，自津回籍，因感冒风寒，觉外表略有拘束，抵家后又眠于热炕上，遂陡觉心中发热，继而左边牙疼。因思解其外表，内热当消，牙疼或可自愈。服西药阿司匹林一瓦半（此药原以一瓦为常量），得微汗，心中热稍退，牙疼亦觉轻。迟两日，心中热又增，牙疼因又剧。方书谓上牙龈属足阳明，下牙龈属手阳明，愚素为人治牙疼有内热者，恒重用生石膏少佐以宣散之药清其阳明，其牙疼即愈。于斯用生石膏细末四两，薄荷叶钱半，煮汤分两次饮下，日服一剂。两剂后，内热已清，疼遂轻减。

翌日因有重证应诊远出，时遍地雪深三尺，严寒异常，因重受外感，外表之拘束甚于初次，牙疼因又增剧，而心中却不觉热。遂单用麻黄六钱（愚身体素强壮是以屡次用药皆倍常量非可概以之治他人也），于临睡时煎汤服之。未得汗。继又煎渣再服，仍未得汗。睡至夜半始得汗，微觉肌肤松畅，而牙疼如故。剧时觉有气循左侧上潮，疼彻辅颊，且觉发热。有时其气旁行，更疼如锥刺。恍悟此证确系气血挟热上冲，滞于左腮，若再上升至脑部，即为脑充血矣。遂用怀牛膝、生赭石细末各一两煎汤服之，其疼顿愈，分毫不复觉疼，且从前头面畏风，从此亦不复畏风矣。盖愚向拟建瓴汤用治脑充血证甚效，方中原重用牛膝、赭石，今单用此二药以治牙疼，更捷如影响，此诚能为治牙疼者别开一门径矣，是以详志之。(《医学衷中参西录·自述治愈牙疼之经过》)

○ 友人袁霖普君，素知医，时当季春，牙疼久不愈，屡次服药无效。其脉两寸甚实，俾用怀牛膝、生赭石各一两，煎服后，疼愈强半，又为加生地黄一两，又服两剂，遂霍然痊愈。(《医学衷中参西录·牛膝解》)

芡实代赭石方

外科 / 疮疡医案

○ 邻村迟某，年四十许，当上脘处发疮，大如核桃，破后调治三年不愈。疮口大如钱，自内溃烂，循胁渐至背后，每日自背后排挤至疮口流出脓水若干。求治于愚，自言患此疮后三年未尝安枕，强卧片时，即觉有气起自下焦，上逆冲心。愚曰“此即子疮之病根也。”俾用生芡实一两，煮浓汁送服生赭石细末五钱，遂可安卧。又服数次，彻夜稳睡。盖气上逆者乃冲气之上冲，用赭石以镇之，芡实以敛之，冲气自安其宅也。继用三期四卷活络效灵丹（当归、丹参、乳香、没药各五钱），加生黄芪、生赭石各三钱煎服，日进一剂，半月痊愈。(《医学衷中参西录·赭石解》)

全蝎酒方

外科 / 疮疡医案

○ 本村刘氏女，颔下起时毒甚肿硬，抚之微热，时愚甫弱冠，医学原未深造，投药两剂无甚效验。后或授一方，用壁上全蝎七个，焙焦为末，分两次用黄酒送下，服此方三日，其疮消无芥蒂。盖墙上所得之蝎子，未经盐水浸腌，其力浑全，故奏效尤捷也。(《医学衷中参西录·蝎子解》)

人参柴胡方

内科 / 虚损医案

○ 又愚曾治一温证，已过两旬，周身皆凉，气息奄奄。确知其因误治，胸中大气下陷。遂用人参一两，柴胡二钱，作汤灌之，两剂痊愈。此证详案，在拙拟升陷汤（生黄芪六钱、知母三钱、柴胡一钱五分、桔梗一钱五分、升麻一钱；主治胸中大气下陷，气短不足以息。或努力呼吸，有似乎喘。或气息将停，危在顷刻；气分虚极下陷者，酌加人参数钱，或再加山茱萸数钱，以收敛气分之耗散，使升者不至复陷更佳；若大气下陷过甚，至少腹下坠，或更作疼者，宜将升麻改用一钱半或倍作二钱。编者注）下可参观。(《医学衷中参西录·治伤寒温病同用方·白虎加人参以山药代粳米汤》)

人参代赭石方

内科 / 呕吐医案

○ 友人毛仙阁治一妇人，胸次郁结，饮食至胃不能下行，时作呕吐，其脉浮而不任重按。仙阁用赭石细末六钱，浓煎人参汤送下，须臾腹中如爆竹之声，胸次、胃中俱觉通豁，从此饮食如常，传为异事（本案为他人所治，编者注）。(《医学衷中参西录·赭石解》)

人参山药方

儿科 / 泄泻医案

○ 治一五岁幼童，先治以逐寒荡惊汤（胡椒、炮姜、肉桂各一钱，丁香十粒，共捣成细渣。以灶心土三两煮汤，澄清，药皆捣碎，不可久煎，肉桂又忌久煎，三四沸即可，煎药大半茶杯。编者注），可进饮食矣，而滑泻殊甚。继投以加味理中地黄汤，一日连进两剂，泄泻不止，连所服之药亦皆泻出。遂改用红高丽参大者一支，轧为细末，又用生怀山药细末六钱煮作粥，送服参末一钱强。如此日服三次，其泻遂止。翌日仍用此方，恐作胀满，又于所服粥中调入西药百布圣六分，如此服至三日，病痊愈。(《医学衷中参西录·治小儿风证方·镇风汤》)

人参山茱萸方

内科 / 心悸医案

○ 邻村李志绾，年二十余，素伤烟色，偶感风寒，医者用表散药数剂治愈。间日，忽遍身冷汗，心怔忡异常，自言气息将断，急求为调治。诊其脉浮弱无根，左右皆然。愚曰“此证虽危易治，得萸肉数两，可保无虞。”急取净萸肉四两，人参五钱。先用萸肉二两煎数沸，急服之，心定汗止，气亦接续，又将人参切作小块，用所余萸肉煎浓汤送下，病若失（《医学衷中参西录·治阴虚劳热方·来复汤》亦有此方。编者注）。(《医学衷中参西录·山萸肉解》)

三七䗪虫方

内科 / 腰痛医案

○ 曾治一人因担重物后腰疼，为用三七、土鳖虫等份共为细末，每服二钱，日两次，服三日痊愈。

又一人因抬物用力过度，腰疼半年不愈，忽于疼处发出一疮，在脊梁之旁，微似红肿，状若复盂，大径七寸。疡医以为腰疼半年始发现此疮，其根蒂必深，不敢保好，转求愚为治疗，调治两旬始愈（详案载内托生肌散后）。然使当腰初觉疼之时，亦服三七、土鳖以开其瘀，又何至有后时之危险乎。（《医学衷中参西录·肢体疼痛门·腰疼》）

三七麦芽方

内科瘀血医案

○ 刘书林，盐山城西八里庄人，年二十五岁，业泥瓦工，得痰血短气证。

［**病因**］因出外修工，努力抬重物，当时觉胁下作疼，数日疼愈，仍觉胁下有物妨碍呼吸。

［**证候**］身形素强壮，自受病之后，迟延半载，渐渐羸弱，常觉右胁之下有物阻碍呼吸之气，与人言时恒半句而止，候至气上达再言，若偶忿怒则益甚，脉象近和平，惟稍弱不能条畅。

［**诊断**］此因努力太过，致肝经有不归经之血瘀经络之间，阻塞气息升降之道路也。喜其脉虽稍弱，犹能支持，可但用化瘀血之药，徐徐化其瘀结，气息自能调顺。

［**处方**］广三七四两，轧为细末，每服钱半，用生麦芽三钱煎汤送下，日再服。

［**方解**］三七为止血妄行之圣药，又为化瘀血之圣药，且又化瘀血不伤新血，单服久服无碍，此乃药中特异之品，其妙处直不可令人思议。愚恒用以消积久之瘀血，皆能奏效。至麦芽原为消食之品，生煮服之则善疏肝气，且亦能化瘀者也。是以用之煎汤，以送服三七也。

［**效果**］服药四日后，自鼻孔中出紫血一条，呼吸较顺，继又服至药尽，遂脱然痊愈。

［**或问**］人之呼吸在于肺，今谓肝经积有瘀血，即可妨碍呼吸，其义何居？答曰按生理之学，人之呼吸可达于冲任，方书又谓呼出心肺，吸入肝肾，若谓呼吸皆在于肺，是以上两说皆可废也。盖心、肺、肝，原一系相连，下又连于冲任，而心肺相连之系，其中原有两管，一为血脉管，一为回血管，血脉管下行，回血管上行。肺为发动呼吸之机关，非呼吸即限于肺也，是以

吸入之气可由血脉管下达，呼出之气可由回血管上达，无论气之上达下达，皆从肝经过，是以血瘀肝经，即有妨于升降之气息也。据斯以论呼吸之关于肺者固多，而心肺相连之系亦司呼吸之分支也。(《医学衷中参西录·血病门·瘀血短气》)

山药赤石脂方

内科 / 血证医案

○ 高福亭，年三十六岁，胶济路警察委员，得大便下血证。

［**病因**］冷时出外办事，寝于寒凉屋中，床衾又甚寒凉遂得斯证。

［**证候**］每日下血数次，或全是血，或兼有大便，或多或少，其下时多在夜间，每觉腹中作疼，即须如厕，夜间恒苦不寐，其脉迟而芤，两尺尤不堪重按，病已二年余，服温补下元药则稍轻，然终不能除根，久之，则身体渐觉羸弱。

［**诊断**］此下焦虚寒太甚，其气化不能固摄而血下陷也。视其从前所服诸方，皆系草木之品，其质轻浮，温暖之力究难下达，当以矿质之品温暖兼收涩者投之。

［**处方**］生硫黄（色纯黄者）半斤、赤石脂（纯系粉末者）半斤。

将二味共轧细过罗，先空心服七八分，日服两次，品验渐渐加多，以服后移时微觉腹中温暖为度。

［**效果**］后服至每次二钱，腹中始觉温暖，血下亦渐少。服至旬余，身体渐壮，夜睡安然，可无如厕。服至月余，则病根祓除矣。

［**方解**］按硫黄之性，温暖下达，诚为温补下焦第一良药，而生用之尤佳，惟其性能润大便（本草谓其能使大便润、小便长，西医以为轻泻要药），于大便滑泻者不宜，故辅以赤石脂之黏腻收涩，自有益而无弊矣。(《医学衷中参西录·血病门·大便下血》)

山药川贝粥

内科 / 血证医案

○ 奉天警务处长王连波君夫人，患吐血证，来院诊治。其脉微数，按之不实。其吐血之先，必连声咳嗽，剧时即继之以吐血。因思此证若先治愈其咳嗽，其吐血当自愈。遂用川贝八钱，煎取清汤四盅，调入生怀山药细末一两，煮作粥，分数次服之。一日连进二剂，咳嗽顿止。以后日进一剂，嗽愈吐血亦愈（《医学衷中参西录·肉桂解》中也录有本案。编者注）。（《医学衷中参西录·论吐血衄血之原因及治法》）

山药鸡蛋方

内科 / 泄泻医案

○ 奉天大南关马氏女，自十四岁月事已通，至十五岁秋际，因食瓜果过多，泄泻月余方愈，从此月事遂闭。延医诊治，至十六岁季夏，病浸增剧。其父原籍辽阳，时充奉天兵工厂科长。见愚所著《衷中参西录》，因求为诊治。其身形瘦弱异常，气息微喘，干嗽无痰，过午潮热，夜间尤甚，饮食减少，大便泄泻。其脉数近六至，微细无力。俾先用生怀山药细末八钱，水调煮作粥，又将熟鸡子黄四枚，捻碎搀粥中，再煮一两沸，空心时服。服后须臾，又服西药百布圣二瓦，以助其消化。每日如此两次，用作点心，服至四日，其泻已止。又服数日，诸病亦稍见轻。（《医学衷中参西录·治女科方·资生通脉汤》）

山药硫黄方

内科 / 痢疾医案

○ 岁己巳，在德州，有卢雅雨公曾孙女，适桑园镇吴姓，年五十六岁，于季夏下痢赤白，延至仲冬不愈，延医十余人，服药百剂，皆无效脸。其弟卢月潭，素通医学，偶与愚觌面谈及，问还有治否。答曰“此病既可久延岁月，并非难治之证，但视用药何如耳。”月潭因求往视，其脉象微弱，至数略数，饮食减少，头目时或眩晕，心中微觉烦热，便时下坠作疼，惟不甚剧，所下者赤白参半，间有脂膜相杂。询其生平下焦畏凉，是以从前服药略加温补，上即烦热；略为清解，下即泄泻也。乃为初次拟得三宝粥方治之，药虽偏于凉，而有山药粥以补其下焦，服后必不至泄泻。上午服一剂，病觉轻。至晚间又服一剂，其病遂愈。后旬日，因登楼受凉，其痢陡然反复，日下十余次，腹疼剧于从前，其脉象微弱如前，而至数不数。俾仍用山药粥送服生硫黄细末三分，亦一日服二次。病大见愈，脉象亦较前有力。翌晨又服一次，心微觉热，又改用三宝粥方（生山药一两、三七二钱、鸭蛋子去皮五十粒。上药三味，先用水四盅，调和山药末煮作粥。煮时，不住以箸搅之，一两沸即熟，约得粥一大碗。即用其粥送服三七末、鸭蛋子。主治痢久，脓血腥臭，肠中欲腐，兼下焦虚惫，气虚滑脱者。编者注），一剂而愈［《医学衷中参西录·治痢方·三宝粥》也录有本案。编者注］。（《医学衷中参西录·论痢证治法》）

山药山茱萸方

一、内科医案

抽搐医案

○ 山萸肉之性，又善息内风。

族家嫂，产后十余日，周身汗出不止，且四肢发搐，此因汗出过多而内风动也。急用净萸肉、生山药各二两，俾煎汤服之，两剂愈。

至外感之邪不净而出汗者，亦可重用山萸肉以敛之。（《医学衷中参西录·山萸肉解》）

二、妇科医案

产后汗证

○ 一妇人，产后十余日，周身汗出不止，且发搐。治以山萸肉（去净核）、生山药各一两，煎服两剂，汗止而搐亦愈。（《医学衷中参西录·治女科方·和血息风汤》）

堕胎医案

○ 一妊妇得霍乱证，吐泻约一昼夜，病稍退胎忽滑下。觉神气顿散，心摇摇似不能支持，求愚治疗。既至，则病势大革，殓服在身，已舁诸床，病家欲竟不诊视。愚曰：一息犹存，即可挽回。诊之，脉若有若无，气息奄奄，呼之不应。取药无及，适此舍翁，预购药两剂未服，亦系愚方，共有萸肉六钱，急拣出煎汤灌下，气息稍大，呼之能应。又取萸肉、生山药各二两，煎汤一大碗，徐徐温饮下，精神顿复。俾日用生山药末两余，煮粥服之，以善

其后（《医学衷中参西录·山萸肉解》中也录有本案。编者注）。(《医学衷中参西录·治阴虚劳热方·来复汤》)

山药石榴方

妇科 / 产后泄泻医案

○ 同庄张氏女，适邻村郭氏，受妊五月，偶得伤寒，三四日间，胎忽滑下。上焦燥渴，喘而且呻，痰涎壅盛，频频咳吐，延医服药，病未去而转增滑泻，昼夜十余次，医者辞不治，且谓危在旦夕。其家人惶恐，因其母家介绍迎愚诊视。其脉似洪滑，重按指下豁然，两尺尤甚，然为流产才四五日，不敢剧用山药滑石方。遂先用生山药二两，酸石榴一个，连皮捣烂，同煎汁一大碗，分三次温饮下，滑泻见愈。(《医学衷中参西录·山药解》)

山药柿霜饼

内科 / 咳嗽医案

○ 一媪，年七旬，痨嗽甚剧，饮食化痰涎，不化津液，致大便燥结，十余日不行，饮食渐不能进。亦拟投以此汤（硝菔通结汤，编者注），为羸弱已甚，用人参三钱，另炖汁，和药服之。一剂便通，能进饮食。

复俾煎生山药稠汁，调柿霜饼服之，痨嗽亦见愈。(《医学衷中参西录·治燥结方》)

山药小茴香方

内科 / 痢疾医案

○ 又斯秋中元节后，愚自汉口赴奉，路过都门小住数日。有刘发起者，下痢两月不愈。持友人名片，造寓求为诊治。其脉近和平，按之无力，日便五六次，血液腐败，便时不甚觉疼，后重亦不剧。亦治以此方（三宝粥，编者注），一剂病愈强半。翌日将行，嘱以再接原方服两剂当愈。

后至奉，接其来函言服第二剂，效验不如从前；至三剂，病转似增重。

因恍悟，此证下痢两月，其脉毫无数象，且按之无力，其下焦当系寒凉。

俾仍用山药粥送服炒熟小茴香末一钱，连服数剂痊愈。(《医学衷中参西录·治痢方·三宝粥》)

山药血余炭方

内科/血证医案

○ 曾治一童子，年十五，大便下血，数月不愈，所下者若烂炙，杂以油膜，医者诿谓不治。后愚诊视其脉，弦数无力。俾用生山药轧细作粥，调血余炭六七分服之，日二次，旬日痊愈。

作血余炭法用壮年剃头的短发，洗净剪碎，以锅炒至融化，晾凉轧细，过罗服之。(《医学衷中参西录·治吐衄方·化血丹》)

山茱萸朱砂方

内科/心悸医案

○ 忆甲戌年，有王凤卜者，德州人，作商津门，病寒热，医者不知其为肝虚之寒热也，以为少阳伤寒，以柴胡、枳实等药投之。服后约半小时，忽全身颤抖不止，怔忡烦乱。急延余治，余持其脉，则手振颤不能循按。问："何以遽尔致此？"曰："因服药使然。"索方视之，曰："此必其肝阴素虚者也。更用柴胡枳实劫肝散气，祸不旋踵矣。"因忆寿师之言，乃急取生杭萸肉一两，煎汤送服朱砂细末花分而安。用柴胡者，不可不注意也。受业张方舆谨注。(《医学衷中参西录·柴胡解》)

芍药甘草汤

内科/温病医案

○ 一童子年十五六岁，于季春得温病，经医调治，八九日间大热已退，而心犹发热，怔忡莫支，小便不利，大便滑泻，脉象虚数，仍似外邪未净，为疏方用生杭芍二两，炙甘草一两半，煎汤一大碗，徐徐温饮下，尽剂而愈。夫《本经》谓芍药益气，元素谓其止泻利，即此案观之洵不误也。然必以炙草辅之，其功效乃益显。

按此证原宜用拙拟滋阴清燥汤，原有芍药六钱，甘草三钱，又加生怀山药、滑石各一两，而当时其方犹未拟出，但投以芍药、甘草，幸亦随手奏效。二方之中，其甘草一生用一炙用者，因一则少用之以为辅佐品，借以调和药之性味，是以生用；一则多用之至两半，借其补益之力以止滑泻，是以炙用，且《伤寒论》原有芍药甘草汤为育阴之妙品，方中芍药、甘草各四两，其甘草亦系炙用也。(《医学衷中参西录·芍药解》)

麝香香油方

内科 / 神昏医案

○ 又治邻村生员刘树帜，年三十许，因有恼怒，忽然昏倒不省人事，牙关紧闭，唇齿之间有痰涎随呼气外吐，六脉闭塞若无。急用作嚏之药吹鼻中，须臾得嚏，其牙关遂开。继用香油两余炖温，调麝香末一分，灌下，半句钟时稍醒悟能作呻吟，其脉亦出，至数五至余，而两尺弱甚，不堪重按。知其肾阴亏损，故肝胆之火易上冲也。遂用赭石、熟地、生山药各一两，龙骨、牡蛎、净萸肉各六钱，煎服后豁然顿愈。继投以理肝补肾之药数剂，以善其后。

按此等证，当痰火气血上壅之时，若人参、地黄、山药诸药，似不宜用，而确审其系上盛下虚，若扁鹊传所云者，重用赭石以辅之，则其补益之力直趋下焦，而上盛下虚之危机旋转甚速，莫不随手奏效也。(《医学衷中参西录·赭石解》)

参附汤

内科 / 危证医案

○ 又张致和曾治一伤寒坏证，势近垂危，手足俱冷，气息将断。用人参一两，附子一钱，于石铫内煎至一碗，新汲水浸之冰冷，一服而尽。少顷病人汗出，鼻梁尖上涓涓如水。盖鼻梁应脾，若鼻端有汗者可救。以土在人身之中周遍故也（本案为他人所治，编者注）。(《医学衷中参西录·治伤寒温病同用方·白虎加人参以山药代粳米汤》)

石膏薄荷方

儿科 / 牙痛医案

○ 唐山赵利庭来函：二小儿年十二岁，右边牙疼，连右腮亦肿疼。因读先生自述治愈牙疼之经过，知腮肿系外感受风，牙疼系胃火炽盛，遂先用西药阿司匹林一瓦。服后微见汗。继用生石膏二两，薄荷叶钱半，连服三剂，痊愈。内子（指妻子，编者注）见两次用《衷中参西录》方治愈儿女之病，遂含泪言曰“《衷中参西录》之方，用之对证，无异金丹。若早有此书，三小儿不至夭折广言之若甚痛惜，举家为之惨然。因从前三小儿之病，与小女相似，而竟未能治愈也。仆今言此，欲人知先生之书，若早置一编，以备查阅，询堪为举家护命之宝符，甚勿若仆有晚置此书之悔也（《医学衷中参西录·赵利庭来函》中也录有本案，为他人所治，编者注）。（《医学衷中参西录·自述治愈牙疼之经过》）

石膏柴胡方

内科 / 疟病医案

○ 天津鼓楼东，徐姓媪，年近五旬，于季夏得疟疾。

［**病因**］勤俭持家，中馈事多躬操，且宅旁设有面粉庄，其饭亦由家出，劳而兼暑，遂至病疟。

［**证候**］其病间日一发，先冷后热，其冷甚轻，其热甚剧。恶心懒食，心中时常发热，思食凉物。其脉左部弦硬，右部洪实。大便干燥，小便赤涩，屡次服药无效。

［**诊断**］此乃肝胆伏有疟邪，胃腑郁有暑热，暑热疟邪相并而为寒热往来，然寒少热多，此方书所谓阳明热疟也。宜祛其肝胆之邪，兼清其胃腑之热。

［**处方**］生石膏（研细）一两。

均分作三包，其未发疟之日，头午用柴胡二钱煎汤送服一包，隔半日许再用开水送服一包，至次日前发疟五小时，再用生姜三钱煎汤送服一包。

［**效果**］将药按期服完后，疟疾即愈，心中发热、懒食亦愈。盖石膏善清胃热，兼能清肝胆之热，初次用柴胡煎汤送服者，所以和解少阳之邪也。至

三次用生姜煎汤送服者，是防其疟疾将发与太阳相并而生寒也。(《医学衷中参西录·疟疾门·疟疾兼暑热》)

石膏代赭石方

妇科 / 妊娠恶阻医案

○ 广平县教员吕子融夫人，年二十余，因恶阻呕吐甚剧。九日之间饮水或少存，食物则尽吐出。时方归宁，其父母见其病剧，送还其家，医者皆以为不可治。时愚初至广平寓学舍中，子融固不知愚能医也。因晓之曰："恶阻焉有不可治者，亦视用药何如耳。"子融遂延为诊视，脉象有力，舌有黄苔，询其心中发热，知系夹杂外感，遂先用生石膏两半，煎汤一茶杯，防其呕吐，徐徐温饮下，热稍退。继用生赭石二两，煎汤一大茶杯，分两次温饮下，觉行至下脘作疼，不复下行转而上逆吐出，知其下脘所结甚坚，原非轻剂所能通。亦用生赭石细末四两，从中再罗出极细末一两，将余三两煎汤，送服其极细末，其结遂开，从此饮食顺利，及期而产。(《医学衷中参西录·赭石解》)

石膏党参方

内科 / 痢疾医案

○ 一媪，年六旬，素多疾病。于夏季晨起，偶下白痢，至暮十余次。秉烛后，忽然浑身大热，不省人事，循衣摸床，呼之不应。其脉洪而无力，肌肤之热烙指。知系气分热痢，又兼受暑，多病之身，不能支持，故精神昏聩如是也。急用生石膏三两、野台参四钱，煎汤一大碗，徐徐温饮下，至夜半尽剂而醒，痢亦遂愈。诘朝煎渣再服，其病脱然。(《医学衷中参西录·治痢方·通变白虎加人参汤》)

○ 又表兄张申甫之妻高氏。年五十余，素多疾病。于季夏晨起偶下白痢，至暮十余次。秉烛后，忽然浑身大热，不省人事，循衣摸床，呼之不应。其脉洪而无力，肌肤之热烙手。知其系气分热痢，又兼受暑，多病之身不能支持，故精神昏聩如是也。急用生石膏三两，野党参四钱，煎汤一大碗，徐徐温饮下。至夜半尽剂而醒，痢亦遂愈，诘朝煎渣再服，其病脱然（《医学衷中参西录·论痢证治法》中也录有本案。编者注）。

石膏梨方

内科 / 伤寒医案

○ 一媪，年近七旬，于正月中旬，伤寒无汗，原是麻黄汤证，因误服桂枝汤，遂成白虎汤证，而上焦烦热太甚，闻药气即呕吐，俾饮所煎石膏清水亦吐出，俾用鲜梨片蘸生石膏细末爵咽之，服尽二两病遂愈。（《医学衷中参西录·治伤寒温病同用方·仙露汤》）

○ 友人毛仙阁夫人，年近七旬，于正月中旬，伤寒无汗。原是麻黄汤证，因误服桂枝汤，汗未得出，上焦陡觉烦热恶心，闻药气即呕吐，但饮石膏所煮清水及白开水亦呕吐。惟昼夜吞小冰块可以不吐，两日之间，吞冰若干，而烦热不减，其脉关前洪滑异常。

俾用鲜梨片，蘸生石膏细末嚼咽之，遂受药不吐，服尽二两而病愈［《医学衷中参西录·治燥结方·硝菔通结汤》中也录有本案。为制此方（硝菔通结汤朴硝四两、鲜莱菔五斤；将莱菔切片，同朴硝和水煮之。初次煮，用莱菔片一斤，水五斤，煮至莱菔烂熟捞出，再入莱菔一斤；如此煮五次，约得浓汁一大碗，顿服之；若不能顿服者，先饮一半，停一点钟，再温饮一半，大便即通；若脉虚甚，不任通下者，加人参数钱，另炖同服。主治大便燥结久不通，身体兼羸弱者。）煎汁一大碗，仍然有朴硝余味，复用莱菔一个，切成细丝，同葱油醋，和药汁调作羹。病患食之香美，并不知是药，大便得通而愈。编者注］。（《医学衷中参西录·石膏解》）

石膏羚羊角方

儿科 / 温病医案

○ 奉天同善堂（省立慈善总机关）堂长王熙春之幼女，年五岁，因出疹倒靥过急，毒火内郁，已过旬日，犹大热不止，其形体病久似弱，而脉象确有实热，且其大便干燥，小便黄赤，知非轻剂所能治愈。将为疏方，熙春谓孺子灌药实难，若用好吃之药，令其自服则尤善矣。于斯为开羚羊角二钱，生

石膏二两，煎汤一大盅，俾徐徐饮下。连服两剂痊愈。(《医学衷中参西录·羚羊角辨》)

石膏茅根方

一、内科医案

伤寒医案

○ 一人年五十，周身发冷，两腿疼痛。医者投以温补之药，其冷益甚，欲作寒战。诊其脉，甚沉伏，重按有力。其舌苔黄厚，小便赤涩。时当仲春，知其春温之热，郁于阳明而未发，故现此假象也。欲用白虎汤加连翘治之，病人闻之骇然。愚曰但预购生石膏四两，迨热难忍时，煎汤饮之可乎？病者曰：恐无其时耳。愚曰：若取鲜白茅根，煎汤饮之，则冷变为热，且变为大热矣。病者仍不确信，然欲试其验否，遂剖取鲜白茅根，去净皮，细剉一大碗，煮数沸，取其汤，当茶饮之。有顷热发，若难忍。须臾再诊其脉，则洪大无伦矣。愚将所预购之四两生石膏煎汤，分三次温饮下，其热遂消。盖茅根中空，性凉能散，故饮之能将郁热达于外也。(《医学衷中参西录·治伤寒温病同用方·仙露汤》)

二、儿科医案

喉证医案

○ 后其（指天津第一中学教员宋志良，编者注）次子亦患温疹喉证，较其兄尤剧。仍治以前方，初次即用茅根汤煎药，药方中生石膏初用三两，渐加至五两始愈。(《医学衷中参西录·详论咽喉证治法》)

石膏竹茹方

内科/伤寒医案

○ 曾治一人，患春温，阳明府热已实，心下胀满异常，投以生石膏二两、竹茹碎末五钱，煎服后，顿觉药有推荡之力，胀满与温病皆愈。(《医学衷中参西录·深研白虎汤之功用》)

熟地白芍方

内科 / 痢疾医案

○ 外祖母，年九旬。仲夏下痢赤白甚剧，脉象数而且弦。愚用大熟地、生杭芍各一两煎汤，服下即愈。又服一剂，脉亦和平。后寿至九十四岁。(《医学衷中参西录·治痢方》)

熟地山药方

内科 / 喘证医案

○ 又治邻村泊庄高氏女，资禀素羸弱，得温病五六日，痰喘甚剧，投以《金匮》小青龙加石膏汤，喘顿止。时届晚八点钟，一夜安稳，至寅时喘复作，精神恍惚，心中怔忡。再诊其脉，如水上浮麻，按之即无，不分至数，此将脱之候也。急疏方用熟地黄四两，生山药一两，野台参五钱，而近处药房无野台参并他参亦鬻尽，遂单用熟地黄、生山药煎服，一日连进三剂，共用熟地黄十二两，其病竟愈（此证当用三期一卷来复汤，方中重用山萸肉二两，而治此证时期方犹未拟出）。当时方中若有野台参，功效未必更捷，至病愈之后，救脱之功将专归于野台参矣。(《医学衷中参西录·地黄解》)

蜈蚣酒

内科 / 噎膈医案

○ 又有一人患噎膈，偶思饮酒，饮尽一壶而脱然病愈。验其壶中，有蜈蚣一条甚巨，因知其病愈非由于饮酒，实由于饮煮蜈蚣之酒也。闻其事者质疑于愚。此盖因蜈蚣消肿疡，患者必因贲门瘀血成疮致噎，故饮蜈蚣酒而顿愈也。欲用此方者，可用无灰酒数两（白酒、黄酒皆可，不宜用烧酒）煮全蜈蚣三条饮之（本案为他人所治，编者注）。(《医学衷中参西录·论胃病噎膈治法及反胃治法》)

鸦蛋子白糖方

内科 / 痢疾医案

○ 邻村武生李佐廷，年五旬，素有嗜好，身形羸弱。当霍乱盛行之时，忽然腹中觉疼，恶心呕吐，下利脓血，惧甚，以为必是霍乱证。诊其脉，毫无闭塞之象，惟弦数无力，左关稍实，遂晓之曰："此非霍乱，乃下焦寒火交迫，致腹中作疼下脓血，上焦虚热宽滞，故恶心呕吐，实系痢证之剧者。"遂投以生杭芍六钱，竹茹、清半夏各三钱，甘草、生姜各二钱。一剂呕吐即愈，腹疼亦轻，而痢犹不愈，不思饮食。俾但用鸦胆子仁二十五粒，一日服两次，白糖水送下，病若失。

审斯知鸦胆子不胆普理下焦，即上焦郁热用之亦妙，此所以治噤口痢而有捷效也（本案为他人所治，编者注）。（《医学衷中参西录·论痢证治法》）

内科 / 血证医案

○ 后玉可（指沧州友人滕玉可，编者注）旋里，其族人有自奉天病重归来者，大便下血年余，一身悉肿，百药不效，玉可授以此方（鸭蛋子去皮，每服六十粒，白糖水送下。编者注），如法服之，三次痊愈。（《医学衷中参西录·论痢证治法》）

○ 友人王鄂庭曾小便溺血，用黄酒煮当归一两饮之而愈。后其症反复，再服原方不效，问治于仆，俾用鸦胆子去皮五十粒，白糖水送服而愈。继其症又反复，用鸦胆子又不效，仍用酒煎当归法治愈。

鸦蛋子酒

外科 / 疣医案

○ 受业张方舆按：鸦蛋于又善治疣，沈即俗所谓瘊子也。以鸭蛋子去皮，取白仁之成实者，杵为末，以烧酒和涂少许，小作疮即愈。

予面部生疣，以他法治愈，次年复发，凡三四年后，求治于寿师，师告以此方，按法涂之二日，患处烧烂如莲子大一块，并不觉痛，旋结痂而愈，永不复发。（《医学衷中参西录·鸦胆子解》）

第三章　三味药方剂

安胃饮

［**组成**］清半夏温水淘洗两次，毫无矾味，然后入煎，一两　净青黛三钱　赤石脂一两

［**主治**］治恶阻。

［**加减**］若服后吐仍未止，或其大便燥结者，去石脂加生赭石（轧细）一两。若嫌青黛微有药味者，亦可但用半夏、赭石。

［**用法**］用作饭小锅，煎取清汁一大碗，调入蜂蜜二两，徐徐温饮下。一次只饮一口，半日服尽。

［**方论**］《本经》谓赭石能坠胎，此方治恶阻，而有时以赭石易石脂，独不虑其有坠胎之弊乎？答曰：恶阻之剧者，饮水一口亦吐出，其气化津液不能下达，恒至大便燥结，旬余不通。其甚者，或结于幽门（胃下口）、阑门（大小肠相接处），致上下关格不通，满腹作疼，此有关性命之证也。夫病既危急，非大力之药不能挽回。况赭石之性，原非开破，其镇坠之力，不过能下有形滞物。若胎至六七个月，服之或有妨碍，至恶阻之时，不过两三个月，胎体未成，惟是经血凝滞，赭石毫无破血之性，是以服之无妨。且呕吐者，其冲气、胃气皆上逆，借赭石镇逆之力，以折其上逆之机，气化乃适得其平，《内经》所谓“有故无殒，亦无殒也”。愚治恶阻之证，遇有上脘固结，旬日之间勺饮不能下行，无论水与药，入口须臾即吐出，群医束手诿谓不治，而愚放胆重用生赭石数两，煎汤一大碗，徐徐温饮下。吐止、结开、便通，而胎亦无伤。拙拟参赭镇气汤下，载有详案可考也。

半夏辛温下行，为降逆止呕之主药。坊间皆制以白矾，服之转令人呕吐。清半夏其矾虽较少，然亦必淘洗数次，始无矾味。特是既经矾煮，又经淘洗，致半夏降逆止呕之力大减。遇病之剧者，恒不能胜病，故必须以他药辅之。

愚有鉴于此，恒自制半夏用之。法用生半夏数斤，冷时用温水浸之，日换水二次，热时以井泉水，日换水三四次，约浸二十余日。试嚼服半粒，觉辣味不甚猛烈，乘湿切片，晒干囊装，悬于透风之处。每用一两，煎汤两茶盅，调入净蜂蜜二两，徐徐咽之。无论呕吐如何之剧，未有不止者。盖古人用半夏，原汤泡七次即用。初未有用白矾制之者也。(《医学衷中参西录·治女科方·安胃饮》)

白散方

[**组成**] 桔梗三分　巴豆去皮心、熬黑、研如脂，一分　贝母三分

[**用法**] 上三味，为散，纳巴豆更于臼中杵之，以白饮和服，强人半钱匕，羸者减半，病在膈上必吐，在膈下必利，不利，进热粥一杯，利过不止，进冷粥一杯。

[**方论**] 按：方中几分之分，当读为去声，原无分量多少，如方中桔梗、贝母各三分，巴豆一分，即桔梗、贝母之分量皆比巴豆之分量多两倍，而巴豆仅得桔梗及贝母之分量三分之一也。巴豆味辛性热以攻下为用，善开冷积，是以寒实结胸当以此为主药，而佐以桔梗、贝母者，因桔梗不但能载诸药之力上行，且善开通肺中诸气管使呼吸通畅也。至贝母为治嗽要药，而实善开胸膺之间痰气郁结，卫诗谓："陟被阿丘，言采其虻。"朱注云：虻，贝母也。可以疗郁是明征也。至巴豆必炒黑而后用者，因巴豆性至猛烈，炒至色黑可减其猛烈之性，然犹不敢多用，所谓半钱匕者，乃三药共和之分量，折为今之分量为一分五厘，其中巴豆之分量仅二厘强，身形羸弱者又宜少用，可谓慎之又慎也。

按：白散方中桔梗、贝母，其分量之多少无甚关系，至巴豆为方中主药，所用仅二厘强，纵是药力猛烈，亦难奏效，此盖其分量传写有误也，愚曾遇有寒实结胸，但用巴豆治愈一案，爰详细录出以征明之。

[**案例**]

内科/结胸医案

○ 一人年近三旬，胸中素多痰饮，平时呼吸其喉间恒有痰声。时当孟春上旬，冒寒外出，受凉太过，急急还家，即卧床上，歇息移时，呼之吃饭不应，视之有似昏睡，呼吸之间痰声漉漉，手摇之使醒，张目不能言，自以手

摩胸际，呼吸大有窒碍。延医治之，以为痰厥，概治以痰厥诸方皆无效。及愚视之，抚其四肢冰冷，其脉沉细欲无，因晓其家人曰：此寒实结胸证，非用《伤寒论》白散不可。遂急购巴豆去皮及心，炒黑捣烂，纸裹数层，压去其油（药局中名为巴豆霜，恐药局制不如法，故自制之），秤准一分五厘，开水送下，移时胸中有开通之声，呼吸顿形顺利，可作哼声，进米汤半碗。翌晨又服一剂，大便通下，病大轻减，脉象已起，四肢已温，可以发言，至言从前精神昏聩似无知觉，此时觉胸中似满闷。遂又为开干姜、桂枝尖、人参、厚朴诸药为一方，俾多服数剂以善其后。(《医学衷中参西录·太阳病小陷胸汤证》)

○ 如畏巴豆之猛烈不敢轻用，愚又有变通之法，试再举一案以明之。

一妇人年近四旬，素患寒饮，平素喜服干姜、桂枝等药。时当严冬，因在冷屋查点屋中家具为时甚久，忽昏仆于地，舁诸床上，自犹能言，谓适才觉凉气上冲遂至昏仆，今则觉呼吸十分努力气息始通，当速用药救我，言际忽又昏聩，气息几断。时愚正在其村为他家治病，急求为诊视，其脉微细若无，不足四至，询知其素日禀赋及此次得病之由，知其为寒实结胸无疑，取药无及，急用胡椒（辛热之品能开寒结）三钱捣碎，煎两三沸，徐徐灌下，顿觉呼吸顺利，不再昏厥。遂又为疏方，干姜、生怀山药各六钱，白术、当归各四钱，桂枝尖、半夏、甘草各三钱，厚朴、陈皮各二钱，煎服两剂，病愈十之八九。又即原方略为加减，俾多服数剂，以善其后。

谨案：有以胡椒非开结之品何以用之而效为问者，曰：此取其至辛之味以救一时之急，且辛热之品能开寒结，仲景通脉四逆汤所以加重干姜也。

又有以腹满用厚朴，胸满用枳实，此两证均系结胸，何以不用枳实而用厚朴为问者，曰：枳实性凉，与寒实结胸不宜；厚朴性温，且能通阳故用也。受业张堃谨注(《医学衷中参西录·太阳病小陷胸汤证》)

白通汤方

[组成] 葱白四茎　干姜一两　附子生用、去皮、破八片，一枚

[主治]《伤寒论》原文：少阴病，下利，白通汤主之（这是张锡纯在本方前引用，编者注）。

[用法] 上三味，以水三升，煮取一升，去滓，分温再服。

[方论] 下利固系少阴有寒，然实与脾胃及心脏有关，故方中用附子以

暖肾，用干姜以暖脾胃，用葱白以通心肾之气，即引心君之火下济（天道下济而光明），以消肾中之寒也。（《医学衷中参西录·少阴病白通汤证及白通加猪胆汁汤证》）

［**案例**］

儿科/痫证医案

○ 一童子，年十一二，咽喉溃烂。医者用吹喉药吹之，数日就愈。忽然身挺，四肢搐搦，不省人事，移时始醒，一日数次。诊其脉甚迟濡。询其心中，虽不觉凉，实畏食凉物。其呼吸似觉短气。时当仲夏，以童子而畏食凉，且征以脉象病情，其为寒痰凝结，瘀塞经络无疑。投以《伤寒论》白通汤（附子、干姜、葱白。编者注），一剂痊愈。（《医学衷中参西录·治小儿风证方·镇风汤》）

薄荷连翘葱白汤

（方名为编者所加，编者注）

［**组成**］薄荷叶三钱　连翘三钱　大葱白三寸

［**用法**］上药三味，共煎汤七、八沸，取清汤一大盅温服下，周身得汗即愈。

［**方论**］《伤寒论》中原有温病，浑同于六经分篇之中，均名之为伤寒，未尝明指为温病也。况温病之原因各殊，或为风温，或为湿温，或为伏气成温，或为温热，受病之因既不同，治法即宜随证各异。有谓温病入手经不入足经者，有谓当分上中下三焦施治者，皆非确当之论，斟酌再四，惟仍按《伤寒论》六经分治乃为近是。

太阳经，有未觉感冒，身体忽然酸软，懒于动作，头不疼，肌肤不热，似稍畏风，舌似无苔而色白，脉象微浮，至数如常者，此乃受风甚轻，是以受时不觉也，宜用轻清辛凉之剂发之。

薄荷之成分，含有薄荷脑，辛凉芬芳，最善透窍，内而脏腑，外而皮毛，凡有风邪匿藏，皆能逐之外出，惟其性凉，故于感受温风者最宜。惟煮汤服之，宜取其轻清之气，不宜过煎（过煎即不能发汗），是以以之煎汤，只宜七八沸。若与难煎之药同煎，后入可也。连翘为轻清宣散之品，其发汗之力不及薄荷，然与薄荷同用，能使薄荷发汗之力悠长（曾治一少年受感冒，俾单用连翘一两，煮两汤服之，终宵微汗不竭，病遂愈，其发汗之力和缓兼悠长可知）。葱之形中空，其味微辣微甘，原微具发表之性，以旋转于营卫之间，故最能助发表之药以调和营卫也。

有受风较重，不但酸软懒动，且觉头疼，周身骨节皆疼，肌肤热，不畏风，心中亦微觉发热，脉象浮数似有力，舌苔白浓，宜于前方中去葱白，加天花粉八钱以清热，加菊花二钱以治头疼，惟煎汤时薄荷宜后入。(《医学衷中参西录·附温病遗方》)

大陷胸汤方

［**组成**］大黄去皮，六两　芒硝一升　甘遂一钱匕

［**用法**］上三味，以水六升先煮大黄，取二升，去渣，纳芒硝，煮一两沸，纳甘遂末，温服一升，得快利，止后服，所谓一钱匕者，俾匕首作扁方形，将药末积满其上，重可至一钱耳。

［**方论**］结胸之证，虽填塞于胸中异常满闷，然纯为外感之风热内陷，与胸中素蓄之水饮结成，纵有客气上干至于动膈，然仍阻于膈而未能上达，是以若枳实、厚朴，一切开气之药皆无须用。惟重用大黄、芒硝以开痰而清热，又虑大黄、芒硝之力虽猛，或难奏效于顷刻，故又少佐以甘遂，其性以攻决为用，异常迅速，与大黄、芒硝化合为方，立能清肃其空旷之府使毫无障碍，制此方者乃霹雳手段也。

按：甘遂之性，《本经》原谓其有毒。忆愚初学医时，曾遍尝诸药以求其实际，一日清晨嚼服生甘遂一钱，阅一点钟未觉瞑眩，忽作水泻，连连下行近十次，至巳时吃饭如常，饭后又泻数次，所吃之饭皆泻出，由此悟得利痰之药，当推甘遂为第一。后以治痰迷心窍之疯狂，恒恃之成功，其极量可至一钱强。然非其脉大实，不敢轻投，为其性至猛烈，是以大陷胸汤中所用之甘遂，折为今之分量，一次所服者只一分五厘，而能导引大黄、芒硝直透结胸病之中坚，俾大黄、芒硝得施其药力于瞬息之顷，此乃以之为向导，少用即可成功，原无须乎多也。

又按：甘遂之性，原宜作丸散，若入汤剂，下咽即吐出，是以大陷胸汤方必将药煎成，而后纳甘遂之末于其中也。

又甘遂之性，初服之恒可不作呕吐，如连日服即易作呕吐，若此方服初次病未尽除而需再服者，宜加生赭石细末二钱，用此汤药送服，即可不作

呕吐。

用大陷胸汤治结胸原有捷效，后世治结胸证敢用此方者，实百中无二三。一畏方中甘遂有毒，一疑提纲论脉处，原明言数则为虚，恐不堪此猛烈之剂。夫人之畏其方不敢用者，愚实难以相强，然其方固可通变也。《伤寒论》大陷胸汤之前，原有大陷胸丸，方系大黄半斤，葶苈半升熬，杏仁半升去皮尖熬黑，芒硝半升。

上四味，捣筛二味，次纳杏仁、芒硝，研如脂，和散，取如弹丸一枚，别捣甘遂末一钱匕、白蜜二合，水二升，煮取一升，温顿服之。此方所主之证，与大陷胸汤同，因其兼有颈强如柔痉状，故于大陷胸汤中加葶苈、杏仁，和以白蜜，连渣煮服，因其病上连颈欲药力缓缓下行也。今欲于大陷胸汤中减去甘遂，可将大陷胸丸中之葶苈及前治噫气不除方中之赭石，各用数钱加于大陷胸汤中，则甘遂不用亦可奏效。夫赭石饶有重坠之力前已论之，至葶苈则味苦善降，性近甘遂而无毒，药力之猛烈亦远逊于甘遂，其苦降之性，能排逐溢于肺中之痰水使之迅速下行，故可与赭石共用以代甘遂也。

至大陷胸汤如此加减用者，若犹畏其力猛，愚又有自拟之方以代之，即即拙著《衷中参西录》三期中之荡胸汤是也。其方用瓜蒌仁新炒者二两捣碎，生赭石二两轧细，苏子六钱（炒捣），芒硝四钱，药共四味，将前三味用水四盅煎汤两盅，去渣入芒硝融化，先温服一盅，结开大便通下者，停后服。若其胸中结犹未开，过两点钟再温服一盅，若胸中之结已开，而大便犹未通下，且不觉转矢气者，仍可温服半盅。

按：此荡胸汤方不但无甘遂，且无大黄，用以代大陷胸汤莫不随手奏效，故敢笔之于书以公诸医界也。（张锡纯在方钱论述说，又有痰气之凝结，不在心下而在胸中者。其凝结之痰气，填满于胸膈，至窒塞其肺中之呼吸几至停止者，此为结胸之险证，原非寻常药饵所能疗治。《伤寒论》原文：太阳病，脉浮而动数，浮则为风，数则为热，动则为痛，数则为虚。头痛发热，微盗汗出，而反恶寒者，表未解也。医反下之，动数变迟，膈内拒痛，胃中空虚，客气动膈，短气躁烦，心中懊侬，阳气内陷，心下因硬，则为结胸，大陷胸汤主之。脉浮热犹在表，原当用辛凉之药发汗以解其表，乃误认为热已入里，而以药下之，其胸中大气因下而虚，则外表之风热即乘虚而入，与上焦痰水互相凝结于胸膺之间，以填塞其空旷之府，是以成结胸之证。不但觉胸中满闷异常，即肺中呼吸亦觉大有滞碍。其提纲中既言其脉数则为热，而又言数则为虚者，盖人阴分不虚者，总有外感之热，其脉未必即数，今其热犹在表，脉之至数已数，故又因其脉数，而断其为虚也。至于因结胸而脉变为迟者，非因下后热变为凉也，盖人之脏腑中有实在瘀积，阻塞气化之流通者，其脉恒现迟象，是以大承气汤证，其脉亦迟也。膈内拒痛者，胸中大气与痰水凝结之气，互相撑胀而作痛，按之则其痛益甚，是以拒按也。胃中空虚，客气动膈者，因下后胃气伤损，气化不能息息下行（胃气所以传送饮食，故以息息下行为顺），而与胃相连之冲脉（冲脉之上源与胃相连），其气遂易于上干，至鼓动膈膜而转排挤呼吸之气，使不得上升是以短气也。烦躁者，因表热内陷于胸中，扰乱其心君之火故烦躁也。懊憹者，上干之气欲透膈而外越故懊憹也。编者注）。（《医学衷中参西录·太阳病大陷胸汤证》）

仿大黄䗪虫丸

（方名为编者所加，编者注）

［**组成**］生怀山药二两　山楂一两

［**用法**］调以蔗糖，令其适口，为一日之量，每饮一杯，送服生鸡内金末一钱。

［**方论**］至欲用大黄䗪虫丸，而畏水蛭、干漆之性甚烈，可仿其意，用生怀山药二两，山楂一两，煎汤四茶杯，调以蔗糖，令其适口，为一日之量，每饮一杯，送服生鸡内金末一钱，既补其虚，又化其瘀，且可以之当茶，久服自见功效。（《医学衷中参西录·论治吐血衄血不可但用凉药及药炭强止其血》）

扶中汤

［**组成**］於术炒，一两　生山药一两　龙眼肉一两

［**主治**］治泄泻久不止，气血俱虚，身体羸弱，将成痨瘵之候。

［**加减**］小便不利者加椒目三（炒捣）钱。（《医学衷中参西录·治泄泻方·扶中汤》）

［**案例**］

内科/泄泻医案

○ 一妇人，年四十许。初因心中发热，气分不舒，医者投以清火理气之剂，遂泄泻不止。更延他医，投以温补之剂，初服稍轻，久服，则泻仍不止。

一日夜四五次，迁延半载，以为无药可治。后愚为诊视，脉虽濡弱，而无弦数之象，知犹可治。但泻久身弱，虚汗淋漓，心中怔忡，饮食减少，踌躇久之，为拟此方，补脾兼补心肾。数剂泻止，而汗则加多。遂于方中（扶中汤：炒白术一两、生山药一两、龙眼肉一两。主治泄泻久不止，气血俱虚，身体羸弱，将成痨瘵之候。编者注）加龙骨、牡蛎（皆不用煅）各六钱，两剂汗止，又变为漫肿。盖从前泻时，小便短少，泻止后，小便仍少，水气下无出路，故蒸为汗，汗止又为漫肿也。斯非分利小便，使水下有出路不可。特其平素常觉腰际凉甚，利小便之药，凉者断不可用。遂用此方，加椒目三钱，连服十剂痊愈。

龙眼肉，味甘能补脾，气香能醒脾，诚为脾家要药。且心为脾母，龙眼肉色赤入心，又能补益心脏，俾母旺自能荫子也。愚治心虚怔忡，恒俾单纳龙眼肉斤许，饭甑蒸熟，徐徐服之皆大有功效，是能补心之明征。又大便下血者，多因脾虚不能统血。亦可单服龙眼肉而愈，是又补脾之明征也（《医学衷中参西录·治泄泻方·薯蓣粥》中也录有本案，编者注）。（《医学衷中参西录·治泄泻方·扶中汤》）

甘露清毒饮

［**组成**］鲜茅根去净皮切碎，六两　生石膏捣细，两半　阿司匹林半瓦

［**加减**］至石膏之分量，亦宜因证加减，若大便不实者宜少用，若泻者石膏可不用，待其泻止便实仍有余热者，石膏仍可再用。（《医学衷中参西录·甘露清毒饮》）

［**用法**］将前二味煎汤一大碗，分三次送服阿司匹林，两点钟服一次。若初次服药后遍身出汗，后两次阿司匹林宜少服，若分毫无汗，又宜稍多服。以服后微似有汗者方佳。

［**案例**］

儿科/疹医案

○ 申正月中旬，长男荫潮两臂及胸间肉皮微发红，咽喉微疼，疑将出疹，又强被友人挽去，为治小儿发疹。将病治愈，归家途中又受感冒，遂觉周身发冷，心中发热。愚适自津还籍，俾用生石膏细末一两，煎汤送服阿司匹林一瓦，周身得汗，发冷遂愈，心中之热亦轻，皮肤则较前益红。迟半日又微觉发冷，心中之热更增剧，遂又用生石膏细末二两，煎汤送服阿司匹林半瓦。服后微解肌，病又见愈。迟半日仍反复如故，且一日之间下大便两次，

知其方不可再用。时地冻未解，遣人用开冻利器，剖取鲜茅根六两，煎汤一大碗，分三次服，每次送服阿司匹林三分之一瓦。服后未见汗而周身出疹若干，病愈十分之八九，喉已不疼。隔两日觉所余之热又渐增重，且觉头目昏沉，又剖取鲜茅根八两，此时因其热增，大便已实，又加生石膏两半，共煎汤一大碗，仍分三次送服阿司匹林如前（此三味药即甘露清毒饮，编者注）。上半身又发出白泡若干，病遂痊愈。

观此可知此三药并用之妙，诚可代羚羊角矣。

后返津时，值瘟疹流行，治以此方，皆随手奏效。（《医学衷中参西录·甘露清毒饮》）

还少丹

［**组成**］蒲公英连根带叶取一斤，洗净，勿令见天日，晾干，用斗子解盐（即《本经》大盐晒于斗之中者，出山西解池）一两　香附子五钱

［**用法**］二味为细末，入蒲公英，水内淹一宿，分为十二团，用皮纸三四层裹扎定，用六一泥（即蚯蚓泥）如法固济，灶内焙干，乃以武火煅通红为度，冷定取出，去泥为末。早晚擦牙漱之，吐咽任便，久久方效。

［**方论**］古服食方，有还少丹。

年未及八十者，服之须发反黑，齿落更生。年少服之，至老不衰。由是观之，其清补肾经之功可知。且其味苦，又能清心经之热，所以治眼疾甚效者，或以斯欤。（《医学衷中参西录·治眼科方·蒲公英汤》）

化血丹

［**组成**］花蕊石煅存性，三钱　三七二钱　血余煅存性，一钱

［**主治**］治咳血，兼治吐衄，理瘀血，及二便下血。

［**用法**］共研细，分两次，开水送服。

［**方论**］世医多谓三七为强止吐衄之药，不可轻用，非也。盖三七与花蕊石，同为止血之圣药，又同为化血之圣药，且又化瘀血而不伤新血，以治吐衄，愈后必无他患。此愚从屡次经验中得来，故敢确实言之。即单用三七四五钱，或至一两，以治吐血、衄血及大、小便下血皆效。常常服之，并治妇女经闭成癥瘕。至血余，其化瘀血之力不如花蕊石、三七，而其补血

之功则过之。以其原为人身之血所生，而能自还原化，且煅之为炭，而又有止血之力也。(《医学衷中参西录·治吐衄方·化血丹》)

黄芪桃红汤

［组成］生黄芪半斤　带皮尖生桃仁捣碎，三钱　红花二钱

［主治］《医林改错》治产后风。

［用法］水煎服。

［方论］按：产后风项背反张者，此方最效。(《医学衷中参西录·治女科方·和血息风汤》)

解砒石毒兼解洋火毒方

［组成］生石膏一两　生白矾五钱

［用法］初受其毒者，在胃上脘，用生石膏一两，生白矾五钱共轧细，先用鸡子清七枚调服一半即当吐出。若犹未吐或吐亦不多，再用生鸡子清七枚调服余一半，必然涌吐。吐后若有余热，单用生石膏细末四两，煮汤两大碗，将碗置冰水中或新汲井泉水中，俾速冷分数次饮下，以热消为度。若其毒已至中脘，不必用吐药，可单用生石膏细末二三两，如前用鸡子清调服，酌热之轻重或两次服完，或三次四次服完，毒解不必尽剂。且热消十之七八即不宜再服石膏末，宜仍如前煮生石膏汤饮之，以消其余热。若其毒已至下脘，宜急导之下行自大便出，用生石膏细末二两，芒硝一两，如前用鸡子清调服，毒甚者一次服完，服后若有余热，可如前饮生石膏汤。

［方论］此方前后虽不同，而总以石膏为主，此乃以石治石，以石之凉者治石之热者。愚用此方救人多矣，虽在垂危之候，放胆用之，亦可挽救。(《医学衷中参西录·杂录·解砒石毒兼解洋火毒方》)

加味天水散

［组成］生山药一两　滑石六钱　粉甘草三钱

［主治］作汤用，治暑日泄泻不止，肌肤烧热，心中燥渴，小便不利，或兼喘促。

［**用法**］作汤服。

［**方论**］小儿尤多此证，用此方更佳。

此久下亡阴，又兼暑热之证也。故方中用天水散以清溽暑之热。而甘草分量，三倍原方（原方滑石六、甘草一，故亦名六一散），其至浓之味，与滑石之至淡者相济，又能清阴虚之热。又重用山药之大滋真阴，大固元气者以参赞之。真阴足，则小便自利；元气固，则泄泻自止。且其汁浆稠黏，与甘草之甘缓者同用，又能逗留滑石，不至速于淡渗。俾其清凉之性由胃输脾，由脾达肺，水精四布，下通膀胱，则周身之热与上焦之燥渴喘促，有不倏然顿除者乎？

小儿少阳之体，最不耐热，故易伤暑。而饮食起居，喜贪寒凉，故又易泄泻。泻久则亡阴作热，必愈畏暑气之热，病热循环相因，所以治之甚难也。此方药止三味，而用意周匝，内伤外感，兼治无遗。一两剂后，暑热渐退，即滑石可以渐减，随时斟酌用之，未有不应手奏效者。小儿暑月泻久，虚热上逆，与暑热之气相并，填塞胃口，恒至恶心呕吐，不受饮食。此方不但清暑滋阴，和中止泻，其重坠之性，又能镇胃安冲，使上逆之热与暑气之热，徐徐下行，自小便出，而其恶心呕吐自止。（《医学衷中参西录·治泄泻方·加味天水散》）

［**案例**］

一、内科医案

泄泻医案

○ 一人年二十余，素劳力太过，即觉气分下陷。一岁之间，为治愈三次。至秋杪感冒时气，胸中烦热满闷，燥渴引饮，滑泻不止，微兼喘促。舌上无苔，其色鲜红，兼有砂粒。延医调治，投以半补半破之剂。意欲止其滑泻兼治其满闷也。服药二剂，滑泻不止。后愚为诊视，其脉似有实热，重按无力。遂先用拙拟加味天水散（生山药一两、滑石六钱、甘草三钱。编者注）止其滑泻。方中生山药用两半、滑石用一两，一剂泻止。

继服滋阴清火之剂，数剂喘促亦愈，火亦见退。唯舌干连喉几不能言，频频饮水，不少濡润，胸中仍觉满闷。愚恍悟曰：此乃外感时气，挟旧病复发，故其脉象虽热，按之不实。其舌干如斯者，津液因气分下陷而不上潮也。其胸中满闷者，气分下陷，胸中必觉短气，病患不善言病情，故漫言满闷也。此时大便不行已五日。遂投以白虎加人参以山药代粳米汤（生石膏三两、知母一两、人参六钱、生山药六钱、粉甘草三钱。主治寒温实热已入阳明之府，燥渴嗜饮凉水，脉象细数者。编者注），一剂病愈十之七八，而舌之干亦减半。又服一剂，大便得通，病觉痊愈。舌上仍无津液，又用潞参一两、玄参两半，日服一剂，三日后舌上津液滋润矣（张氏在本案前论述说，寒温之证，最忌舌干，舌苔薄而干，或干而且缩者尤为险证。原因不一，或因真阴亏损，或因气虚不上潮，或因气虚更下陷，皆可用白虎加人参以山药代粳米汤。盖人参之性，大能补气，元气旺而上升，自无下陷之虞。而与石膏同用，又大能治外感中之真阴亏损，况又有山药、知母，以濡润之乎。若脉象虚数者，又宜多用人参，减石膏一两，再加玄参、生地滋阴之品。煎汁三四茶盅，徐徐温饮下，一次只饮一大口，防其寒凉下侵致大便滑泻。又欲其药力息息上达，助元气以生津液，饮完一剂，再煎一剂，使药力昼夜相继，数日舌润火退，其病自愈。编者注）。（《医学衷中参西录·治伤寒温病同用方·白虎加人参以山药代粳米汤》）

二、儿科医案

泄泻医案

○ 初定此方时，授门人高如璧录之。

翌日，如璧还里，遇一孺子，泄泻月余，身热燥渴，嗜饮凉水，强与饮食，即恶心呕吐，多方调治不愈。如璧投以此汤（加味天水散：生山药一两、滑石六钱、粉甘草三钱。作汤服。主治暑日泄泻不止，肌肤烧热，心中燥渴，小便不利，或兼喘促。小儿尤多此证，用此方更佳。编者注），一剂，燥渴与泄泻即愈其半。又服一剂，能进饮食，诸病皆愈（本案为他人所治，编者注）。（《医学衷中参西录·治泄泻方·加味天水散》）

苦酒汤

［**组成**］半夏洗、破如枣核大，十四枚　鸡子去黄，一枚，内上苦酒，着鸡子壳中

［**用法**］上两味，纳半夏着苦酒中，以鸡子壳着刀环中，安火上，令三沸，去滓，少少含咽之，不瘥，更作三剂。

［**方论**］《伤寒论》原文：少阴病，咽中伤，生疮，不能语言，声不出者，苦酒汤主之。按：苦酒即醋也，《论语》又名为醯。又方中枣核当作枣仁，不然，破半夏如枣核大十四枚，即鸡子空壳亦不能容，况鸡子壳中犹有鸡子清与苦酒乎？

又按：古用半夏皆用生者，汤洗七次即用，此方中半夏宜用生半夏先破之，后用汤洗，始能洗出毒涎。

唐容川曰：此节所言生疮，即今之喉痈、喉蛾，肿塞不得出声，今有用刀针破之者，有用巴豆烧焦烙之者，皆是攻破之使不壅塞也。仲景用生半夏正是破之也，余亲见治重舌敷生半夏立即消破，即知咽喉肿闭亦能消而破之矣。且半夏为降痰要药，凡喉肿则痰塞，此仲景用半夏之妙正是破之又能去痰，与后世刀针、巴豆等方较见精密，况兼蛋清之润、苦酒之泻，真妙法也。（《医学衷中参西录·少阴病苦酒汤证》）

离中丹

［**组成**］生石膏细末，二两　甘草细末，六钱　朱砂末，一钱半

［**主治**］治肺病发热，咳吐脓血，兼治暴发眼疾，红肿作痛，头痛齿痛，一切上焦实热之症。

［**加减**］咳嗽甚者，方中加川贝五钱。咳血多者，加三七四钱。大便不实者，将石膏去一两，加滑石一两，用生山药面熬粥，送服此丹。若阴虚作喘者，亦宜山药粥送服。至于山药面熬粥自五钱可至一两。

［**用法**］共和匀，每服一钱，日再服，白水送。热甚者，一次可服钱半。（《医学衷中参西录·医话拾零·诊余随笔》）

［**案例**］

一、内科医案

温病医案

［**病者**］卢姓，盐山人，在天津包修房屋。

［**原因**］孟秋天气犹热，开窗夜寝受风，初似觉凉，翌日即大热成温病。病候：初次延医服药，竟投以麻、桂、干姜、细辛大热之剂。服后心如火焚，知误服药，以箸探喉，不能吐。热极在床上乱滚，证甚危急。急来迎愚，及至言才饮凉水若干，病热稍愈。然犹呻吟连声，不能安卧。诊其脉近七至，洪大无伦，右部尤甚。舌苔黄厚，大便三日未行。

［**诊断**］此乃阳明胃腑之热已实，又误服大热之剂，何异火上添油，若不急用药解救，有危在目前之虞。幸所携药囊中有自制离中丹（系用生石膏一两、朱砂二分制成），先与以五钱，俾用温开水送下，过半点钟，心中之热少解，

可以安卧。俾再用五钱、送服，须臾呻吟亦止。再诊其脉，较前和平。此时可容取药，宜再治以汤剂以期痊愈。

［**处方**］生石膏三两、知母一两、生山药六钱、玄参一两、甘草三钱；煎汤三盅，分三次温饮下。

［**效果**］当日将药服完，翌日则脉静身凉，大便亦通下矣。(《医学衷中参西录·临证随笔》)

二、五官科医案

眼干医案

○ 崔振之，天津东兴街永和处木厂同事，年三十四岁。患眼干，间有时作疼。

［**病因**］向因外感之热传入阳明之府，服药多甘寒之品，致外感之邪未净，痼闭胃中永不消散，其热上冲遂发为眼疾。

［**证候**］两目干涩，有时目睛胀疼，渐至视物昏花，心中时常发热，二便皆不通顺，其脉左右皆有力，而右关重按有洪实之象，屡次服药已近二年，仍不少愈。

［**诊断**］凡外感之热传里，最忌但用甘寒滞泥之药，痼闭其外感之邪不能尽去，是以陆九芝谓如此治法，其病当时虽愈，后恒变成痨瘵。此证因其禀赋强壮，是以未变痨瘵而发为眼疾，医者不知清其外感之余热，而泛以治眼疾之药治之，是以历久不愈也。愚有自制离中丹，再佐以清热托表之品，以引久蕴之邪热外出，眼疾当愈。

［**处方**］离中丹（生石膏细末二两、甘草细末六钱、朱砂末一钱半。主治肺病发热，咳吐脓血，兼治暴发眼疾，红肿作痛，头痛齿痛，一切上焦实热之症。编者注）一两、鲜芦根五钱、鲜茅根五钱。

药共三味，将后二味煎汤三杯，分三次温服，每次服离中丹三钱强，为一日之量，若二种鲜根但有一种者，可倍作一两用之。

［**效果**］将药如法服之，至第三日因心中不发热，将离中丹减半，又服数日眼之干涩疼胀皆愈，二便亦顺利。(《医学衷中参西录·头部病门·目病干疼》)

馏水石膏饮

［**组成**］生石膏轧细，二两　甘草三钱　麻黄二钱

［**主治**］治胸中先有蕴热，又受外感，胸中烦闷异常，喘息迫促，其脉浮洪有力，按之未实，舌苔白而未黄者。

［**加减**］若以治温病中似此证者，不宜用麻黄，宜用西药阿司匹林一瓦，融化于汤中以代之。若僻处药房无阿司匹林，又可代以薄荷叶二钱。

［**用法**］上药三味，用蒸汽水煎二三沸，取清汤一大碗，分六次温服下。前三次，一点钟服一次，后三次，一点半钟服一次。病愈则停服，不必尽剂。下焦觉凉者，亦宜停服。僻处若无汽水，可用甘澜水代之。

［**作甘澜水法**］用大盆盛水，以杓扬之，扬久水面起有若干水泡，旁有人执杓逐取之，即甘澜水。(《医学衷中参西录·治伤寒方·馏水石膏饮》)

［**案例**］

内科 / 喘证医案

○ 奉天车站，经理矿务钱慕韩，愚之同乡也。其妇人于仲冬得伤寒证，四五日间，喘不能卧，胸中烦闷异常，频颇呼唤，欲自开其胸。诊其脉浮洪而长，重按未实，舌苔白厚。知其证虽入阳明，而太阳犹未罢也（胸中属太阳）。此时欲以小青龙汤治喘，则失于热。欲以白虎汤治其烦热，又遗却太阳之病，而喘不能愈。踌躇再三，为拟此方（馏水石膏饮，编者注），取汽水轻浮之力，能引石膏上升，以解胸中之烦热。甘草甘缓之性，能逗留石膏不使下趋，以专其上行之力。又少佐以麻黄解散太阳之余邪，兼借以泻肺定端，而胸中满闷可除也。汤成后，俾徐徐分六次服之。因病在上焦，若顿服，恐药力下趋，则药过病所，而病转不愈也。服至三次，胸间微汗，病顿见愈，服至尽剂，病愈十之八九。再诊其脉，关前犹似浮洪，喘息已平。

而从前兼有咳嗽未愈，继用玄参一两，杏仁（去皮）二钱，蒌仁、牛蒡子各三钱，两剂痊愈。(《医学衷中参西录·治伤寒方·馏水石膏饮》)

麻黄附子细辛汤方

［**组成**］麻黄去节，二两　细辛二两　附子炮、去皮、破八片，一枚

［**用法**］上三味，以水一斗，先煮麻黄减二升，去上沫，纳诸药，煮取三升，去滓，温服一升，日三服。

［**方论**］《伤寒论》原文：少阴病，始得之，反发热，脉沉者，麻黄附子细辛汤主之。

[**附方**] 此外感之寒凉，由太阳直透少阴，乃太阳与少阴合病也。为少阴与太阳合病，是以少阴已为寒凉所伤，而外表纵有发热之时，然此非外表之壮热，乃恶寒中之发热耳，是以其脉不浮而沉。盖少阴之脉微细，微细原近于沉也。故用附子以解里寒，用麻黄以解外寒，而复佐以辛温香窜之细辛，既能助附子以解里寒，更能助麻黄以解外寒，俾其自太阳透入之寒，仍由太阳作汗而解，此麻黄附子细辛汤之妙用也。

按：方中细辛二两，折为今之六钱，复三分之一，剂中仍有二钱，而后世对于细辛有服不过钱之说，张隐庵曾明辨其非，二钱非不可用，而欲免病家之疑，用一钱亦可奏效。盖凡宜发汗之病，其脉皆浮，此独脉沉，而欲发其汗，故宜用细辛辅之，至谓用一钱亦可奏效者，因细辛之性原甚猛烈，一钱亦不为少矣。

按：此方若少阴病初得之，但恶寒不发热者，亦可用。(《医学衷中参西录·少阴病麻黄附子细辛汤证》)

[**案例**]

一、内科医案

伤寒医案

○ 李仔斋山东银行执事，夏日得少阴伤寒，用麻黄附子细辛汤，加生山药，大熟地二味治愈。(《医学衷中参西录·治愈笔记》)

二、儿科医案

腹痛医案

○ 曾治一少年，时当夏季，午间恣食西瓜，因夜间失眠，遂于食余当窗酣睡，值东风骤至，天气忽变寒凉，因而冻醒，其未醒之先，又复梦中遗精，醒后遂觉周身寒凉抖战，腹中隐隐作疼，须臾觉疼浸加剧。急迎为延医，其脉微细若无，为疏方用麻黄二钱，乌附子三钱，细辛一钱，熟地黄一两，生山药、净萸肉各五钱，干姜三钱，公丁香十粒，共煎汤服之。服后温覆，周身得微汗，抖战与腹疼皆愈。此于麻黄附子细辛汤外而复加药数味者，为其少阴暴虚腹中疼痛也。(《医学衷中参西录·少阴病麻黄附子细辛汤证》)

曼陀罗汤

（方名为编者所加，编者注）

［**组成**］仆常用鲜曼陀罗四五斤，煎取浓汁两三大碗。再以其汁煎萸肉二三两，取浓汁一大碗。再用党参二两，轧细末调汁中，晒干。

［**用法**］每用四五钱，水煎融化洗之，数次可痊愈。（《医学衷中参西录·诊余随笔·答庞履廷问大便脱肛治法》）

［**方论**］脱肛之证，用曼陀罗煎浓汤洗之甚效。

秘红丹

［**组成**］川大黄细末，一钱　油肉桂细末，一钱　生赭石细末，六钱

［**主治**］治肝郁多怒，胃郁气逆，致吐血、衄血及吐衄之证屡服他药不效者，无论因凉因热，服之皆有捷效。

［**用法**］上药三味，将大黄、肉桂末和匀，用赭石末煎汤送下。

［**方论**］按：肉桂味辣而兼甜，以甜胜于辣者为佳，辣胜于甘者次之。然约皆从生旺树上取下之皮，故均含有油性，皆可入药，至其薄厚不必计也，若其味不但不甚甜，且不甚辣，又兼甚干枯者，是系枯树之皮，不可用也。（《医学衷中参西录·治吐衄方·秘红丹》）

［**案例**］

内科咳嗽医案

○ 奉天警务处长王连波夫人，年三十许，咳嗽痰中带血，剧时更大口吐血，……遂用川贝两许，煎取清汤四茶杯，调入生山药细末一两，煮作稀粥，俾于一日之间连进二剂，其嗽顿止，血遂不吐。数日后，证又反复，自言夜间睡时常作恼怒之梦，怒极或梦中哭泣，醒后必然吐血。据所云云，其肝气必然郁遏，遂改用疏肝泻肝之品，而以养肝镇肝之药辅之，数剂病稍轻减，而扰间作恼怒之梦，梦后仍复吐血。再四踌躇，恍悟平肝之药以肉桂为最要，因肝属木，木得桂则枯也，而单用之则失于热；降胃止血之药以大黄为最要，胃气不上逆，血即不逆行也，而单用之又失于寒。若二药并用，则寒热相济，性归和平，降胃平肝，兼顾无遗。况俗传原有用此二药为散治吐衄者，用于此证，当有捷效，若再以重坠之药辅之，则力专下行，其效当更

捷也。遂用大黄、肉桂细末各一钱和匀，更用生赭石细末六钱，煎汤送下，吐血顿愈，恼怒之梦亦无矣，即此观之，肉桂真善于平肝哉。（《医学衷中参西录·肉桂解》）

内科咳血证 / 吐血医案

○ 济南金姓，离奉天大西关月窗胡同，得吐血证甚剧，屡次服药无效。其人正当壮年，身体亦强壮，脉象有力，遂用大黄末二钱，肉桂末一钱，又将赭石细末六钱，和于大黄、肉桂末中，分三次用开水送服，病顿愈。

后其方屡试皆效，遂将其方载于三期二卷，名秘红丹，并附有治验之案可参观（《医学衷中参西录·论吐血衄血之原因及治法》是也录有本案：继又有济南金姓少年，寓居奉天，其人身体强壮，骤得吐血证，其脉左右皆有力。遂变通上用之方，用生赭石细末六钱，与大黄、肉桂细末各一钱，和匀，开水送服，其病立愈。后因用此方度次见效，遂将此方登于三期《衷中参西录》，名之为秘红丹。至身形不甚壮实者，仍如前方服为妥。编者注）。（《医学衷中参西录·肉桂解》）

○ 一妇人，年近三旬……数日后，觉血气上潮，肺复作痒而嗽，因此又复吐血。自言夜间睡时，常作生气恼怒之梦，怒极或梦中哭泣，醒后必然吐血。据所云云，其肝气必然郁遏，遂改用疏肝（连翘、薄荷不可多用）、泻肝（龙胆、楝子）之品，而以养肝（柏子仁、生阿胶）、镇肝（生龙骨、生牡蛎）之药辅之，数剂病稍轻减。而犹间作恼怒之梦，梦后仍复吐血。欲辞不治，病家又信服难却，再四踌躇，恍悟平肝之药，以桂为最要，肝属木，木得桂则枯也（以桂作钉，钉树，其树立枯），而单用之则失于热；降胃止血之药，以大黄为最要（观《金匮》治吐衄有泻心汤重用大黄可知），胃气不上逆，血即不逆行也，而单用之又失于寒。若二药并用，则寒热相济，性归和平，降胃平肝，兼顾无遗。况俗传方，原有用此二药为散，治吐血者（详后化瘀理血汤下），用于此证当有捷效，而再以重坠之药辅之，则力专下行，其效当更捷也。遂用大黄、肉桂细末各用钱半，更用生赭石细末煎汤送下，吐血顿愈，恼怒之梦，亦从此不作。后又遇吐血者数人，投以此方，皆随手奏效。至其人身体壮实而暴得吐血者，又少变通其方，大黄、肉桂细末各用钱半，将生赭石细末六钱与之和匀，分三次服，白开水送下，约点半钟服一次（生赭石可以研末服之，理详前参赭镇气汤下）。（《医学衷中参西录·治吐衄方·秘红丹》）

秘真丸

［组成］五倍子去净虫粪，一两　粉甘草八钱

［主治］治诸淋证已愈，因淋久气化不固，遗精白浊者。

［用法］上二味共轧细，每服一钱，竹叶煎汤送下，日再服。(《医学衷中参西录·治淋浊方·秘真丸》)

强肾瑞莲丸

［组成］用建莲子去心为末，焙熟。再用猪、羊脊髓和为丸桐子大。

［用法］每服二钱，日两次。

［方论］又愚曾拟一强肾之方……常服大有强肾之效，因名其方为强肾瑞莲丸。盖凡物之有脊者，其脊中必有一袋，即督脉也。其中所藏之液，即脊髓，亦即西人所谓副肾碱，所以能助肾脏作强。且督脉之袋上通于脑，凡物之角与脑相连，鹿角最大，其督脉之强可知。是用鹿角胶以补肾，与用猪、羊脊髓以补肾其理同也。

又肾主骨。胡桃仁最能补肾。人之食酸齿者，食胡桃仁即愈，因齿牙为骨之余，原肾主之，故有斯效，此其能补肾之明征也。古方以治肾经虚寒，与补骨脂并用，谓有木火相生之妙（胡桃属木补骨脂属火），若肾经虚寒，泄泻、骨痿、腿疼用之皆效，真佳方也。

又枸杞亦为强肾之要药，故俗谚有“隔家千里，勿食枸杞”之语。然素有梦遗之病者不宜单服、久服，以其善兴阳也，惟与山萸肉同服，则无斯弊。

又紫梢花之性，人皆以为房术之药，而不知其大有温补下焦之功。凡下焦虚寒泄泻，服他药不愈者，恒服紫稍花即能愈，其能大补肾中元气可知。久久服之，可使全体强壮。至服之上焦觉热者，宜少佐以生地黄。然宜作丸散，不宜入汤剂煎服。(《医学衷中参西录·论肾弱不能作强治法》)

清带丸

［组成］用龙骨、牡蛎皆煅透，等份为细末，和以西药骨湃波拔尔撒漠（亦名哥拜巴脂）为丸，黄豆粒大。

［用法］每服十丸，日两次。(《医学衷中参西录·论带证治法》)

［**案例**］

带下病医案

○ 沧州西关陈氏妇，过门久不育，白带证甚剧。为制此丸（清带丸，编者注），服之即愈，未逾年即生子矣。（《医学衷中参西录·论带证治法》）

三宝粥

［**组成**］生山药轧细，一两　三七轧细，二钱　鸭蛋子去皮，五十粒

［**主治**］治痢久，脓血腥臭，肠中欲腐，兼下焦虚惫，气虚滑脱者。

［**用法**］上药三味，先用水四盅，调和山药末煮作粥。煮时，不住以箸搅之，一两沸即熟，约得粥一大碗。即用其粥送服三七末、鸭蛋子。（《医学衷中参西录·治痢方·三宝粥》）

［**方论**］又有因素伤烟色，肾经虚惫，复下痢日久，肠中欲腐烂，其下焦之气化愈虚脱而不能固摄者，宜治以拙拟三宝粥。方中之意，用三七、鸦胆子以治肠中之腐烂；用山药粥以补下焦之虚脱也。（《医学衷中参西录·论痢证治法》）

［**案例**］

内科 / 痢疾医案

○ 岁已巳，在德州，有卢雅雨公曾孙女，适桑园镇吴姓，年五十六岁，于季夏下痢赤白，延至仲冬不愈，延医十余人，服药百剂，皆无效脸。其弟卢月潭，索通医学，偶与愚觌面谈及，问还有治否。答曰："此病既可久延岁月，并非难治之证，但视用药何如耳。"月潭因求往视，其脉象微弱，至数略数，饮食减少，头目时或眩晕，心中微觉烦热，便时下坠作疼，惟不甚剧，所下者赤白参半，间有脂膜相杂。询其生平下焦畏凉，是以从前服药略加温补，上即烦热；略为清解，下即泄泻也。乃为初次拟得三宝粥方治之，药虽偏于凉，而有山药粥以补其下焦，服后必不至泄泻。上午服一剂，病觉轻。至晚间又服一剂，其病遂愈。（《医学衷中参西录·论痢证治法》）

○ 岁已巳，在德州，有卢雅雨公曾孙女，适桑园镇吴姓，年五十六岁，于季夏下痢赤白，延至仲冬不愈，延医十余人，服药百剂，皆无效脸。……后旬日，因登楼受凉，其痢陡然反复，日下十余次，腹疼剧于从前，其脉象

微弱如前，而至数不数。惮仍用山药粥送服生硫黄细末三分，亦一日服二次。病大见愈，脉象亦较前有力。翌晨又服一次，心微觉热，又改用三宝粥方（生山药一两、三七二钱、鸭蛋子去皮五十粒。上药三味，先用水四盅，调和山药末煮作粥。煮时，不住以箸搅之，一两沸即熟，约得粥一大碗。即用其粥送服三七末、鸭蛋子。主治痢久，脓血腥臭，肠中欲腐，兼下焦虚惫，气虚滑脱者。编者注），一剂而愈。（《医学衷中参西录·论痢证治法》）

○ 戊午秋日，愚初至奉天，有铁岭李济臣年二十八。下痢四十余日，脓血杂以脂膜，屡次服药，病益增剧，羸弱已甚。诊其脉，数而细弱，两尺尤甚。亦治以此方（三宝粥，编者注）。服后两点钟腹疼一阵，下脓血若干。病家言：从前腹疼不若是之剧，所下者亦不若是之多，似疑药不对证。愚曰：腹中瘀滞下尽即愈矣。俾再用白蔗糖化水，送服去皮鸭蛋子五十粒。此时已届晚九点钟，一夜安睡，至明晨，大便不见脓血矣。后间日大便，又少带紫血，俾仍用山药粥送服鸭蛋子二十粒，数次痊愈［《医学衷中参西录·论痢证治法》中也录有本案：戊午中秋，愚初至奉天，有铁岭少年李济臣者，素有嗜好，又多内宠，患痢四十余日，屡次延医服药而病势浸增，亦以为无药可医矣。后愚诊治，其脉细弱而数，两尺重按即无。所下者脓血相杂，或似烂炙，亦间有见好粪之时。治以三宝粥方，服后两点钟腹疼一阵，下脓血若干。其家人疑药不对证。愚曰："非也，肠中瓣滞下尽则愈矣。"俾再用白糖水送服鸦胆子仁五十粒。时已届晚九点钟，一夜安睡，至明晨大便不见脓血矣。后俾用山药粥送服鸦胆子仁二十粒，连服数次，将鸦胆子仁递减至六七粒，不惟病愈，身体亦渐强壮矣。闻济臣愈后，其举家欣喜之余，又忽痛哭；因济臣之尊翁（本溪煤矿总办）于前一岁因痢病故，今因济臣得救而愈，转悲从前之未遇良医而枉死也。由斯知药果对证，诚有夺命之权也。编者注］。（《医学衷中参西录·治痢方·三宝粥》）

○ 己巳之岁，愚客居德州，有庐雅雨公曾孙女，年五十六。于季夏下痢赤白，迁延至仲冬不愈。延医十余人，服药百剂，皆无效验，亦以为无药可医矣。后求愚延医，脉象微弱，至数略数，饮食减少，头目时或眩晕，心中微觉烦热，便时下坠作疼，然不甚剧。询其平素，下焦畏凉。是以从前服药，略加温补，上即烦热，略为清理，下又腹疼泄泻也。为拟此方（三宝粥，编者注），一日连服两次，其病遂愈（《医学衷中参西录·论痢证治法》中也录有本案。编者注）。（《医学衷中参西录·治痢方·三宝粥》）

○ 又斯秋中元节后，愚自汉口赴奉，路过都门小住数日。有刘发起者，下痢两月不愈。持友人名片，造寓求为诊治。其脉近和平，按之无力，日便五六次，血液腐败，便时不甚觉疼，后重亦不剧。亦治以此方（三宝粥，编者注），一剂病愈强半。翌日将行，嘱以再接原方服两剂当愈。

后至奉，接其来函言：服第二剂，效验不如从前；至三剂，病转似增重。因恍悟，此证下痢两月，其脉毫无数象，且按之无力，其下焦当系寒凉。俾仍用山药粥送服炒熟小茴香末一钱，连服数剂痊愈。（《医学衷中参西录·治痢方·三宝粥》）

三鲜饮

［**组成**］即前方（鲜茅根切碎四两、鲜藕切片四两，煮汁常常饮之，旬日中自愈。编者注）加鲜小蓟根二两。

［**主治**］治同前证（指二鲜饮主治：虚劳证，痰中带血。编者注）兼有虚热者。（《医学衷中参西录·治吐衄方·三鲜饮》）

四逆汤方

［**组成**］甘草炙，二两　干姜两半　附子生用、去皮、破八片，一枚

［**用法**］上三味，以水三升，煮取一升二合，去滓，分温再服，强人可大附子一枚、干姜三两。

［**方论**］《伤寒论》原文：脉浮而迟，表热里寒，下利清谷者，四逆汤主之。外感之着人，恒视人体之禀赋为转移，有如时气之流行，受病者或同室同时，而其病之偏凉偏热，或迥有不同。盖人之脏腑素有积热者，外感触动之则其热益甚；其素有积寒者，外感触动之则其寒亦益甚也。（明乎此则可与论四逆汤矣。编者注）。

干姜为温暖脾胃之主药，伍以甘草，能化其猛烈之性使之和平，更能留其温暖之力使之常久也。然脾胃之温暖，恒赖相火之壮旺，附子色黑入肾，其非常之热力，实能补助肾中之相火，以厚脾胃温暖之本源也。方名四逆者，诚以脾主四肢，脾胃虚寒者，其四肢常觉逆冷，服此药后，而四肢之厥逆可回也。

四肢常觉逆冷，服此药后，而四肢之厥逆可回也。

方中附子注明生用，非剖取即用也。

按：附子之毒甚大，种附子者，将附子剖出，先以盐水浸透，至药房中又几经泡制，然后能用，是知方中所谓附子生用者，特未用火炮熟耳。

又按：乌头、天雄、附子、侧子，原系一物，种附子于地，其当年旁生者为附子，附子外复旁生小瓣为侧子，其原种之附子本身变化为乌头，若附子经种后，其旁不长附子，惟本身长大即为天雄。天雄之热力最大，此如蒜中之独头蒜，实较他蒜倍辣也。天雄之色较他附子独黑，为其色黑其力能下达，佐以芍药，能收敛浮越之阳下归其宅；为其独头无瓣，故所切之片为圆片，其热力约大于寻常附子三分之一。方上开乌附子，药房给此，开天雄药房亦应给此。若此药以外，复有所谓天雄者，乃假天雄也。(《医学衷中参西录·阳明病四逆汤证》)

桃花汤方

［**组成**］赤石脂一半全用，一半筛末，一斤　干姜一两　粳米一升

［**用法**］上三味，以水七升，煮米令熟，去滓，温服七合，纳赤石脂末方寸匕，日三服，若一服愈，余勿服。

［**方论**］《伤寒论》原文：少阴病，下利便脓血者，桃花汤主之。王和安曰：凡下利皆油膜寒水返注入肠，油寒而脉血之热力不旺则为洞泻。油寒锢蔽脉血，郁热冲突于油膜中，则为腹痛下坠。要略云，阳证内热则溢出鲜血，阴证内寒则下紫血如豚肝。盖油寒感及脉血，寒瘀而胀裂脉管，则下死瘀之黑血，血热素盛，被油寒郁积，热血胀裂脉管，则下鲜血也。油寒而谷精不能化血，随水下注，则便中挟有白津油中还流之液，或谷精已化之油，被脉血热迫奔注入肠，则便中挟有油汁，油汁白血球应化赤血球者，不得纯热之融化，反以暴热之迫激，杂油血下则为脓血，而知此，则桃花汤之微义可解矣。

石脂原为土质，其性微温，故善温养脾胃。为其具有土质，颇有黏涩之力，故又善治肠澼下脓血。又因其生于两石相并之夹缝，原为山脉行气之处，其质虽黏涩，实兼能流通气血之瘀滞，故方中重用之以为主药。至于一半煎汤一半末服者，因凡治下利之药，丸散优于汤剂，且其性和平，虽重用一斤犹恐不能胜病，故又用一半筛其细末，纳汤药中服之也。且服其末，又善护肠中之膜，不至为脓血凝滞所伤损也。用干姜者，因此证其气血因寒而瘀，

是以化为脓血，干姜之热既善祛寒，干姜之辛又善开瘀也。用粳米者，以其能和脾胃，兼能利小便，亦可为治下利不止者之辅佐品也。

［**或问**］大便下脓血之证，多因于热，此证即为少阴中寒证，何亦下脓血乎？答曰：提纲之后，曾引王氏一段疏解，君所问之理，中已言明，若心中仍复游移不敢确信者，可举愚平素治验之案以征实之。(《医学衷中参西录·少阴病桃花汤证》)

调胃承气汤方

［**组成**］大黄去皮，清酒浸，四两　甘草炙，二两　芒硝半升

［**用法**］上二味，㕮咀，以水三升，煮取一升，去滓，纳芒硝，再上火微煮令沸，少少温服之。

［**方论**］大黄虽为攻下之品，原善清血分之热，心中发烦实为血分有热也。大黄浸以清酒，可引其苦寒之性上行以清心之热而烦可除矣。证无大便燥结而仍用芒硝者,《内经》谓热淫于内治以咸寒。芒硝味咸性寒，实为心家对宫之药（心属火，咸属水故为心家对宫之药），其善清心热，原有专长，故无大便燥结证而亦加之也。用甘草者，所以缓药力之下行，且又善调胃也。不用朴、实者，因无大便燥结及腹满之证也。

承气汤虽有三方，而小承气及调胃承气，实自大承气变化而出。《伤寒论》所载三承气主治之证不胜录，然果洞悉三方之各有用意，及三方药力轻重各有区别，且所主之病虽有上、中、下之分，而究之治上可及于中，治中可及于下，分治之中，仍有连带关系，自能凡遇宜用承气汤证，斟酌其宜轻宜重，分别施治而无差谬矣。

至于愚用承气汤之经过，又恒变化多端，不拘于三承气汤中之药味也。(《医学衷中参西录·阳明病三承气汤证》)

通脉四逆汤

［**组成**］甘草炙，二两　附子生用、去皮、破八片，大者一枚　干姜三两（强人可四两）

［**加减**］面赤色者，加葱九茎。腹中痛者，去葱加芍药二两。呕者，加生姜二两。咽痛者，去芍药加桔梗一两。利止脉不出者，去桔梗加人参二两。病皆与方相应者，乃服之

［**用法**］上三味，以水三升，煮取一升二合，去滓，分温再服，其脉即渐而出者愈（非若暴出者之自无而忽有，既有而仍无，如灯火之回焰也）。

［**方论**］《伤寒论》原文：少阴病，下利清谷，里寒外热，手足厥逆，脉微欲绝，身反不恶寒，其人面赤色，腹痛，或干呕，或咽痛，或利止脉不出者，通脉四逆汤主之。

按：太阳篇四逆汤中干姜两半，以治汗多亡阳之证。至通脉四逆汤药味同前，惟将干姜加倍。盖因寒盛脉闭，欲藉辛热之力开凝寒以通脉也。面赤者加葱九茎（权用粗葱白切上九寸即可），盖面赤乃阴寒在下，逼阳上浮，即所谓戴阳证也。加葱以通其上下之气，且多用同于老阳之数，则阳可下归其宅矣。而愚遇此等证，又恒加芍药数钱。盖芍药与附子并用，最善收敛浮越之元阳下降也。

《金鉴》注曰：论中扶阳抑阴之剂，中寒阳微，不能外达，主以四逆；中外俱寒，阳气虚甚，主以附子；阴盛于下，格阳于上，主以白通；阴盛于内，格阳于外，主以通脉。是可知四逆运行阳气者也，附子温补阳气者也，白通宣通上下之阳者也，通脉通达内外之阳者也。今脉微欲绝，里寒外热，是肾中阴盛格阳于外故主之也。倍干姜加甘草佐附子易名通脉四逆汤者，以其能大壮元阳，主持中外，共招外热，返之于内。盖此时生气已离，亡在俄顷，若仍以柔缓之甘草为君，何能疾招外阳，故易以干姜，然必加甘草、干姜等份者，恐涣漫之余，姜附之猛不能安养元气，所谓有制之师也。若面赤加葱以通格上之阳，腹痛加芍药以和在里之阴，呕逆加生姜以宣胃，咽痛加桔梗以利经，利不止脉不出气少者，加参以生元气而复脉也。

按：通脉四逆汤，方中甘草亦有作三两者，故鉴注云云。(《医学衷中参西录·少阴病通脉四逆汤证》)

［**案例**］

积聚医案

○ 又治漆工余某妻，左边少腹内有块，常结不散，痛时则块膨胀如拳，手足痹软，遍身冷汗，不省人事，脉象沉紧，舌苔白浓而湿滑，面色暗晦。与通脉四逆汤，乌附子八钱；渐增至四两。煎汤一大碗，分数次饮下。内块降序，证亦皆见轻。病患以为药既对证，遂放胆煎好一剂顿服下，顷之面热如醉，手足拘挛，舌尖麻，已而呕吐，汗出，其病脱然痊愈。(《医学衷中参西

录·论用药以胜病为主不拘分量之多少》)

温通汤

［组成］椒目炒捣，八钱　小茴香炒捣，二钱　威灵仙三钱

［主治］治下焦受寒，小便不通。

［方论］人之水饮，由三焦而达膀胱。三焦者，身内脂膜也。曾即物类验之，其脂膜上皆有微丝血管，状若红绒毛，即行水之处。此管热则膨胀，凉则凝滞，皆能闭塞水道。若便浊兼受凉者，更凝结稠黏阻塞溺管，滴沥不通。

故以椒目之滑而温、茴香之香而热者，散其凝寒，即以通其窍络。更佐以灵仙温窜之力，化三焦之凝滞，以达膀胱，即化膀胱之凝滞，以达溺管也。凉甚者，肉桂、附子、干姜皆可酌加。气分虚者，更宜加人参助气分以行药力。(《医学衷中参西录·治癃闭方·温通汤》)

沃雪汤

［组成］生山药一两半　牛蒡子炒捣，四钱　柿霜饼冲服，六钱

［主治］治同前证(治脾肺阴分亏损，饮食懒进，虚热痨嗽，并治一切阴虚之证。编者注)，更兼肾不纳气作喘者。(《医学衷中参西录·治阴虚劳热方·沃雪汤》)

［案例］

内科/喘证医案

○ 一人，年四十余，素有喘证，薄受外感即发。医者投以小青龙汤，一剂即愈，习以为常。一日喘证复发，连服小青龙汤三剂不愈。其脉五至余，右寸浮大，重按即无。知其从前服小青龙即愈者，因其证原受外感；今服之而不愈者，因此次发喘原无外感也，盖其薄受外感即喘；肺与肾原有伤损，但知治其病标，不知治其病本，则其伤损必益甚，是以此次不受外感亦发喘也。为拟此汤(沃雪汤，编者注)服两剂痊愈，又服数剂以善其后。(《医学衷中参西录·治阴虚劳热方·沃雪汤》)

小承气汤方

［组成］大黄酒洗，四两　厚朴炙，去皮，二两　枳实炙，大者，三枚

［**用法**］上三味，以水四升，煮取一升二合，去滓，分温二服。初服汤当更衣，不尔者尽饮之。若更衣者，勿服之。

［**方论**］大承气汤所主之病，大肠中有燥粪，是以用芒硝软坚以化其燥粪。小承气汤所主之病为腹大满不通，是其病在于小肠而上连于胃，是以但用大黄、朴实以开通其小肠，小肠开通下行，大便不必通下，即通下亦不至多，而胃中之食可下输于小肠，是以胃气得和也。此大、小承气汤用法之分别也。而二承气汤之外，又有调胃承气汤，更可连类论及之。

《伤寒论》原文：阳明病，不吐不下，心烦者，可与调胃承气汤。

成无已曰：吐后心烦谓之内烦，下后心烦谓之盛烦，今阳明病不吐不下心烦，是胃有郁热也，故与调胃承气汤以下郁热。

喻嘉言曰：津液既不由吐下而伤，则心烦明系胃中热炽，故可与调胃承气汤。

王和安曰：从胃缓调使和而止，殆非下比也，谓其可与，盖犹有不可与者在，当精审而慎用之。(《医学衷中参西录·阳明病三承气汤证》)

［**案例**］

内科 / 痢疾医案

○ 表弟刘昌绪，年二十四岁，于中秋下痢，脓血稠黏，一日十五六次，腹疼后重甚剧。治以化滞汤（生杭芍一两、当归五钱、山楂六钱、莱菔子五钱、甘草二钱、生姜二钱。主治下痢赤白，腹疼，里急后重初起者。编者注），连服两剂，下痢次数似少减，而后重腹疼如旧。细诊其脉，尺部重按甚实，疑其肠有结粪，投以小承气汤加生杭芍数钱，下燥粪长约四寸，后重腹疼顿愈十之八九。再与以化滞汤一剂，病若失。(《医学衷中参西录·论痢证治法》)

小陷胸汤方

［**组成**］黄连一两　半夏半升汤洗　瓜蒌实大者，一枚

［**用法**］上三味，以水六升，先煮瓜蒌，取三升，去渣，纳诸药，煮取二升，去渣，分温三服。

［**方论**］《伤寒论》原文：小结胸病，正在心下，按之则痛，脉浮滑者，小陷胸汤主之。按心下之处，注疏家有谓在膈上者，有谓在膈下者，以理推之实以膈上为对。盖膈上为太阳部位，膈下则非太阳部位。且小结胸之前

（百三十九节）谓："太阳病重发汗，而复下之，不大便五六日，舌上燥而渴，日晡所小有潮热，从心下至少腹，硬满而痛不可近者，大陷胸汤主之，"观此大陷胸汤所主之病，亦有从下之文，则知心上仍属胸中无疑义也。

此证乃心君之火炽盛，铄耗心下水饮结为热痰（脉现滑象，是以知为热痰，若但有痰而不热，当现为濡象矣），而表阳又随风内陷，与之互相胶漆，停滞于心下为痞满，以阻塞心下经络，俾不流通，是以按之作痛也。为其病因由于心火炽盛，故用黄连以宁息心火，兼以解火热之团结；又佐以半夏开痰兼能降气，瓜蒌涤痰兼以清热。其药力虽远逊于大陷胸汤，而以分消心下之痞塞自能胜任有余也。然用此方者，须将瓜蒌细切，连其仁皆切碎，方能将药力煎出。

又此证若但痰饮痞结于心下，而脉无滑热之象者，可治以拙拟荡胸汤，惟其药剂宜斟酌减轻耳（张锡纯在本方钱论述说，《伤寒论》大陷胸汤后，又有小陷胸汤以治结胸之轻者，盖其证既轻，治之之方亦宜轻矣。编者注）。（《医学衷中参西录·太阳病小陷胸汤证》）

［**案例**］

内科 / 神昏医案

○ 张令韶曰：余治一妇人，伤寒九日，发狂，面白，谵语不识人，循衣摸床，口目瞤动，肌肉抽搐，遍身手足尽冷，六脉皆无。诸医皆辞不治。余因审视良久，闻其声，重而且长，句句有力。乃曰：此阳明内实，热郁于内，故令脉道不通，非脱也。若脉真将无，则气息奄奄，危在顷刻，安得有如许气力，大呼疾声，久而不绝乎！遂用大承气汤，启齿灌下。夜间，解黑粪满床，脉出，身热神清，舌燥而黑。更服小陷胸汤，二剂而愈。

因思此证大类四逆，若误投之立死。及死之后，必以为原系死证，服之不效数也，不知病人怀恨九原矣。

按：此证易辨，其决非四逆汤证，征以前案喻氏之论，自能了然。（《医学衷中参西录·治伤寒温病同用方·仙露汤》）

羊肝猪胆丸

［**组成**］羊肝切片晒干，冬日可用慢火焙干，一具

［**主治**］治同前证（目瞳散大昏耗，或觉视物乏力。编者注），因有热而益甚者。

［**加减**］按：此方若用熊胆为丸更佳，而内地鲜熊胆不易得，至干者又难辨其真伪，不如径用猪胆汁为稳妥也。

［**用法**］上一味轧细，用猪胆汁和为丸，桐子大，朱砂为衣。每服二钱，开水送下，日再服。（《医学衷中参西录·治眼科方·羊肝猪胆丸》）

茵陈蒿汤方

［**组成**］茵陈蒿六两　栀子擘，十四枚　大黄去皮，二两

［**用法**］上三味，以水一斗，先煮茵陈减六升，纳二味，煮取三升，去滓，分三服，小便当利，尿如皂荚汁状，色正赤，一宿腹减，黄从小便去也。

［**方论**］《伤寒论》原文：阳明病，发热汗出者，此为热越，不能发黄也；但头汗出，身无汗，剂颈而还，小便不利，渴引水浆者，此为瘀热在里，身必发黄，茵陈蒿汤主之。

作酒曲者，湿窨以生热，热与湿化合即生黄色，以之例人其理同也。（是以阳明病发热汗出者，热外越而湿亦随之外越，即不能发黄，若其热不外越而内蕴，又兼其人小便不利，且饮水过多，其湿与热必至化合而生黄，是以周身必发黄也。主以茵陈蒿汤者，以茵陈蒿汤善除湿热也。编者注）。

茵陈为青蒿之嫩者，蒿子落地，至仲秋生芽，贴地长小叶，严冬之时埋藏于冰雪之中，而其叶不枯，甫交春令，得少阳最初之气而勃然发生，其性寒味苦，具有生发之气，寒能胜热，苦能胜湿，其生发之气能逐内蕴之湿热外出，故可为湿热身黄之主药。佐以栀子、大黄者，因二药亦皆味苦性寒也，且栀子能屈曲引心火下行以利小便。大黄之色能直透小便（凡服大黄者，其小便即为大黄之色，是大黄能利小便之明征），故少用之亦善利小便。至茵陈虽具有升发之性，《别录》亦谓其能下利小便，三药并用，又能引内蕴之热自小便泻出，是以服之能随手奏效也。

又伤寒七、八日，身黄如橘子色，小便不利，腹微满者，茵陈蒿汤主之。

身黄如橘而腹满，小便不利，此因湿热成病可知，故亦治以茵陈蒿汤也。

又伤寒身黄，发热，栀子檗皮汤主之。

此节示人，但见其身黄发热，即无腹满小便不利诸证，亦直可以湿热

成病断之也。(《医学衷中参西录·阳明病茵陈蒿汤栀子檗皮汤麻黄连轺赤小豆汤诸发黄证》)

栀子檗皮汤方

[组成] 肥栀子擘，十五个　甘草炙，一两　黄柏二两

[用法] 上三味，以水四升，煮取一升半，去滓，分温再服。

[方论] 此方之用意，欲以分消上中下之热也，是以方中栀子善清上焦之热，黄檗善清下焦之热，加甘草与三药并用，又能引之至中焦以清中焦之热也。且栀子、黄檗皆过于苦寒，调以甘草之甘，俾其苦寒之性味少变，而不至有伤于胃也。

又伤寒瘀热在里，身必黄，麻黄连轺赤小豆汤主之。(《医学衷中参西录·阳明病茵陈蒿汤栀子檗皮汤麻黄连轺赤小豆汤诸发黄证》)

止疼化瘀方

[组成] 赤石脂细末　旱三七细末等份

[用法] 外敷用生赤石脂细末、旱三七细末等份，和匀敷之，立能止血、止疼。内服用旱三七细末二钱、西药臭剥细末二分，同服下，立能化瘀止疼。(《医学衷中参西录·诊余随笔·答黄雨岩问创伤及跌打损伤外敷内服止疼化瘀方》)

治白带便方

[组成] 用绿豆芽连头根三斤，洗净，加水两大碗，煎透去渣，加生姜汁三两、黄蔗糖四两。

[用法] 慢火收膏，每晨开水冲服。约十二日服一料，服至两料必愈(这是张锡纯引自《杭州医报》，编者注)。

[方论] 张锡纯按：此方用之数次，颇有效验。(《医学衷中参西录·论带证治法》)

治梦遗之病方

(方名为本编者所加，编者注)

[组成] 龙骨一两　牡蛎一两　净萸肉二两

［**用法**］共为细末，再加西药臭剥十四瓦，炼蜜为百丸。每临睡时服七丸，服至两月，病可永愈（张锡纯在本方前说，愚素有常用之方，爰录于下。编者注）。（《医学衷中参西录·论治梦遗法》）

珠玉二宝粥

［**组成**］生山药二两　生薏米二两　柿霜饼八钱

［**主治**］治脾肺阴分亏损，饮食懒进，虚热痨嗽，并治一切阴虚之证。

［**用法**］上三味，先将山药、薏米捣成粗渣，煮至烂熟，再将柿霜饼切碎，调入融化，随意服之。

［**方论**］山药、薏米皆清补脾肺之药。然单用山药，久则失于黏腻；单用薏米，久则失于淡渗，惟等份并用，乃可久服无弊。又用柿霜之凉可润肺、甘能归脾者，以为之佐使。病人服之不但疗病，并可充饥，不但充饥，更可适口。用之对证，病自渐愈，即不对证，亦无他患。诚为至稳善之方也。薏米若购自药房多系陈者，或间有虫粪，宜水淘数次，然后可用。柿霜饼，即柿霜熬成者，为柿霜白而净者甚少，故用其熬成饼者。然熬此饼时恒有掺以薄荷水者，其性即不纯良。遇阴虚汗多之证用之即有不宜，若果有白净柿霜尤胜于饼。（《医学衷中参西录·治阴虚劳热方·珠玉二宝粥》）

［**案例**］

内科/咳嗽医案

○ 一少年，因感冒懒于饮食，犹勤稼穑，枵腹力作，遂成痨嗽。过午发热，彻夜咳吐痰涎。医者因其年少，多用滋阴补肾之药，间有少加参、芪者。调治两月不效，饮食减少，痰涎转增，渐至不起，脉虚数兼有弦象，知其肺脾皆有伤损也。授以此方（珠玉二宝粥：生山药二两、生薏米二两、柿霜饼八钱。主治脾肺阴分亏损，饮食懒进，虚热痨嗽，并治一切阴虚之证。编者注），俾一日两次服之，半月痊愈。

［**或问**］脉现弦象，何以即知其脾肺伤损？答曰：脉虽分部位，而其大致实不分部位。今此证左右之脉皆弦，夫弦为肝脉，肝盛必然侮脾，因肝属木脾属土也。且五行之中，惟土可以包括四行，即脾气可以包括四脏。故六部脉中，皆以和缓为贵，以其饶有脾土之气也。今其脉不和缓而弦硬，其脾气受伤，不能包括四脏可知。又肺属金，所以镇肝木者也，故肺金清肃之气下

行，肝木必不至恣横，即脉象不至于弦。今其脉既现如此弦象，则肺金受伤，不能镇肝木更可知也。(《医学衷中参西录·治阴虚劳热方·珠玉二宝粥》)

天水散

［**组成**］滑石、生石膏各半，与甘草配制。

［**方论**］天水散，为河间治暑之圣药，最宜于南方暑证。因南方暑多挟湿，滑石能清热兼能利湿，又少加甘草以和中补气（暑能伤气），是以用之最宜。若北方暑证，不必兼湿，甚或有兼燥，再当变通其方，滑石、生石膏各半，与甘草配制，方为适宜。(《医学衷中参西录·滑石解》)

无名方剂

白芍柴胡橘红方

内科 / 水肿医案

○ 长子荫潮治一水肿证。其人年六旬，二便皆不通利，心中满闷，时或烦躁。知其阴虚积有内热，又兼气分不舒也，投以生白芍三两，橘红、柴胡各三钱，一剂二便皆通。继服滋阴理气，少加利小便之药而愈(《医学衷中参西录·芍药解》中也录有本案。编者注)。(《医学衷中参西录·治癃闭方·济阴汤饮》)

半夏山药代赭石方

妇科 / 妊娠恶阻医案

○ 奉天交涉署科员王俾唐之夫人，受妊恶阻呕吐，半月勺水不存，无论何药下咽即吐出，势极危险。势极危险。爰用自制半夏二两（自制者中无矾味善止呕吐）、生赭石细末半斤、生怀山药两半，共煎汤八百瓦药瓶一瓶（约二十两强）或凉饮温饮，随病患所欲，徐徐饮下，二日尽剂而愈。

夫半夏、赭石皆为妊妇禁药，而愚如此放胆用之毫无顾忌者，即《内经》所谓“有故无殒亦无殒也”。然此中仍另有妙理，详参赭镇气汤下，可参观。(《医学衷中参西录·论用药以胜病为主不拘分量之多少》)

大黄肉桂代赭石方

内科/血证医案

○ 奉天警务处长王连波君夫人，患吐血证，来院诊治。……隔旬日，夜中梦被人凌虐过甚，遂于梦中哭醒，病骤反复。因知其肝气必遏郁也，治以调肝、养肝兼镇肝之药，数剂无效，且夜中若作梦恼怒，其日吐血必剧。精思再四，恍悟平肝之药，以桂为最要，单用之则失于热；降胃之药，以大黄为最要，单用之则失于寒，若二药并用，则寒热相济，性归和平，降胃平肝，兼顾无遗，必能奏效。遂用大黄、肉桂细末各一钱和匀，更用生赭石细末八钱煎汤送服，从此吐血遂愈，恶梦亦不复作矣。(《医学衷中参西录·论吐血衄血之原因及治法》)

代赭石芒硝白芍方

内科/伤寒医案

○ 一人，年四十许。二便不通，呕吐甚剧，不受饮食，遣人询方，疑系外感之热所致，问其心中发热否，言来时未尝言及。遂为约略疏方，以赭石二两以止其呕吐，生杭芍一两以通小便，芒硝三钱以通大便。隔日，其人复来，言服后呕吐即止，二便亦通，此时心中发热且渴如故。既曰如故，是其从前原有热渴之病，阳明之腑证已实，特其初次遣人未尝详言也。投以大剂白虎加人参汤，一剂而愈。

按：此证亦镇逆承气汤证，因其证两次始述明，遂致将方中药品前后两次分用之，其病亦即前后两次而愈矣。(《医学衷中参西录·治伤寒温病同用方·白虎加人参以山药代粳米汤》)

代赭石芒硝甘遂方

内科/肠结医案

○ 有患此证（指肠结最为紧要之证，恒于人性命有关。或因常常呕吐，或因多食生冷及硬物，或因怒后饱食，皆可致肠结，其结多在十二指肠及小肠间，有结于幽门者。其证有腹疼者，有呕吐者，尤为难治。编者注）急欲通下者，愚曾用赭石细末三两、芒硝五钱，煎汤送服甘遂细末钱半，服后两点半钟其结即通下矣。

○ 后有医者得此方以治月余之肠结证，亦一剂而愈。

后闻此医自患肠结，亦用此方煎汤先服一半，甘遂亦送下一半，药力下行，结不能开，仍复吐出；继服其余一半，须臾仍然吐出，竟至不起。(《医学衷中参西录·论肠结治法》)

丹参桃仁三七方

内科 / 胃脘痛医案

○ 此论成后，曾以示沧州友人李品三。品三曰："三七诚为良药，余曾治一孔姓壮年心下疼痛，经他医屡治不愈。俾用丹参、桃仁各三钱煎汤，送服三七细末二钱，一剂而愈。益因其心下血管为血所瘀，是以作疼。三七长于化瘀血，故奏效甚捷也。"愚闻之喜曰："三七之功能，愚以为发挥无遗矣。今闻兄言，知三七又多一主治也。"(《医学衷中参西录·论三七有殊异之功能》)

当归丹参代赭石方

内科 / 腹胀医案

○ 三年前在黄陂，曾代友人田寿先作脉案一则，呈请夫子赐方，治其腹胀病。蒙赐一方，药只三味（当归、丹参、代赭石），无异金丹。服后，瘀血由大便而下者数升，旋即病愈。(《医学衷中参西录·萧介青来函》)

党参白芍代赭石方

内科 / 血证医案

○ 门人高如璧实验一方：赭石、滑石等份研细，热时新汲井泉水送服，冷时开水送服，一两或至二两，治吐衄之因热者甚效。如璧又在保阳，治一吐血证甚剧者，诸药皆不效，诊其脉浮而洪，至数微数，重按不实。初投以拙拟保元寒降汤，稍见效，旋又反复。如璧遂放胆投以赭石二两、台参六钱、生杭芍一两，一剂而愈（本案为他人所治，编者注）。(《医学衷中参西录·治吐衄方·寒降汤》)

党参石膏

儿科 / 温病医案

○ 本村崔姓童子，年十一岁。其家本业农，因麦秋忙甚，虽幼童亦作劳田间，力薄不堪重劳，遂得温病。手足扰动，不能安卧，谵语不休，所言者皆劳力之事，昼夜目不能瞑，脉虽有力，却非洪实。拟投以白虎加人参汤，又虑小儿少阳之体，外邪方炽，不宜遽用人参，遂用生石膏两半、蝉蜕一钱。煎服后诸病如故，复来询方，且言其苦于服药，昨所服者呕吐将半。愚曰："单用生石膏二两，煎取清汤徐徐温饮之，即可不吐。"乃如言服之，病仍不愈。再为诊视，脉微热退，谵语益甚，精神昏昏，不省人事。急用野台参两半，生石膏二两，煎汁一大碗，分数次温饮下，身热脉起，目遂得瞑，手足稍安，仍作谵语。又于原渣加生石膏、麦冬各一两，煎汤两盅，分两次温饮下，降大便一次，其色甚黑，病遂愈。

按：治此证及上证（指县治西曾家庄丁叟，年过六旬，于孟冬得伤寒证。五六日间，延愚诊视，其脉洪滑，按之亦似有力，表里俱觉发热，间作呻吟，气息微喘，投以白虎汤一剂，大热稍减。再诊其脉或七八动一止，或十余动一止，两手皆然，重按无力，遂于原方中加人参八钱，兼师炙甘草汤中重用干地黄之意，以生地代知母，煎汁两茶杯，分二次温饮下，脉即调匀，且较前有力，而热仍如故。又将方中石膏加倍，煎汤一大碗，俾徐徐温饮下，尽剂而愈。编者注）之时，愚习用白虎汤，犹未习用白虎加人参汤也。经此两证后，凡其人年过六旬，及劳心劳力之余，患寒温证，而宜用白虎汤者必加人参。且统观以上三案，未用参之先，皆病势垂危，甫加参于所服药中，即转危为安，用之得当功效何其捷哉。(《医学衷中参西录·人参解》)

党参石膏知母方

内科 / 温病医案

○ 一人，年三十余。于初夏得温病，医者用凉药清解之，兼用枳实、青皮破气诸品，连服七八剂，谵语不省人事，循衣摸床，周身颤动。再延他医，以为内风已动，辞不治。后愚诊视，其脉五至，浮分微弱，而重按似有力，舌苔微黄，周身肌肤不热，知其温热之邪，随破气之药下陷已深，不能外出也。遂用生石膏二两，知母、野台参各一两，煎汤两茶杯，分二次温服。自午至暮连进二剂，共服药四次，翌日精神清爽，能进饮食，半日进食五次，犹饥而索食。看护者不敢复与，则周身颤动，复发谵语，疑其病又反复，求再诊视。其脉象大致和平，而浮分仍然微弱。恍悟其胸中大气因服破气之药下陷，虽用参数次，至此犹未尽复，故亟亟求助于水谷之气，且胃中之气，因大气下陷无所统摄，或至速于下行，而饮食亦因之速下也。遂用野台参两许，佐以麦门冬（带心）三钱，柴胡二钱，煎汤饮下，自此遂愈。

［**或问**］子所治大气下陷证，有两日不食者，有饮食减少者，此证亦大气下陷，何以转能多食？答曰：事有常变，病亦有常变。王清任医林改错载有所治胸中瘀血二案，一则胸不能着物；一则非以物重压其胸不安，皆治以血腑逐瘀汤而愈。夫同一胸中瘀血，其病状竟若斯悬殊，故同一大气之下陷也，其脾胃若因大气下陷，而运化之力减者，必然少食；若大气下陷，脾胃之气亦欲陷者，或转至多食。（《医学衷中参西录·治大气下陷方·升陷汤》）

党参玄参连翘方

内科 / 温病医案

○ 天津城西梁家嘴，陈姓童子，年十五岁，在学校肄业，于仲秋得温病，兼衄血便血。

［**病因**］初因周身发热出有斑点，有似麻疹。医用凉药清之，斑点即回，连服凉药数剂，周身热已退，而心中时觉烦躁。逾旬日因薄受外感，其热陡然反复。

［**证候**］表里壮热，衄血两次，小便时或带血。呕吐不受饮食，服药亦多吐出。心中自觉为热所灼，怔忡莫支。其脉摇摇而动，数逾五至，左右皆有力，而重按不实。舌苔白而欲黄，大便三日未行。

［**处方**］本拟投以白虎加人参汤，恐其服后作呕。遂用生石膏三两细末、生怀山药二两，共煎汤一大碗，俾徐徐温饮下。为防其呕吐，一次只饮一大口，限定四小时将药服完。

［**方解**］凡呕吐之证，饮汤则吐，服粥恒可不吐。生山药二两煎取浓汁与

粥无异，且无药味，服后其黏滞之力自能留恋于胃中。且其温补之性，又能固摄下焦以止便血，培养心气以治怔忡也。而以治此温而兼虚之证，与石膏相伍为方，以石膏清其温，以山药补其虚，虽非白虎加人参汤，而亦不啻白虎加人参汤矣。

［**效果**］翌日复诊，热退十之七八，心中亦不怔忡，少进饮食亦不呕吐，衄血便血皆愈。脉象力减，至数仍数。又俾用玄参二两，潞参、连翘各五钱，仍煎汤一大碗，徐徐温饮下，尽剂而愈，大便亦即通下。盖其大热已退而脉仍数者，以其有阴虚之热也。玄参、潞参并用，原善退阴虚作热，而犹恐其伏有疹毒，故又加连翘以托之外出也。

按：此证若能服药不吐，投以大剂白虎加人参汤，大热退后其脉即可不数。乃因其服药呕吐，遂变通其方，重用生山药二两与生石膏同煎服。因山药能健脾滋肾，其补益之力虽不如人参，实有近于人参处也。至大热退后，脉象犹数，遂重用玄参二两以代石膏，取其能滋真阴兼能清外感余热，而又伍以潞参、连翘各五钱，潞参即古之人参，此由白虎加人参之义化裁而出，故虚热易退，而连翘又能助玄参凉润之力外透肌肤，则余热亦易清也。(《医学衷中参西录·温病门·温病兼衄血便血》

黄芪当归山茱萸方

内科 / 坐时左半身常觉下坠医案

○ 试再以临证验之，邻村友人王桐轩之女郎，因怒气伤肝经，医者多用理肝之品，致肝经虚弱，坐时左半身常觉下坠，卧时不能左侧，诊其脉，左关微弱异常，遂重用生箭芪八钱，以升补肝气，又佐以当归、萸肉各数钱，一剂止，数剂痊愈。(《医学衷中参西录·深研肝左脾右之理》)

黄芪当归升麻方

内科 / 不言医案

○ 奉天大东关于氏女，年近三旬，出嫁而孀，依于娘门。其人善英文英语，英商之在奉者，延之教其眷属。因病还家，夜中忽不能言，并不能息。其同院住者王子岗系愚门生，急来院叩门求为挽救。因向曾为诊脉，方知其气分甚弱，故此次直断为胸中大气下陷，不能司肺脏之呼吸，是以气息将停而言不能出也。急为疏方，用生箭芪一两，当归四钱，升麻二钱，煎服，须臾即能言语。

翌晨，异至院中，诊其脉沉迟微弱，其呼吸仍觉气短，遂用原方减升麻之半，又加山药、知母各三钱，柴胡、桔梗各钱半（此方去山药，即拙拟升陷汤，载处方编中四卷专治大气下陷）连服数剂痊愈。

按：此证脉迟而仍用知母者，因大气下陷之脉，大抵皆迟，非因寒凉而迟也。用知母以济黄芪之热，则药性和平，始能久服无弊。(《医学衷中参西录·黄芪解》)

黄芪桂枝干姜方

内科/虚损医案

○ 一妇人，年三十许。胸中满闷，不能饮食。医者纯用开破之药数剂，忽然寒热，脉变为迟。医者见脉迟，又兼寒热，方中加黄芪、桂枝、干姜各数钱，而仍多用破气之药。购药未服，愚应其邻家延请，适至其村，病家求为诊视，其脉迟而且弱。问其呼吸觉短气乎？答曰：今于服药数剂后，新添此证。知其胸中大气因服破气之药下陷。时医者在座，不便另为疏方。遂谓医曰：子方中所加之药，极为对证，然此对其胸中大气下陷，破气药分毫不可再用。遂单将所加之黄芪、桂枝、干姜煎服。寒热顿已，呼吸亦觉畅舒。后医者即方略为加减，又服数剂痊愈。(《医学衷中参西录·治大气下陷方·升陷汤》)

黄芪肉桂花椒方

内科/神昏医案

○ 晓秋素羸，为防身计，故喜阅医书。

庚午季秋，偶觉心中发凉，服热药数剂无效，迁延旬日，陡觉凉气上冲脑际，倾失知觉，移时始苏，日三四发，服次延医诊治不愈。乃病不犯时，心扰清白，遂细阅《衷中参西录》，忽见夫子治坐则左边下坠，睡时不敢向左侧之医案，断为肝虚。且谓黄芪与肝木有同气相求之妙用，遂重用生黄芪治愈。乃恍悟晓秋睡时亦不能左侧，知病源实为肝虚；其若斯之凉者，肝中所寄之相火衰也。爰用生箭芪二两、广条桂五钱，因小便稍有不利，又加椒目五钱。煎服一剂，病大见愈。遂即原方连服数剂痊愈。于以叹夫子断病之确，审药之精，此中当有神助，宜医界推第一人也（本案为他人所治，编者注）。（《医学衷中参西录·仲晓秋来函》）

黄芪知母山茱萸方

内科 / 汗证医案

○ 又其族弟某，年四十八，大汗淋漓，数日不止，衾褥皆湿，势近垂危，询方于愚。俾用净萸肉二两，煎汤饮之，其汗遂止。翌晨，迎愚诊视，其脉沉迟细弱，而右部之沉细尤甚，虽无大汗，遍体犹湿。疑其胸中大气下陷，询之，果觉胸中气不上升，有类巨石相压，乃恍悟前次之大汗淋漓，实系大气陷后，卫气无所统摄而外泄也，遂用生黄芪一两，萸肉、知母各三钱，一剂胸次豁然，汗亦尽止，又服数剂以善其后。

按：此证若非胸中大气虚陷，致外卫之气无所统摄而出汗者，投以生黄芪两，其汗出必愈甚，即重用炙黄芪汗出亦必愈甚也。然此中理蕴甚深，三期四卷升陷汤后，发明大气之作用，大气下陷之病状，及黄芪所以能止汗之理，约数千言，兹不胜录也（《医学衷中参西录·治阴虚劳热方·来复汤》也录有本案。编者注）。（《医学衷中参西录·山萸肉解》）

黄芩目痛甘草方

内科 / 腹痛医案

○ 李濒湖曰："有人素多酒欲，病少腹绞痛不可忍，小便如淋诸药不效，偶用黄芩、木通、甘草三味，煎服遂止。"

按：黄芩治少腹绞痛，《别录》原明载之，由此见古人审药之精非后人所能及也。然必因热气所迫致少腹绞痛者始可用，非可概以之治腹痛也。又须知太阴腹痛无热证，必少阳腹痛始有热证，《名医别录》明标之曰"少腹绞痛"，是尤其立言精细处。（《医学衷中参西录·黄芩解》）

姜附汤加人参方

内科 / 伤寒医案

○ 李东垣尝治一阴盛格阳伤寒，面赤烦渴，脉七、八至，但按之则散。用姜附汤加人参投之，得汗而愈。

按：阴盛格阳烦渴，与阳证烦渴确有分辨。阳证烦渴，喜用大碗饮凉水，饮后必轻快须臾。阴盛格阳烦渴，亦若嗜饮凉水，而饮至口中，又似不欲下咽，不过一两口而止。(《医学衷中参西录·治伤寒温病同用方·仙露汤》)

人参柴胡知母方

内科 / 喘证医案

○ 一人，年二十。卧病两月不愈，精神昏聩，肢体酸懒，亦不觉有所苦。度次延医诊视，莫审病情，用药亦无效。一日忽然不能喘息，张口呼气外出，而气不上达，其气蓄极之时，肛门突出，约二十呼吸之顷，气息方通。一昼夜之间，如此者八九次。诊其脉，关前微弱不起，知其大气下陷，不能司肺脏呼吸之枢机也。遂投以人参一两，柴胡三钱，知母二钱，一剂而呼吸顺。又将柴胡改用二钱，知母改用四钱，再服数剂，宿病亦愈。

按：此证卧病数月，气分亏损太甚，故以人参代黄芪。且此时系初次治大气下陷证，升陷汤方犹未拟出也。又按：此证初得时，当系大气下陷，特其下陷未剧，故呼吸之间不觉耳。人参、黄芪皆补气兼能升气者也，然人参补气之力胜于黄芪；黄芪升气之力胜于人参。故大气陷而气分之根蒂犹未伤者，当用黄芪；大气陷而气分之根蒂兼伤损者，当用人参。是以气分虚极下陷者，升陷汤方后，曾注明酌加人参数钱也(《医学衷中参西录·人参解》也录有本案。编者注)。(《医学衷中参西录·治大气下陷方·升陷汤》)

人参石膏麦冬方

儿科 / 温病医案

○ 一农家孺子，年十一。因麦秋农家忙甚，虽幼童亦作劳田间，力薄不堪重劳，遂得温病。手足扰动，不能安卧，谵语不休，所言者皆劳力之事，昼夜目不能瞑。脉象虽实，却非洪滑。拟投以此汤（白虎加人参以山药代粳米汤，编者注），又虑小儿少阳之体，外邪方炽，不宜遽用人参，遂用生石膏两半、蝉蜕一钱，煎服后，诸病如故。复来询方，且言其苦于服药，昨所服者，呕吐将半。愚曰：单用生石膏二两，煎取清汁，徐徐温饮之，即可不吐，乃如言服之，病仍不愈。再为诊视，脉微热退，谵语益甚，精神昏昏，不省人事。急用野台参两半、生石膏二两，煎汁一大碗，分数次温饮下。身热脉起，目遂得瞑，手足稍安，仍作谵语。又于原渣加生石膏、麦冬各一两，煎汁二盅，分两次温饮下，降大便一次，其色甚黑，病遂愈。

按：此证若早用人参，何至病势几至莫救。幸即能省悟，犹能竭力挽回，然亦危而后安矣。愚愿世之用白虎汤者，宜常存一加人参之想也。

又按：此案与前案［指一童子，年十七。于孟夏得温证，八、九日间，呼吸迫促，频频咳吐，痰血相杂。其咳吐之时，疼连胸胁，上焦微嫌发闷。诊其脉，确有实热，而数至七至，摇摇无根。盖其资禀素弱，又兼读书劳心，其受外感又甚剧，故脉象若是之危险也。为其胸胁疼闷兼吐血，遂减方中人参之半，加竹茹、三七（捣细冲服）各二钱。用三七者，不但治吐血，实又兼治胸胁之疼也。一剂血即不吐，诸病亦见愈。又服一剂痊愈。编者注］观之，凡用白虎汤而宜加人参者，不必其脉现虚弱之象也。凡谂知其人劳心过度，或劳力过度，或在老年，或有宿疾，或热已入阳明之府，脉象虽实，而无洪滑之象，或脉有实热，而至数甚数者，用白虎汤时，皆宜酌加人参。（《医学衷中参西录·治伤寒温病同用方·白虎加人参以山药代粳米汤》）

人参苏子代赭石方

内科 / 痰饮医案

○ 一人，伤寒病瘥后，忽痰涎上涌，阻塞咽喉几不能息。其父用手大指点其天突穴，息微通，急迎愚调治。遂用香油二两熬热，调麝香一分灌之，旋灌旋即流出痰涎若干。继用生赭石一两、人参六钱、苏子四钱煎汤，徐徐饮下，痰涎顿开。（《医学衷中参西录·治喘息方·参赭镇气汤》）

山药滑石白芍甘草方

妇科 / 产后喘证医案

○ 同庄张氏女，适邻村郭氏，受妊五月，偶得伤寒，三四日间，胎忽滑下。上焦燥渴，喘而且呻，痰涎壅盛，频频咳吐，延医服药，病未去而转增滑泻，昼夜十余次，医者辞不治，且谓危在旦夕。其家人惶恐，因其母家介绍迎愚诊视。其脉似洪滑，重按指下豁然，两尺尤甚，然为流产才四五日，不敢剧用山药滑石方。遂先用生山药二两，酸石榴一个，连皮捣烂，同煎汁一大碗，分三次温饮下，滑泻见愈，他病如故。再诊其脉，洪滑之力较实，因思此证虽虚，且当忌用寒凉之时，然确有外感实热，若不解其热，他病何以得愈。时届晚三句钟，病人自言每日此时潮热，又言精神困倦已极，昼夜苦不得睡。遂放胆投以生山药两半，滑石一两，生杭芍四钱，甘草三钱，煎汤一大碗，徐徐温饮下，一次止饮药一口，诚以产后脉象又虚，欲其药力常在上焦，不欲其寒凉侵下焦也。斯夜遂得安睡，渴与滑泻皆愈，喘与咳亦愈其半。又将山药、滑石各减五钱，加生龙骨、生牡蛎各八钱，一剂而愈。（《医学衷中参西录·山药解》）

山药硫黄木贼方

内科 / 痢疾医案

○ 天津东门里李氏妇，年过四旬，患痢三年不愈，即稍愈旋又反复。其痢或赤或白或赤白参半，且痢而兼泻，其脉迟而无力。平素所服之药，宜热不宜凉，其病偏于凉可知。俾先用生山药细末，日日煮粥服之，又每日嚼服蒸熟龙眼肉两许，如此旬日，其泻已愈，痢已见轻。

又俾于服山药粥时，送服生硫黄细末三分，日两次，又兼用木贼一钱，淬水当茶饮之，如此旬日，其痢亦愈。（《医学衷中参西录·临证随笔》）

山药硫黄小茴香方

内科 / 痢疾医案

○ 又愚在奉天时，有二十七师炮兵第一营营长刘铁山，于初秋得痢证甚剧。其痢脓血稠黏，脉象弦细，重诊仍然有力。治以通变白头翁汤（生山药一两、白头翁四钱、秦皮三钱、生地榆三钱、生杭芍四钱、甘草二钱、三七三钱、鸭蛋子六十粒。上药共八味，先将三七、鸭蛋子，用白蔗糖水送服一半，再将余煎汤服。其相去之时间，宜至点半钟。所余一半，至煎汤药渣时，仍如此服法。主治热痢下重腹疼，及患痢之人，从前曾有阿片之嗜好者。编者注），两剂痊愈。隔旬余，痢又反复，自用原方治之，病转增剧，复来院求诊。其脉弦细兼迟，不任循按，知其已成寒痢，所以不受原方也。俾用生怀山药细末煮粥，送服小茴香细末一钱、生硫黄细末四分，数次痊愈。（《医学衷中参西录·论痢证治法》）

山药麦芽鸡内金方

内科 / 胁痛医案

○ 一妇人年近四旬，胁下常常作疼，饮食入胃常停滞不下行，服药数年不愈，此肝不升胃不降也。为疏方用生麦芽四钱以升肝，生鸡内金二钱以降胃，又加生怀山药一两以培养脏腑之气化，防其因升之、降之而有所伤损，连服十余剂，病遂痊愈。

用麦芽应注意，视其生芽者，或未生芽而生根如白须者亦可。盖大麦经水浸，先生根而后生芽，借其生发之气比于春气之条达，故疏肝颇效也。授受业孙静明识。（《医学衷中参西录·大麦芽解》）

山药茅根阿司匹林方

儿科 / 痹症医案

○ 在奉曾治一幼童得此证，已危至极点，奄奄一息，数日未断，舁至院中亦治愈。由斯知西药之性近和平，试之果有效验，且洞悉其原质者，固不妨与中药并用也。爰拟方于下，以备采择。

阿司匹林一瓦半，生怀山药一两，鲜茅根（去净皮切碎）二两，将山药茅根煎汤三茶杯，一日之间分三次温服，每次送服阿司匹林半瓦。若服一次周身得汗后，二次阿司匹林可少用。至翌日三次皆宜少用。以一日间三次所服之阿司匹林有一次微似有汗即可，不可每次皆有汗也。如此服之，大约两旬即可愈矣。

按：阿司匹林之原质存于杨柳皮中，西人又制以硫酸，其性凉而能散，最善治人之肢体关节因风热肿疼。又加生山药以滋阴，防其多汗伤液；加鲜茅根以退热，即以引湿热自小便出也（后按方服愈，登《绍兴医报》致谢）。（《医学衷中参西录·答余姚周树堂为母问疼风证治法》）

山茱萸龙牡方

内科 / 汗证医案

○ 一妇人，年三十许，咳血三年，百药不效，即有愈时，旋复如故。后愚诊视，其夜间多汗，先用龙骨、牡蛎、萸肉各一两煎服，以止其汗。一剂汗止，再服一剂，咳血之病亦愈。自此永不反复。（《医学衷中参西录·治吐衄方·补络补管汤》）

山茱萸龙牡方

内科 / 血证医案

○ 后又治一少年，或旬日，或浃辰之间，必吐血数口，浸至每日必吐，屡治无效。其脉近和平，微有芤象，亦治以龙骨、牡蛎、萸肉各一两，三剂而愈。

张景岳谓“咳嗽日久，肺中络破，其人必咳血。”西人谓胃中血管损伤破裂，其人必吐血。龙骨、牡蛎、萸肉，性皆收涩，又兼具开通之力，故能补肺络与胃中血管，以成止血之功，而又不至有欢止之患，致留旗血为恙也。又佐以三七者，取其化腐生新使损伤之处易愈，且其性善理血，原为治衄之妙品也。（《医学衷中参西录·治吐衄方·补络补管汤》）

○ 山萸肉之性，又善治内部血管，或肺络破裂，以致咳血、吐血久不愈者。

曾治沧州路家庄马氏少妇，咳血三年，百药不效，即有愈时，旋复如故。后愚为诊视，其夜间多汗，遂用净萸肉、生龙骨、生牡蛎各一两，俾煎服，拟先止其汗，果一剂汗止，又服一剂咳血亦愈。

盖从前之咳血久不愈者，因其肺中之络，或胃中血管有破裂处，萸肉与

龙骨、牡蛎同用，以涩之、敛之，故咳血亦随之愈也。(《医学衷中参西录·山萸肉解》)

○ 又治本村表弟张权，年三十许，或旬日，或浃辰之间，必吐血数口，浸至每日必吐，亦屡治无效。其脉近和平，微有芤象，亦治以此方（净萸肉、生龙骨、生牡蛎各一两。编者注），三剂痊愈。

后又将此方加三七细末三钱，煎药汤送服，以治咳血吐血之久不愈者，约皆随手奏效，因将其方登于三期二卷名补络补管汤。

若遇吐血之甚者，宜再加赭石五六钱，与前三味同煎汤，送服三七细末更效。(《医学衷中参西录·山萸肉解》)

○ 又治沧州城东路庄子马氏妇，咳血三年不愈，即延医治愈，旋又反复。后愚诊视，其夜间多汗，遂先用生龙骨、生牡蛎、净萸肉各一两，以止其汗。连服两剂，汗止而咳血亦愈。自此永不反复。(《医学衷中参西录·论吐血衄血之原因及治法》)

麝香硼砂香油方

内科 / 神昏医案

○ 曾治一人，年二十余。因夫妻反目，身躯忽然后挺，牙关紧闭，口出涎沫。及愚诊视，已阅三点钟矣。其脉闭塞不全，先用痧药吹鼻，得嚏气通，忽言甚渴。及询之，仍昏昏如故，惟牙关微开，可以进药。因忆严用和麝香清油灌法，虽治中风不醒，若治痰厥不醒，亦当有效。况此证形状，未必非内风煽动。遂用香油二两炖热，调麝香一分，灌之即醒。又硼砂四钱化水，治痰厥可代白矾，较白矾尤稳妥。若治寒痰阻塞，用胡椒三钱捣碎，煎汤灌之，可代生姜自然汁与干姜汤。(《医学衷中参西录·治痰饮方·治痰点天突穴法》)

石膏沉香竹沥方

内科 / 喘证医案

○ 友人张少白曾治一阎姓叟，年近七旬，家有劳疾，发则喘而且嗽。于丙午冬，感冒风寒，上焦烦热，劳疾大作，痰涎胶滞，喘促异常。其脉上部洪滑，按之有力。少白治以生石膏二两，以清时气之热，因兼劳疾，加沉香五钱，以引气归肾。且以痰涎太甚，石膏能润痰之燥，不行痰之滞，故又籍沉香辛温之力，以为石膏之反佐也。一日连服两剂，于第二剂加清竹沥二钱，其病若失。劳疾自此亦愈，至今数年未尝反复。

观此案，则石膏之功用，不几令人不可思议哉。然非其人感冒伤寒，又孰能重用石膏，为拔除其劳疾哉（本案为他人所治，编者注）。(《医学衷中参西录·治伤寒温病同用方·仙露汤》)

石膏代赭石朱砂方

内科／温病医案

○ 刘秀岩，年三十二岁，住天津城北金钢桥西，小学教员，于季夏得温病，兼呕吐不受饮食。

［**病因**］学校与住宅相隔甚近，暑假放学，至晚仍在校中宿卧，一日因校中无人，其衾褥被人窃去，追之不及，因努力奔跑，周身出汗，乘凉歇息，遂得斯病。

［**证候**］心中烦热，周身时时汗出，自第二日，呕吐不受饮食。今已四日，屡次服药亦皆吐出，即渴时饮水亦恒吐出。舌苔白浓，大便四日未行。其脉左部弦硬，右部弦长有力，一息五至。

［**诊断**］其脉左部弦硬者，肝胆之火炽盛也。右部弦长者，冲气挟胃气上冲也。弦长而兼有力者，外感之热已入阳明之府也。此证因被盗怒动肝气，肝火上冲，并激动冲气挟胃气亦上冲，而外感之热又复炽盛于胃中以相助为虐，是以烦热汗出不受饮食而吐药吐水也。此当投以清热镇逆之剂。

［**处方**］生石膏二两细末、生赭石六钱细末、镜面朱砂五钱细末，和匀分作五包，先送服一包，过两点钟再送服一包，病愈即停服，不必尽剂。方用散剂不用汤剂者止呕吐之药丸散优于汤剂也。

［**效果**］服至两包，呕吐已愈，心中犹觉烦热。服至四包，烦热痊愈，大便亦通下矣。

［**说明**］石膏为石质之药，本重坠且又寒凉，是以白虎汤中以石膏为主，而以甘草缓之，以粳米和之，欲其服后留恋于胃中，不至速于下行。故用石膏者，忌再与重坠之药并用，恐其寒凉侵下焦也，并不可与开破之药同用，

因开破之药力原下行也。乃今因肝气胆火相并上冲，更激动冲气挟胃气上冲，且更有外感之热助之上冲，因致脏腑之气化有升无降，是以饮食与药至胃中皆不能存留，此但恃石膏之寒凉重坠原不能胜任，故特用赭石之最有压力者以辅之。此所以旋转脏腑中之气化，而使之归于常也。设非遇此等证脉，则石膏原不可与赭石并用也。(《医学衷中参西录·温病门·温病兼呕吐》

石膏连翘茅根方

内科 / 腿肿痛医案

○ 又治西安县煤矿司账张子禹腿疼，其人身体强壮，三十未娶，两腿肿疼，胫骨处尤甚。服热药则加剧，服凉药则平平，医治年余无效。其脉象洪实，右脉尤甚；其疼肿之处皆发热，断为相火炽盛，小便必稍有不利，因致湿热相并下注。宜投以清热利湿之剂。初用生石膏二两，连翘、茅根各三钱，煎汤服。后渐加至石膏半斤，连翘、茅根仍旧，日服两剂，其第二剂石膏减半。如此月余，共计用生石膏十七斤，疼与肿皆大轻减；其饮食如常，大便日行一次，分毫未觉寒凉。嘱其仍服原方，再十余剂当脱然痊愈矣。(《医学衷中参西录·论用药以胜病为主不拘分量之多少》)

石膏茅根阿司匹林方

儿科 / 疹医案

○ 天津许姓学生，年八岁，于庚申仲春出疹，发热，便秘，气息微喘，干咳无痰，其咽喉觉疼，其外咽喉两旁各起疙瘩大如桃核；先用鲜茅根半斤，生石膏二两，西药阿司匹林一瓦半，症状有所减轻，遂改为茅根五两，石膏两半，阿司匹林一瓦，前二味煎汤分三次送服阿司匹林。服后疹出见多，大便通下，表里之热已退十之八九，咽喉之疼又轻，惟外边疙瘩则仍旧。恐其疹仍如从前之靥急，每日用鲜茅根四两以之煮汤当茶饮，又用金银花六钱，甘草三钱，煎汤一大杯，分三次温服，每次送梅花点舌丹一丸。如此四日，疙瘩亦消无芥蒂矣。

又按：此证若于方中多用羚羊角数钱，另煎汤兑药中服之，亦可再将疹表出。而其价此时太昂，无力之家实办不到，是以愚拟得茅根、石膏、阿司匹林并用以代之。凡证之宜用羚羊角者，可将此三味为方治之也。且此三味并用，又有胜于但用羚羊角之时也。(《医学衷中参西录·详论猩红热治法》)

石膏三七蒲黄方

内科 / 腹痛医案

○ 又尝治一人，少腹肿疼甚剧，屡经医治无效，诊其脉沉洪有力，投以生石膏三两，旱三七二钱（研细冲服），生蒲黄三钱，煎服两剂痊愈。此证即西人所谓盲肠炎也，西人恒视之为危险难治之病，而放胆重用生石膏即可随手奏效。

至谓其除邪鬼者，谓能治寒温实热证之妄言妄见也。治产乳者，此乳字当作生字解（注疏家多以乳字作乳汁解者非也），谓妇人当生产之后，偶患寒温实热，亦不妨用石膏，即《金匮》谓，妇人乳中虚，烦乱呕逆，安中益气，竹皮大丸主之者是也（竹皮大丸中有石膏）。治金疮者，人若为刀斧所伤，接以生石膏细末，立能止血且能消肿愈疼也。(《医学衷中参西录·深研白虎汤之功用》)

石膏山药阿司匹林方

儿科 / 温病医案

○ 奉天南关马姓幼女，于午节前得温病，医治旬日病益增剧，周身灼热，精神恍惚，烦躁不安，形势危殆，其脉确有实热，而至数嫌其过数。盖因久经外感灼热而阴分亏损也。遂用生石膏两半、生山药一两（单用此二味，取其易服），煮浓汁两茶盅，徐徐与之。连进两剂，灼热已退，从前两日未大便，至此大便亦通，而仍有烦躁不安之意，遂用阿司匹林二分，同白糖钱许，开水冲化服之，周身微汗，透出白痧满身而愈。

［**或问**］外感之证，在表者当解其表，由表而传里者当清其里。今此证先清其里，后复解其表者何也？答曰：子所论者治伤寒则然也。而温病恒表里毗连，因此表里之界限不清。其证有当日得之者，有表未罢而即传于里者，有传里多日而表证仍未罢者。究其所以然之故，多因此证内有伏气，又薄受外感，伏气因感而发。一则自内而外，一则自外而内，以致表里混淆。后世治温者，恒不以六经立论，而以三焦立论，彼亦非尽无见也。是以愚对于此证有重在解

表，而兼用清里之药者，有重在清里而兼用解表之药者，有其证似犹可解表，因脉数烦躁，遂变通其方，先清其里而后解其表者。如此则服药不至瞑眩，而其病亦易愈也。上所治之案，盖准此义。(《医学衷中参西录·临证随笔》)

石膏竹沥沉香方

内科 / 喘证医案

〇 又友人张少白，曾治京都阎姓叟。年近七旬，素有劳疾，发则喘而且嗽。于冬日感冒风寒，上焦烦热，劳疾大作，痰涎胶滞，喘促异常。其脉关前洪滑，按之有力。少白治以生石膏二两以清时气之热，因其劳疾，加沉香五钱，以引气归肾。且以痰涎太盛，石膏能润痰之燥，不能行痰之滞，故又借其辛温之性，以为石膏之反佐也。一日连服二剂，于第二剂加清竹沥二钱，病若失。劳疾亦从此除根永不反复。夫劳疾至年近七旬，本属不治之证，而事出无心，竟以重用石膏治愈之，石膏之功用，何其神哉。(《医学衷中参西录·石膏解》)

石膏竹茹连翘方

内科 / 温病医案

〇 友人刘干臣之女，嫁与邻村，得温病，干臣邀愚往视。其证表里俱热，胃口满闷，时欲呕吐，舌苔白而微黄，脉象洪滑，重按未实，问其大便，昨行一次微燥，一医者欲投以调胃承气汤，疏方尚未取药。愚曰：此证用承气汤尚早。遂另为疏方用生石膏一两，碎竹茹六钱，青连翘四钱，煎汤服后，周身微汗，满闷立减，亦不复欲呕吐，从前小便短少，自此小便如常，其病顿愈。(《医学衷中参西录·竹茹解》)

铁锈生地人参方

儿科 / 痫证医案

〇 又小儿荫潮自京都来信言，治一陆军书记官王竹孙，年四十余，每至晚八点钟，即不省人事，四肢微有抽掣，甚畏灯光。军中医官治以镇安神经药罔效。后荫潮治以铁锈、生地各六钱，煎汤送服人参小块三钱。约服二十剂，病遂脱然。

盖此证乃胸中大气（即宗气）虚损，不能上达脑部，以斡旋其神经，保合其神明，所以昏不知人，而复作抽掣也。病发于晚间者，因其时身中之气化下降，大气之虚者益虚也。其畏灯光者，因其肝血虚而生热，其中所寄之相火乘时上扰脑部，脑中苦烦热，故畏见灯光也。是以用人参以补大气之虚，铁锈、生地以镇肝、生血、凉血，未尝用药理其脑部，而脑部自理也。（《医学衷中参西录·致陆晋笙书》）

葶苈大枣五味子方

内科 / 神昏医案

○ 邑郑仁村，年五十许。感冒风寒，痰喘甚剧，服表散、清火、理痰之药皆不效，留连二十余日，渐近垂危。其甥刘振绪，愚外祖家近族表弟也。年十四，从愚读书，甚慧。与言医学，颇能记忆。闻其舅病革，往省之，既至，则衣冠竟属纩矣。振绪用葶苈（四钱生者布包）大枣（五枚劈开）汤，加五味子二钱，煎汤灌之，豁然顿醒，继服从龙汤（煅龙骨一两、煅牡蛎一两、生杭芍五钱、清半夏四钱、炒苏子四钱、炒牛蒡子三钱。主治外感痰喘，服小青龙汤，病未痊愈，或愈而复发者，继服此汤。编者注）一剂痊愈。

盖此证乃顽痰郁塞肺之窍络，非葶苈大枣汤不能泻之。且喘久则元气必虚，加五味子二钱，以收敛元气，并可借葶苈下行之力，以纳气归肾也。以十四岁童子，而能如此调方，岂非有神助欤？为其事特异，故附记于此。且以知拙拟从龙汤，固宜于小青龙汤后，而服过发表之药者，临时制宜，皆可酌而用之，不必尽在小青龙汤后也。（《医学衷中参西录·治伤寒方·从龙汤》）

硝菔通结加人参汤

内科 / 便秘医案

○ 一媪，年七旬，痨嗽甚剧，饮食化痰涎，不化津液，致大便燥结，十余日不行，饮食渐不能进。亦拟投以此汤（硝菔通结汤：净朴硝四两、鲜莱菔五斤。编者注），为羸弱已甚，用人参三钱，另炖汁，和药服之。一剂便通，能进饮食。

复俾煎生山药稠汁，调柿霜饼服之，痨嗽亦见愈。（《医学衷中参西录·治燥结方》）

硝菔通结汤加代赭石方

内科 / 腹痛医案

○ 李连荣，天津塘沽人，年二十五岁，业商，于仲春得腹结作疼证。

［**病因**］偶因恼怒触动肝气，遂即饮食停肠中，结而不下作疼。

［**证候**］食结肠中，时时切疼，二十余日大便不通。始犹少进饮食，继则食不能进，饮水一口亦吐出。延医服药，无论何药下咽亦皆吐出，其脉左右皆微弱，犹幸至数照常，按之犹有根蒂，知犹可救。

疗法：治此等证，必止呕之药与开结之药并用，方能直达病所，又必须内外兼治，则久停之结庶可下行。

［**处方**］用硝菔通结汤（净朴硝四两、鲜莱菔五斤。将莱菔切片，同朴硝和水煮之。初次煮，用莱菔片一斤，水五斤，煮至莱菔烂熟捞出。就其余汤，再入莱菔一斤。如此煮五次，约得浓汁一大碗，顿服之。若不能顿服者，先饮一半，停一点钟，再温饮一半，大便即通。主治大便燥结久不通，身体兼羸弱者。编者注），送服生赭石细末，汤分三次服下（每五十分钟服一次），共送服赭石末两半。外又用葱白四斤切丝，醋炒至极热，将热布包熨患处，凉则易之。又俾用净萸肉二两，煮汤一盅，结开下后饮之，以防虚脱。

［**效果**］自晚八点钟服，至夜半时将药服完，炒葱外熨，至翌日早八点钟下燥粪二十枚，后继以溏便。知其下净，遂将萸肉汤饮下，安然痊愈。若虚甚者，结开欲大便时，宜先将萸肉汤服下。（《医学衷中参西录·肠胃病门·肠结腹疼》）

硝石矾石散

儿科 / 黄疸医案

○ 戊午仲秋，愚初至奉天，有小北门里童子朱文奎者，年十三岁，得黄疸证月余，服药无效，浸至不能饮食，其脉甚沉细，治以此散［硝石矾石散：

硝石、矾石等份为散，大麦粥汁和服方寸匕（约重一钱），日三服。编者注]。为其年幼，一次止服六分。旬日病愈，而面目犹微黄。改用生山药、生薏米各八钱，茯苓三钱，连服数剂痊愈。文奎虽在髫龄，已善书画，自书对联酬愚，字态韶秀，盖仿王梦楼也。(《医学衷中参西录·治黄疸方·审定〈金匮〉黄疸门硝石矾石散方》)

山茱萸党参山药方

妇科 / 产后脱证

○ 邑北境故城县，刘氏妇，年近四旬，得霍乱暴脱证。受妊五六个月，时当壬寅秋令，霍乱盛行，因受传染，吐泻一昼夜，病似稍愈，而胎忽滑下。自觉精神顿散，心摇摇似不能支持。遂急延为诊视。

［**证候**］迨愚至欲为诊视，则病势大革，殓服已备，着于身将舁诸床，病家辞以不必入视。愚曰：此系暴脱之证，一息尚存，即可挽回。遂入视之，气息若无，大声呼之亦不知应，脉象模糊如水上浮麻，莫辨至数。

［**诊断**］此证若系陈病状况，至此定难挽回，惟因霍乱吐泻已极，又复流产，则气血暴脱，故仍可用药挽救。夫暴脱之证，其所脱者元气也。凡元气之上脱必由于肝（所以人之将脱者，肝风先动），当用酸敛之品直趋肝脏以收敛之。即所以阻塞元气上脱之路，再用补助气分之药辅之。虽病势垂危至极点，亦可挽回性命于呼吸之间。

［**处方**］净杭萸肉二两、野党参一两、生怀山药一两共煎汤一大盅，温服方虽开就而药局相隔数里，取药追不及待，幸其比邻刘翁玉珍是愚表兄，有愚所开药方，取药二剂未服，中有萸肉共六钱，遂急取来暴火煎汤灌之。

［**效果**］将药徐徐灌下，须臾气息稍大，呼之能应，又急煎渣灌下，较前尤明了。问其心中何如，言甚难受，其音惟在喉间，细听可辨。须臾药已取到，急煎汤两茶杯，此时已自能服药。俾分三次温服下，精神顿复，可自动转。继用生山药细末八钱许，煮作茶汤，调以白糖，令其适口当点心服之。日两次，如此将养五六日以善其后。

［**说明**］按人之气海有二，一为先天之气海，一为后天之气海。《内经》论四海之名，以膻中（即膈上）为气海，所藏者大气，即宗气也，养生家及针灸家皆以脐下为气海，所藏者元气，即养生家所谓祖气也。此气海之形状，若

倒提鸡冠花形，纯系脂膜结成而中空（剖解猪腹者，名之为鸡冠油），肝脏下垂之脂膜与之相连，是以元气之上行，原由肝而敷布，而元气之上脱，亦即由肝而疏泄也（《内经》谓肝主疏泄）。惟重用萸肉以酸敛防其疏泄，借以阻塞元气上脱之路，而元气即可不脱矣。所最足明征者，若初次即服所开之方以治愈此证，鲜不谓人参之功居多，乃因取药不及，遂单服萸肉，且所服者只六钱即能建此奇功。由此知萸肉救脱之力，实远胜人参。盖人参以救无气之下脱，犹足恃，而以救元气之上脱，若单用之转有气高不返之弊（说见俞氏《寓意草》），以其性温而兼升也。至萸肉则无论上脱下脱，用之皆效。盖元气之上脱由于肝，其下脱亦由于肝，诚以肝能为肾行气（《内经》谓肝行肾之气），即能泻元气自下出也。为其下脱亦由于肝，故亦可重用萸肉治之也。

［**或问**］同为元气之脱何以辨其上脱下脱？答曰：上脱与下脱，其外现之证可据以辨别者甚多。今但即脉以论，如此证脉若水上浮麻，此上脱之征也。若系下脱其脉即沉细欲无矣。且元气上脱下脱之外，又有所谓外脱者。周身汗出不止者是也。萸肉最善敛汗，是以萸肉亦能治之。来复汤及山萸肉解后载有治验之案数则，可参观也。（《医学衷中参西录·霍乱门·霍乱暴脱证》）

第四章　四味药方剂

白虎汤

［**组成**］知母六两　石膏打碎，一斤　甘草炙，二两　粳米六合

［**主治**］自治愈此病（又曾治一少年，因外感实热，致大便燥结，旬余未下，其脉亦数逾六至，且不任重按，亦投以白虎加人参汤，以生地黄代方中知母，生山药代方中粳米，煎汤一大碗，俾分多次徐徐温饮下。初服一剂，脉数见缓，遂即原方略为减轻，俾再煎服。拟后服至脉象复常，再为通其大便，孰意次剂服完而大便自通下矣。且大便通下后，外感之实热亦消解无余矣。此直以白虎加人参汤代承气汤也。编者注）之后，凡遇有证之可下而可缓下者，恒以白虎汤代承气，或以白虎加人参汤代承气，其凉润下达之力，恒可使大便徐化其燥结，无事用承气而自然通下，且下后又无不解之虞也。(《医学衷中参西录·阳明病三承气汤证》)

［**加减**］间有用白虎汤润下大便，病仍不解，用大黄降之而后解者，以其肠中有匿藏之结粪也。(《医学衷中参西录·治伤寒温病同用方·仙露汤》)

按：凡服白虎汤后，大热已退，其大便犹未通者，愚恒用大黄细末一钱，或芒硝细末二钱，蜜水调服，大便即通，且通下即愈，断无降后不解之虞。而此证不用硝黄通其大便，转用人参通其大便，此《内经》所谓“塞因塞用”也。审脉无误，投药即随手奏效，谁谓中法之以脉断病者不足凭乎？又按：此证气分既虚，初次即宜用白虎加人参汤，因火盛之时，辨脉未真，遂致白虎与人参前后分用，幸而成功。因此，自咎脉学之疏，益叹古人制方之精矣。(《医学衷中参西录·人参解》)

［**用法**］上四味，以水一斗，煮米熟汤成，去滓，温服一升，日三服。

［**方论**］白虎者，西方之金神也。于时为溽暑既去，金风乍来，病暍之人当之，顿觉心地清凉，精神爽健，时序之宜人，莫可言喻。以比阳明实热之人，正当五心烦灼，毫无聊赖之际，而一饮此汤，亦直觉凉沁心脾，转瞬

之间已置身于清凉之域矣。方中重用石膏为主药，取其辛凉之性，质重气轻，不但长于清热，且善排挤内蕴之热息息自毛孔达出也。用知母者，取其凉润滋阴之性，既可佐石膏以退热，更可防阳明热久者之耗真阴也。用甘草者，取其甘缓之性，能逗留石膏之寒凉不至下趋也。用粳米者，取其汁浆浓郁能调石膏金石之药使之与胃相宜也。药止四味，而若此相助为理，俾猛悍之剂归于和平，任人放胆用之，以挽回人命于垂危之际，真无尚之良方也。何犹多畏之如虎而不敢轻用哉？

白虎汤所主之病，分载于太阳、阳明、厥阴篇中，惟阳明所载未言其脉象何如，似令人有未惬意之处。然即太阳篇之脉浮而滑及厥阴篇之脉滑而厥，推之其脉当为洪滑无疑，此当用白虎汤之正脉也。故治伤寒者，临证时若见其脉象洪滑，知其阳明之府热已实，放胆投以白虎汤必无差谬，其人将药服后，或出凉汗而愈，或不出汗其热亦可暗消于无形。若其脉为浮滑，知其病犹连表，于方中加薄荷叶一钱，或加连翘、蝉蜕各一钱，服后须臾即可由汗解而愈。其脉为滑而厥也，知系厥阴肝气不疏，可用白茅根煮汤以之煎药，服后须臾厥回，其病亦遂愈。此愚生平经验所得，故敢确实言之，以补古书所未备也。

近世用白虎汤者，恒恪守吴氏四禁。所谓四禁者，即其所著《温病条辨》白虎汤后所列禁用白虎汤之四条也。然其四条之中，显有与经旨相反之两条，若必奉之为金科玉律，则此救颠扶危挽回人命之良方，几将置之无用之地。愚非好辩而为救人之热肠所迫，实有不能已于言者。（《医学衷中参西录·深研白虎汤之功用》）

白虎汤方三见于《伤寒论》。一在太阳篇，治脉浮滑；一在阳明篇，治三阳合病自汗出者；一在厥阴篇，治脉滑而厥，注家于阳明条下，谓苟非自汗，恐表邪抑塞，亦不敢鲁莽而轻用白虎汤。自此说出，医者遇白虎汤证，恒因其不自汗出即不敢用，此误人不浅也。盖寒温之证，邪愈深入则愈险。当其由表入里，阳明之府渐实，急投以大剂白虎汤，皆可保完全无虞。设当用而不用，由胃实以至肠实而必须降下者，已不敢保其完全无虞也。况自汗出之文惟阳明篇有之，而太阳篇但言脉浮滑，厥阴篇但言脉滑而厥，皆未言自汗出也。由是知其脉但见滑象，无论其滑而兼浮、滑而兼厥，皆可投以白虎汤，经义昭然，何医者不知尊经，而拘于注家之谬说也。

特是白虎汤证，太阳、厥阴篇皆言其脉，而阳明篇未尝言其脉象何如。

然以太阳篇之浮滑、厥阴篇之滑而厥，比例以定其脉，当为洪滑无疑。夫白虎汤证之脉象既不同，至用白虎汤时即不妨因脉象之各异而稍为变通。是以其脉果为洪滑也，知系阳明腑实，投以大剂白虎汤原方，其病必立愈。其脉为浮滑也，知其病犹连表，于方中加薄荷叶一钱，或加连翘、蝉蜕各一钱，服后须臾即可由汗解而愈。其脉为滑而厥也，可用白茅根煮汤以之煎药，服后须臾厥回，其病亦遂愈。此愚生平经验有得，故敢确实言之也。至白虎加人参汤两见于《伤寒论》。一在太阳上篇，当发汗之后；一在太阳下篇，当吐下之后。其证皆有白虎汤证之实热，而又兼渴，此因汗吐下后伤其阴分也。为其阴分有伤，是以太阳上篇论其脉处，但言洪大，而未言滑。洪大而不滑，其伤阴分可知也。至太阳下篇，未尝言脉，其脉与上篇同又可知也。于斯加人参于大队寒润之中，能济肾中真阴上升，协同白虎以化燥热，即以生津止渴，渴解热消，其病自愈矣。

独是白虎加人参汤宜用于汗、吐、下后证兼渴者，亦有非当汗、吐、下后，其证亦非兼渴，而用白虎汤时亦有宜加人参者。其人或年过五旬，或气血素亏，或劳心劳力过度，或阳明府热虽实而脉象无力，或脉搏过数，或脉虽有力而不数，仍无滑象，又其脉或结代者，用白虎汤时皆宜加人参。至于妇人产后患寒温者，果系阳明胃腑热实，亦可治以白虎汤，无论其脉象何如，用时皆宜加人参。而愚又恒以玄参代知母，生山药代粳米，用之尤为稳妥。诚以产后肾虚，生山药之和胃不让粳米，而汁浆稠黏兼能补肾；玄参之清热不让知母，而滋阴生水亦普补肾也。况石膏、玄参《本经》原谓其可用于产乳之后，至知母则未尝明言，愚是以谨遵《本经》而为之变通。盖胆大心小，医者之贵。凡遇险证之犹可挽救者，固宜毅然任之不疑，而又必熟筹完全，不敢轻视人命，为孤注之一掷也。至方中所用之人参，当以山西之野党参为正。药房名为狮头党参，亦名野党参，生苗处状若狮头，皮上皆横纹。吉林亦有此参，形状相似，亦可用。至若高丽参、石柱参（亦名别直参），性皆燥热，不可用于此汤之中。

按：白虎汤、白虎加人参汤皆治阳明胃实之药，大、小承气汤皆治阳明肠实之药。而愚治寒温之证，于阳明肠实大便燥结者，恒投以大剂白虎汤，或白虎加人参汤，往往大便得通而愈，且无下后不解之虞。间有服药之后大便未即通下者，而少投以降下之品，或用玄明粉二三钱和蜜冲服，或用西药旃那叶钱半开水浸服，其大便即可通下。盖因服白虎汤及服白虎加人参汤后，

壮热已消，燥结已润，自易涌下也。(《医学衷中参西录·论白虎汤及白虎加人参汤之用法》)

《伤寒论》阳明篇中，白虎汤后继以承气汤，以攻下肠中燥结，而又详载不可攻下诸证。诚以承气力猛，倘或审证不确，即足误事。愚治寒温三十余年，得一避难就易之法。凡遇阳明应下证，亦先投以大剂白虎汤一两剂。大便往往得通，病亦即愈。即间有服白虎汤数剂，大便犹不通者，而实火既消，津液自生，肠中不致干燥，大便自易降下。用玄明粉三钱，加蜂蜜或柿霜两许，开水冲调服下，大便即通。若仍有余火未尽，而大便不通者，单用生大黄末一钱(若凉水调服生大黄末一钱可抵煮服者一两)，蜜水调服，通其大便亦可。且通大便于服白虎汤后，更无下后不解之虞。盖下证略具，而脉近虚数者，遂以承气下之，原多有下后不解者，以其真阴亏元气虚也。惟先服白虎汤或先服白虎加人参汤，去其实火，即以复其真阴，培其元气，而后微用降药通之，下后又何至不解乎。此亦愚百用不至一失之法也。

又按：重用石膏以退火之后，大便间有不通者，即可少用通利之药通之。此为愚常用之法，而随证制宜，又不可拘执成见(这是张锡纯在接到湖北省潜江红十字分会张港义务医院院长崔兰亭用其方所治疗医案后的按语，编者注)。(《医学衷中参西录·治伤寒温病同用方·仙露汤》)

寒温阳明腑病，原宜治以白虎汤，医者畏不敢用，恒以甘寒之药清之，遇病之轻者，亦可治愈，而恒至稽留余热(其寒药滞泥，故能闭塞外感热邪)，变生他证。迨至病久不愈，其脉之有力者，仍可用白虎汤治之，其脉之有力而不甚实者，可用白虎加人参汤治之。(《医学衷中参西录·石膏解》)

间有用白虎汤润下大便，病仍不解，用大黄降之而后解者，以其肠中有匿藏之结粪也。(《医学衷中参西录·治伤寒温病同用方·仙露汤》)

《伤寒论》原文：伤寒，脉滑而厥者，里有热也，白虎汤主之。

太阳篇白虎汤证，脉浮滑是表里皆有热也。此节之白虎汤证，脉滑而厥，是里有热表有寒也。此所谓热深厥深也。

愚遇此等证，恒先用鲜白茅根半斤切碎，煮四五沸，取汤一大碗，温饮下，厥回身热，然后投以白虎汤，可免病家之疑，病人亦敢放胆服药。若无鲜茅根时，可以药房中干茅根四两代之，若不用茅根时，愚恒治以白虎加人参汤，盖取人参能助人生发之气，以宣通内热外出也。(《医学衷中参西录·厥阴病白虎汤证》)

《伤寒论》白虎汤，治阳明府热之圣药也。盖外邪炽盛，势若燎原，胃中津液，立就枯涸。故用石膏之辛寒以祛外感之邪，知母之凉润以滋内耗之阴。特是石膏质重（虽煎作汤性也下坠），知母味苦，苦降与重坠相并，下行之力速，胃腑之热或难尽消，且恐其直趋下焦而为泄泻也，故又籍粳米之浓汁，甘草之甘味，缓其下趋之势，以待胃中微丝血管徐徐吸去，由肺升出为气，由皮肤渗出为汗，余入膀胱为溺，而内蕴之热邪随之俱清，此仲景制方之妙也。然病有兼证，即用药难拘成方。犹是白虎汤证也，因其人胃气上逆，心下胀满，粳米、甘草不可复用，而以半夏、竹茹代之，取二药之降逆，以参赞石膏、知母成功也。(《医学衷中参西录·治伤寒温病同用方·镇逆白虎汤》)

伤寒初得宜用热药发其汗，麻黄、桂枝诸汤是也。风温初得宜用凉药发其汗，薄荷、连翘、蝉蜕诸药是也。至传经已深，阳明热实，无论伤寒、风温，皆宜治以白虎汤。而愚用白虎汤时，恒加薄荷少许或连翘、蝉蜕少许，往往服后即可得汗。即但用白虎汤，亦恒有服后即汗者。因方中石膏原有解肌发表之力，故其方不但治阳明府病，兼能治阳明经病，况又少加辛凉之品引之，以由经达表，其得汗自易易也。(《医学衷中参西录·伤寒风温始终皆宜汗解说》)

按：白虎汤方原以石膏为主药，其原质系硫氧氢钙化合而成，宜生用最忌煅用。生用之则其硫氧氢之性凉而能散，以治外感有实热者，直胜金丹。若煅之则其所含之硫氧氢皆飞去，所余之钙经煅即成洋灰（洋灰原料石膏居多），能在水中结合，点豆腐者用之以代卤水。若误服之，能将人之血脉凝结，痰水锢闭。故煅石膏用至七八钱，即足误人性命。迨至偾事之后，犹不知其误在煅，不在石膏。转以为石膏煅用之其猛烈犹足伤人，而不煅者更可知矣。于斯一倡百和，皆视用石膏为畏途。是以《伤寒论》白虎汤原可为治猩红热有一无二之良方，而疾者遇当用之时，竟不敢放胆一用，即成有用者，纵不至误用煅石膏，而终以生石膏之性为大寒，重用不过三四钱，不知石膏性本微寒，明载于《本经》，且质又甚重，三四钱不过一小撮耳，以微寒之药欲止用一小摄，以救炽盛之毒热，杯水车薪，用之果何益乎。是以愚十余年来，对于各省医学志报莫不提倡重用生石膏，深戒误用煅石膏。而河北全省虽设有医会，实无志报宣传，纵欲革此积弊，恒苦无所凭藉，殊难徒口为之呼吁。今因论猩红热治法论及石膏，实不觉心长词费也（这是张锡纯在天津陆军做医正时治中学教员宋志良之九岁女儿患猩红热用白虎汤石膏剂量自三两渐加至六两痊愈后所加的按语。编者注）。

《伤寒论》原文：三阳合病，腹满身重，难以转侧，口不仁面垢，谵语遗尿。发汗则谵语；下之则额上生汗，手足逆冷。若自汗出者，白虎汤主之（此节载阳明篇）。

按：证为三阳合病，乃阳明外连太阳内连少阳也。由此知三阳会合以阳明为中间，三阳之病会合，即以阳明之病为中坚也。是以其主病之方，仍为白虎汤，势若帅师以攻敌，以全力捣其中坚，而其余者自瓦解。

《伤寒论》原文：伤寒，脉滑而厥者，里有热，白虎汤主之（此节载厥阴篇）。

按：脉滑者阳明之热传入厥阴也。其脉滑而四肢厥逆者，因肝主疏泄，此证乃阳明传来之热郁于肝中，致肝失其所司，而不能疏泄，是以热深厥亦深也，治以白虎汤，热消而厥自回矣。

［**或问**］伤寒传经之次第，原自阳明而少阳，三传而后至厥阴，今言阳明之热传入厥阴，将勿与经旨有背谬乎？答曰：白虎汤原为治阳明实热之正药，其证非阳明之实热者，仲景必不用白虎汤。此盖因阳明在经之热，不传于府（若入府则不他传矣）而传于少阳，由少阳而为腑脏之相传（如由太阳传少阳，即腑脏相传，《伤寒论》少阴篇；麻黄附子细辛汤所主之病是也），则肝中传入阳明实热矣。究之此等证，其左右两关必皆现有实热之象。盖此阳明在经之热，虽由少阳以入厥阴，必仍有余热入于阳明之府，俾其府亦蕴有实热，故可放胆投以白虎汤，而于胃府无损也。

吴鞠通原文：白虎汤本为达热出表，若其人脉浮弦而细者不可与也，脉沉者不可与也，不渴者不可与也，汗不出者不可与也，当须识此勿令误也。

按：前两条之不可与，原当禁用白虎汤矣。至其第三条谓不渴者不可与也。夫用白虎汤之定例，渴者加人参，其不渴者即服白虎汤原方，无事加参可知矣。吴氏以为不渴者不可与，显与经旨相背矣。且果遵吴氏之言，其人若渴即可与以白虎汤，而亦无事加参矣，不又显与渴者加人参之经旨相背乎？至其第四条谓汗不出者不可与也。夫白虎汤三见于《伤寒论》，惟阳明篇中所主之三阳合病有汗，其太阳篇所主之病及厥阴篇所主之病，皆未见有汗也。仲圣当日未见有汗即用白虎汤，而吴氏则于未见有汗者禁用白虎汤，此不又显与经旨相背乎？且石膏原具有发表之性，其汗不出者不正可藉以发其汗乎？且即吴氏所定之例，必其人有汗且兼渴者始可用白虎汤。然阳明实热之证，渴而兼汗出者，十人之中不过一二人，是不几将白虎汤置之无用之地乎？夫吴氏为清季名医，而对于白虎汤竟误设禁忌若此，彼盖未知石膏之性也。及至所著医案，曾治何姓叟，手足拘挛，因误服热药所致，每剂中用生石膏八两，服近五十日始愈，计用生石膏二十余斤。又治赵姓中焦留饮，上泛作喘，每剂药中皆重用生石膏，有一剂药中用六两、八两者，有一剂中用十二两者，有一剂中用至一斤者，共服生石膏近百斤，其病始愈。以观其《温病条辨》中，所定白虎汤之分量生石膏止用一两，犹煎汤三杯分三次温饮下者，岂不天壤悬殊哉。盖吴氏先著《温病条辨》，后著《医案》（指《吴鞠通医案》，编者注），当其著《条辨》时，因未知石膏之性，故其用白虎汤慎重若此；至其著《医案》时，是已知石膏之性也，故其能放胆重用石膏若此，学问与年俱进，故不失其为名医也。

按：人之所以重视白虎汤而不敢轻用者，实皆未明石膏之性也。夫自古论药之书，当以《本经》为称首，其次则为《名医别录》。《本经》创于开天辟地之圣神，询堪为药性之正宗，至《别录》则成于前五代之陶弘景，乃取自汉以后及五代以前名医论药之处而集为成书，以为《本经》之辅翼（弘景曾以朱书《本经》墨书《别录》为一书，进之梁武帝，今即《本经》及《别录》之文而细为研究之。

愚浮沉医界者五十余年，尝精细体验白虎汤之用法，若阳明之实热，一半在经、一半在府，或其热虽入府而犹连于经，服白虎汤后，大抵皆能出汗，斯乃石膏之凉与阳明之热化合而为汗以达于表也。若犹虑其或不出汗，则少加连翘、蝉蜕诸药以为之引导，服后覆杯之顷，其汗即出，且汗出后其病即愈，而不复有外感之热存留矣。若其阳明之热已尽入府，服白虎汤后，大抵出汗者少，不出汗者多，其出汗者热可由汗而解，其不出汗者其热亦可内消。盖石膏质重气轻，其质重也可以逐热下行。其气轻也可以逐热上出，俾胃腑之气化升降皆湛然清肃，外感之热自无存留之地矣。(《医学衷中参西录·深研白虎汤之功用》)

寒温阳明病，其热甚盛者，投以大剂白虎汤，其热稍退，翌日恒病仍如故。如此反复数次，病家遂疑药不对证，而转延他医，因致病不起者多矣。愚后拟得此方，凡遇投以白虎汤见效旋又反复者，再为治时即用石膏为末送服。其汤剂中用五六两者，送服其末不过一两，至多至两半，其热

即可全消失。(《医学衷中参西录·〈伤寒论〉大承气汤病脉迟之研究及脉不迟转数者之变通下法》)

愚从前遇寒温证之当下而脉象数者，恒投以大剂白虎汤，或白虎加人参汤，其大便亦可通下。然生石膏必须用至四五两，煎一大碗，分数次温服，大便始可通下。间有服数剂后大便仍不通下者，其人亦恒脉净身凉，少用玄明粉二三钱和蜜冲服，大便即可通下。然终不若白虎承气汤用之较便也。(《医学衷中参西录·〈伤寒论〉大承气汤病脉迟之研究及脉不迟转数者之变通下法》)

又伤寒，脉浮，发热无汗，其表不解者，不可与白虎汤；渴欲饮水无表证者，白虎加人参汤主之。

凡服白虎汤之脉，皆当有滑象，脉滑者中有热也，此节之脉象但浮，虽曰发热不过其热在表，其不可与以白虎汤之实际，实在于此。乃因节中有无汗及表不解之文，而后世之治伤寒者，或谓汗不出者，不可用白虎汤，或谓表不解者，不可用白虎汤，至引此节之文以为证据，而不能连上数句汇通读之以重误古人。独不思太阳篇中白虎汤证，其脉浮滑，浮非连于表乎？又不思白虎汤证三见于《伤寒论》，惟阳明篇白虎汤证，明言汗出，而太阳篇与厥阴篇之所载者，皆未言有汗乎？至于其人欲饮水数升，且无寒束之表证，是其外感之热皆入于里，灼耗津液，令人大渴，是亦宜急救以白虎加人参汤而无可迟疑也。(《医学衷中参西录·治伤寒温病同用方·仙露汤》)

张锡纯门人(铁岭杨鸿恩)在治愈本村妊妇温病流产案(曾治其本村张氏妇，得温病继而流产。越四五日，其病大发。遍请医生，均谓温病流产，又兼邪热太甚，无方可治。有人告以鸿恩自奉天新归，其夫遂延为诊治。见病人目不识人，神气恍惚，渴嗜饮水，大便滑泻，脉数近八至，且微细无力、舌苔边黄中黑，缩不能伸，其家人泣问："此病尚可愈否？"鸿恩答曰："按常法原在不治之例，然予受师传授，竭吾能力，或可挽回。"为其燥热，又兼滑泻，先投以滋阴清燥汤：滑石二两、甘草三钱、生杭白芍四钱、生山药一两。主治感冒久在太阳，致热蓄膀胱，小便赤涩，或因小便秘而大便滑泻；一剂泻止，热稍见愈。继投以大剂白虎加人参汤，为其舌缩，脉数，真阴大亏，又加枸杞、玄参、生地之类，煎汤一大碗，调入生鸡子黄三枚，分数次徐徐温饮下。精神清爽，舌能伸出，连服三剂痊愈。众人皆曰"神医")后说，"此皆遵于师之训也，若拘俗说，产后不敢用白虎汤，庸有幸乎？特用白虎汤，须依汗、吐、下后之例加人参耳。予师《医学衷中参西录》中论之详矣。"(《医学衷中参西录·石膏解》)

［案例］

一、内科医案

伤寒医案

○ 曾治一少年，伤寒已过旬日，阳明火实，大便燥结，投一大剂白虎汤，一日连进二剂，共用生石膏六两，至晚九点钟，火似见退，而精神恍惚，大便亦未通行；再诊其脉，变为弦象，夫弦主火衰，亦主气虚。知此证清解已过，而其大便仍不通者，因其元气亏损，不能运行白虎汤凉润之力也。遂单用人参五钱，煎汤俾服之，须臾大便即通，病亦遂愈。

盖治此证的方，原是白虎加人参汤。因临证时审脉不确，但投以白虎汤，遂致病有变更。幸迷途未远，犹得急用人参，继所服白虎汤后以成功。诚以日间所服白虎汤尽在腹中，得人参以助之，始能运化。是人参与白虎汤，前后分用之，亦无异于一时同用之也。益叹南阳（指张机，编者注）制方之神妙，诚有令人不可思议者也。吴又可谓，如人方肉食而病适来，以致停积在胃，用承气下之，惟是臭水稀粪而已；于承气汤中，单加人参一味，虽三四十日停积之物于是方下。盖承气借人参之力鼓舞胃气，宿物始动也。又可此论，亦即愚用人参于白虎汤后，以通大便之理也（本案是湖北省潜江红十字分会张港义务医院院长崔兰亭用其方所治疗的医案，张锡纯在其医案前论述说，重用石膏以退火之后，大便间有不通者，即可少用通利之药通之。此固愚常用之法，而随证制宜，又不可拘执成见。编者注）。(《医学衷中参西录·治伤寒温病同用方·仙露汤》)

○ 曾治一少年，温病热入阳明，连次用凉药清之，大热已退强半，而心神骚扰不安，合目恒作谵语。其脉有余热，似兼紧象。因其脉象热而兼紧，疑其伏有疹毒未出。遂投以小剂白虎汤，送服羚羊角细末一钱，西药阿司匹林二分，表出痧粒满身而愈（张锡纯在本案前论述说，有温而兼疹，其毒热内攻瞀乱其神明者。编者注）。(《医学衷中参西录·论伤寒温病神昏谵语之原因及治法》)

○ 邻村黄龙井周宝和，年二十余，得温病，医者用药清解之，旬日其热不退。诊其脉左大于右者一倍，按之且有力。夫寒温之热传入阳明，其脉皆右大于左，以阳明之脉在右也。即传入少阳厥阴，其脉亦右大于左，因既挟有外感实热，纵兼他经，仍以阳明为主也。此证独左大于右，乃温病之变证，遂投以小剂白虎汤（方中生石膏只用五钱），重加生杭芍两半，煎汤两茶杯顿饮

之，须臾小便一次甚多，病若失。(《医学衷中参西录·芍药解》)

○ 马朴臣，辽宁大西关人，年五十一岁，得伤寒兼有伏热证。

［**病因**］家本小康，因买卖俄国银币票赔钱数万元，家计顿窘，懊悔不已，致生内热；孟冬时因受风，咳嗽有痰微喘，小便不利，周身漫肿。愚为治愈，旬日之外，又重受外感，因得斯证。

［**证候**］表里大热，烦躁不安，脑中胀疼，大便数日一行，甚干燥，舌苔白浓，中心微黄，脉极洪实，左右皆然，此乃阳明腑实之证。凡阳明腑实之脉，多偏见于右手，此脉左右皆洪实者，因其时常懊悔，心肝积有内热也，其脑中胀疼者，因心与肝胆之热挟阳明之热上攻也。当用大剂寒凉微带表散，清其阳明胃腑之热，兼以清其心肝之热。

［**处方**］生石膏四两捣细，知母一两、甘草四钱、粳米六钱、青连翘三钱；共作汤煎至米熟，取汤三盅，分三次温服下，病愈勿尽剂。

［**方解**］此方即白虎汤加连翘也，白虎汤为伤寒病阳明腑热之正药，加连翘者取其色青入肝，气轻入心，又能引白虎汤之力达于心肝以清热也。

［**效果**］将药三次服完，其热稍退，翌日病复还原，连服五剂，将生石膏加至八两，病仍如故，大便亦不滑泻，病家惧不可挽救，因晓之曰：石膏原为平和之药，惟服其细末则较有力，听吾用药勿阻，此次即愈矣。为疏方，方中生石膏仍用八两，将药煎服之后，又用生石膏细末二两，俾蘸梨片徐徐嚼服之，服至两半，其热全消，遂停服，从此病愈，不再反复。

［**附记**］此案曾登于《名医验案类编》，何廉臣评此案云："日本和田东郭氏谓：'石膏非大剂则无效，故白虎汤、竹叶石膏汤及其他石膏诸方，其量皆过于平剂。世医不知此意为小剂用之，譬如一杯水救一车薪之火，宜乎无效也。'吾国善用石膏者，除长沙汉方之外，明有缪氏仲淳，清有顾氏松园、余氏师愚、王氏孟英，皆以善治温热名，凡治阳明实热之证，无不重用石膏以奏功。今用石膏由四两加至八两，似已骇人听闻，然连服五六剂热仍如故，大便亦不滑泻，迨外加石膏细末梨片蘸服又至两半，热始全消而病愈，可见石膏为凉药中纯良之品，世之畏石膏如虎者，可以放胆而不必怀疑也［《医学衷中参西录·伤寒门·伤寒兼有伏热证》中也录有本案：马朴臣伤寒兼有伏热证案，用白虎汤加连翘，生石膏四两，知母一两、甘草四钱、粳米六钱、青连翘三钱；分三次温服完，其热稍退，翌日病复还原，连服五剂，将生石膏加至八两，病仍如故，大

便亦不滑泻；再用生石膏八两煎服，又用生石膏细末二两，俾蘸梨片徐徐嚼服之，服至两半，其热全消，病愈不再反复。此案曾登于《名医验案类编》(指《全国名医验案类编》，由民国何廉臣主编。编者注)，何廉臣评此案云："日本和田东郭氏谓：'石膏非大剂则无效，故白虎汤、竹叶石膏汤及其他石膏诸方，其量皆过于平剂。世医不知此意为小剂用之，譬如一杯水救一车薪之火，宜乎无效也。'吾国善用石膏者，除长沙汉方之外，明有缪氏仲淳，清有顾氏松园、余氏师愚、王氏孟英，皆以善治温热名，凡治阳明实热之证，无不重用石膏以奏功。今用石膏由四两加至八两，似已骇人听闻，然连服五六剂热仍如故，大便亦不滑泻，迨外加石膏细末梨片蘸服又至两半，热始全消而病愈，可见石膏为凉药中纯良之品，世之畏石膏如虎者，可以放胆而不必怀疑也。"编者注]。"(《医学衷中参西录·伤寒门·伤寒兼有伏热证》)

○ 同邑友人毛仙阁之三子哲嗣印棠，年三十二岁，素有痰饮，得伤寒证，服药调治而愈。后因饮食过度而复，服药又愈。后数日又因饮食过度而复，医治无效。四五日间，延愚诊视，其脉洪长有力，而舌苔淡白，亦不燥渴，食梨一口即觉凉甚，食石榴子一粒，心亦觉凉。愚舍证从脉，为开大剂白虎汤方，因其素有痰饮，加清半夏数钱，其表兄高夷清在座，邑中之宿医也，疑而问曰："此证心中不渴不热，而畏食寒凉如此，以余视之虽清解药亦不宜用，子何所据而用生石膏数两乎？"

答曰："此脉之洪实，原是阳明实热之证，其不觉渴与热者，因其素有痰饮湿胜故也。其畏食寒凉者，因胃中痰饮与外感之热互相胶漆，致胃府转从其化与凉为敌也。"仙阁素晓医学，信用愚言，两日夜间服药十余次，共用生石膏斤余，脉始和平，愚遂旋里。隔两日复来相迎，言病患反复甚剧，形状异常，有危在顷刻之虑。因思此证治愈甚的，何至如此反复。既至(相隔三里强)，见其痰涎壅盛，连连咳吐不竭，精神恍惚，言语错乱，身体颤动，诊其脉平和无病，惟右关胃气稍弱。

愚恍然会悟，急谓其家人曰："此证万无闪失，前因饮食过度而复，此次又因戒饮食过度而复也。"其家人果谓有鉴前失，数日之间，所与饮食甚少。愚曰："此无须用药，饱食即可愈矣。"其家人虑其病状若此，不能进食。愚曰："无庸如此多虑，果系由饿而得之病，见饮食必然思食。"其家人依愚言，时已届晚八钟，至黎明进食三次，每次撙节与之，其病遂愈(《医学衷中参西录·治伤寒温病同用方·仙露汤》中也路由本案，文字略有差异：一人年三十余，素有痰饮，得伤寒证，服药调治而愈。后因饮食过度而复，三、四日间，延愚诊视。其脉洪长有力，而舌苔淡白，亦不燥渴。食梨一口，即觉凉甚，食石榴子一粒，心亦觉凉。愚舍证从脉，投以大剂白虎汤，为其素有痰饮，加半夏数钱。有一医者在坐，问曰：此证心中不渴不热，而畏食寒凉，以余视之，虽清解药亦不宜用，子何所据而用白虎汤也？愚曰：此脉之洪实，原是阳明实热之证，治以白虎汤，乃为的方。其不觉渴与热者，因其素有痰饮湿胜故也。其畏食寒凉者，因胃中痰饮与外感之热互相胶漆，致胃府转从其化与凉为敌也。病家素晓医理，信用愚方。两日夜间，服药十余次。共用生石膏斤许，脉始和平，愚遂旋里。隔两日复来迎愚，言病人反复甚剧，形伏异常，有危在顷刻之虞。因思此证治愈甚的，何骤如此反复。及至，见其痰涎壅盛，连连咳吐不竭，精神恍惚，言语错乱，身体颤动。诊其脉，甚平和，微嫌胃气不畅舒。愚恍悟曰：前因饮食过度而复，今必又戒饮食过度而复也。其家人果谓，有鉴前失，所与饮食甚少。愚曰：此次无须用药，饱食即可愈矣。其时已届晚八钟，至明饮食三次，病若失。编者注）。（《医学衷中参西录·石膏解》）

○ 吴门顾松园名靖远，因父患热病，为庸医参、附所误。发愤习医，寒暑无间者，阅三十年。尝著有《医镜》十六卷，惜无刊本。近见陆定圃进士《冷庐医话》载其治王绩功阳明热证，主白虎汤，每剂石膏三两，两剂热顿减。而遍身冷汗，肢冷发呃，别医谓非参、附不克回阳，诸医和之。群哗曰：白虎再投必毙。顾引仲景热深厥亦深之文，及喻嘉言阳证变阴厥，万中无一之说，谆谆力辩。诸医固执不从，投参、附回阳敛汗之剂，汗益多，而体益冷，反诋白虎之害。微阳脱在旦暮，举家惊惶，复求顾诊。仍主白虎汤，连服两大剂，汗止身温。再以前汤加减，数服而痊。因著《辨治论》，以为温热病中，宜用白虎汤并不伤人，以解世俗之惑。

按：此案服白虎汤两剂后，而转热深厥深者，以方中所用三两犹轻，不能胜此病也。若如前案中，每剂用石膏半斤，则无斯弊矣。幸其持论不移，卒能以大剂白虎汤挽回此证。又幸患此证者，必为壮实之人，其素日阴分无亏。不然服参附一剂之后，其病即不可问矣，岂犹容后日复用白虎汤哉（本案为他人所治，编者注）。（《医学衷中参西录·治伤寒温病同用方·仙露汤》）

○ 一室女，于中秋节后，感冒风寒。三四日间，胸膈满闷，不受饮食，饮水一口亦吐出，剧时，恒以手自挠其胸。其脉象滑实，右部尤甚。

本拟用荡胸汤，恐其闻药味呕吐（荡胸汤中不用大黄者，为其气浓味苦。呕吐者，不待药力施行吐出。然仍不如单用赭石更稳妥），遂单用赭石两半，煎汤饮下，顿饭顷，仍吐出。盖其胃口皆为痰涎壅滞，仅用赭石两半，药不胜病，下行不通，复转而吐出也。又用赭石四两，煎汤一大腕，分三次，陆续温饮下。胸次虽通，饮水不吐，翌日脉变洪长，其舌苔从前微黄，忽改黑色。

遂重用白虎汤，连进两剂，共用生石膏半斤，大便得通而愈。(《医学衷中参西录·治伤寒温病同用方·荡胸汤》)

○ 又载治一少年患伤寒，经医治愈。因饮食过度反复，三四日间，求为诊视。其脉洪长有力。投以大剂白虎汤治愈，脉静身凉，毫无他证。

隔两日，复来相迎，言病人反复甚剧，有危在顷刻之虞。因思此证治愈甚的，何边如此反复？及至见其痰涎塑盛，连连咳吐不竭，精神恍惚，言语错乱，身体颤动，殓服已备。诊其脉象和平，微嫌胃气不能畅行脉中。因恍悟曰："前因饮食过度而复，此必又因饮食过少而复也。"其家人果谓有鉴前失，所与饮食诚甚少。愚曰："此次无须用药，饱食即可愈矣。"时已届晚八点钟，至明饮食三次，每次仍须撙节与之，病若失（《医学衷中参西录·论伤寒温病神昏谵语之原因及治法》中也录有本案：又治一少年，于初春得伤寒，先经他医治愈，后因饮食过度，病又反复，投以白虎汤治愈。隔三日，陡然反复甚剧，精神恍惚，肢体颤动，口中喃喃皆不成语。诊其脉，右部寸关皆无力而关脉尤不任循按。愚曰：此非病又反复，必因前次之过食病复，而此次又戒饮食过度也。饱食即可愈矣。其家人果谓有鉴前失，数日所与饮食甚少，然其精神昏瞶若斯，恐其不能饮食。愚曰：果系因饿而成之病，与之食必然能食。然仍须撙节与之，多食几次可也。其家人果依愚言，十小时中连与饮食三次，病若失。盖人胸中大气原藉水谷之气以为培养，病后气虚，又乏水谷之气以培养之，是以胸中大气虚损而现种种病状也。编者注）。(《医学衷中参西录·复相臣哲嗣毅武书》)

○ 愚曾治邑北郑仁村郑姓，温热内传，阳明府实，投以白虎汤原方不愈。再诊视时，检其药渣，见粳米误用糯米。因问病家曰："我昨日曾谆谆相嘱，将煎药时自加白米半两，何以竟用浆米（北方谓粳米为白米，糯米为浆米）？病家谓："此乃药房所给者。彼言浆米方是真粳米。"愚曰："何来此无稽之言也。为此粳米误用，几至耽误病证，犹幸因检察药渣而得知也。"俾仍用原方加粳米煎之，服后即愈。(《医学衷中参西录·论白虎汤中粳米不可误用糯米》)

○ 又尝阅长沙萧琢如《遯园医案》，载有白虎汤中用黏米之方，心疑其误用糯米。后与长沙门生朱静恒言及，静恒言其地于粳米之最有汁浆者即呼之为黏米，此非误用糯米也。然既载于书，此种名称究非所宜，恐传之他处，阅者仍以糯米为黏米耳，诚以糯米之黏远过于粳米也。凡著书欲风行寰宇者，何可以一方之俗语参其中哉。（《医学衷中参西录·论白虎汤中粳米不可误用糯米》）

疟病医案

［**或问**］叶氏治疟，遇其人阴虚燥热者，恒以青蒿代柴胡。后之论者，皆赞其用药，得化裁通变之妙。不知青蒿果可以代柴胡乎？答曰：疟邪伏于胁下两板油中，乃足少阳经之大都会。柴胡之力，能入其中，升提疟邪透膈上出，而青蒿无斯力也。若遇阴虚者，或热入于血分者，不妨多用滋阴凉血之药佐之。若遇燥热者，或热盛于气分者，不妨多用清燥散火之药佐之。

○ 曾治一人，疟间日一发，热时若燔，即不发疟之日，亦觉心中发热，舌燥口干，脉象弦长（凡疟脉皆弦）重按甚实，知其阳明火盛也。投以大剂白虎汤，加柴胡三钱。服后顿觉心中清爽，翌晨疟即未发。又煎前剂之半，加生姜三钱，服之而愈（《医学衷中参西录·石膏解》中也录有本案：疟疾虽在少阳，而阳明兼有实热者，亦宜重用生石膏。曾治邻村李酿泉，年四十许，疟疾间日一发，热时若燔，即不发之日亦觉表里俱热。舌燥口干，脉象弦长，重按甚实。此少阳邪盛，阳明热盛，疟而兼温之脉也。投以大剂白虎汤加柴胡三钱，服后顿觉清爽。翌晨疟即未发，又煎服前剂之半，加生姜三钱，温疟从此皆愈。至脉象虽不至甚实，而按之有力，常觉发热懒食者，愚皆于治疟剂中，加生石膏两许以清之，亦莫不随手奏效也。编者注）。（《医学衷中参西录·治疟疾方·加味小柴胡汤》）

二、妇科医案

产后温病医案

○ 又铁岭门生杨鸿恩，曾治其本村张氏妇，得温病继而流产。越四五日，其病大发。遍请医生，均谓温病流产，又兼邪热太甚，无方可治。有人告以鸿恩自奉天新归，其夫遂延为诊治。见病人目不识人，神气恍惚，渴嗜饮水，大便滑泻，脉数近八至，且微细无力、舌苔边黄中黑，缩不能伸，其家人泣问：“此病尚可愈否？”鸿恩答曰：“按常法原在不治之例，然予受师传授，竭吾能力，或可挽回。”为其燥热，又兼滑泻，先投以《医学衷中参西录》滋阴清燥汤（滑石二两、甘草三钱、生杭白芍四钱、生山药一两。主治感冒久在太阳，致热蓄膀胱，小便赤涩，或因小便秘而大便滑泻。编者注）一剂泻止，热稍见愈。

继投以大剂白虎加人参汤，为其舌缩，脉数，真阴大亏，又加枸杞、玄参、生地之类，煎汤一大碗，调入生鸡子黄三枚，分数次徐徐温饮下。精神清爽，舌能伸出，连服三剂痉愈。众人皆曰"神医"。鸿恩曰："此皆遵于师之训也，若拘俗说，产后不敢用白虎汤，庸有幸乎？特用白虎汤，须依汗、吐、下后之例加人参耳。予师《医学衷中参西录》中论之详矣。（《医学衷中参西录·石膏解》）

三、儿科医案

惊厥医案

○ 曾治奉天同善堂中孤儿院刘小四，年八岁。孟秋患温病，医治十余日，病益加剧。表里大热，喘息迫促，脉象洪数，重按有力，知犹可治。问其大便，两日未行，投以大剂白虎汤，重用生石膏二两半，用生山药一两以代方中粳米。且为其喘息迫促，肺中伏邪，又加薄荷叶一钱半以清之。俾煎汤两茶盅，作两次温饮下，一剂病愈强半，又服一剂痊愈（张氏在医案前论述说，外感痰喘，宜投以《金匮》小青龙加石膏汤。若其外感之热，已入阳明之府，而小青龙中之麻、桂、姜、辛诸药，实不宜用。编者注）。（《医学衷中参西录·石膏解》）

○ 癸亥季春，愚在奉天立达医院，旬日之间，遇幼童温而兼痉者四人。愚皆以白虎汤治其温，以蜈蚣治其痉，其痉之剧者，全蜈蚣用至三条，加白虎汤中同煎服之，分数次饮下，皆随手奏效（其详案皆在药物蜈蚣解下，又皆少伍以他药，然其紧要处全在白虎汤蜈蚣并用）。（《医学衷中参西录·论小儿痉病治法》）

○ 又丙寅季春，愚因应友人延请，自沧来津。有河东俞姓童子病温兼出疹，周身壮热，渴嗜饮水，疹出三日，似靥非靥，观其神情，恍惚不安，脉象有力，摇摇而动，似将发痉。为开白虎汤加羚羊角钱半（另煎兑服，此预防其发痉所以未用蜈蚣）。药未及煎，已抽搐大作。急煎药服下，顿愈。（《医学衷中参西录·论小儿痉病治法》）

○ 又乙丑季夏，愚在籍，有南门里张姓幼子患暑温兼痉，其痉发时，气息皆闭，日数次，灼热又甚剧，精神异常昏聩，延医数人皆诿为不治。小儿荫潮投以大剂白虎汤，加全蜈蚣三条，俾分三次饮下，亦一剂而愈（本案为他

人所治，编者注）。(《医学衷中参西录·论小儿痉病治法》)

四、外科医案

痔疮医案

○ 曾治奉天大西关马姓叟，年近六旬，患痔疮，三十余年不愈。后因伤寒证，热入阳明之府，投以大剂白虎汤数剂，其病遂愈，痔疮竟由此除根（张氏在医案前论述说，穷极石膏之功用，恒有令人获意外之效者。编者注）。(《医学衷中参西录·石膏解》)

五、死亡医案

感冒医案

○ 又治一人，年逾弱冠，禀赋素羸弱。又专心医学，昕夕研究，破费深思。偶于初夏，往邑中办事，因受感冒病于旅邸，求他医治疗，迎愚诊视，适愚远出，遂求他医治疗，将近一旬，病扰未愈。时适愚自他处旋里，路经其处，闻其有病，停车视之，正值其父亦来看视，见愚喜甚，盖其人亦略识医学，素深信愚者也。时正为病人煎药。视其方乃系发表之剂，及为诊视，则白虎汤证也。嘱其所煎之药，千万莫服。其父求为疏方，因思病者禀赋素弱，且又在劳心之余，若用白虎汤原宜加人参，然其父虽信愚，而其人实小心过度，若加人参，石膏必须多用，或因此不敢径服，况病者未尝汗下，且又不渴，想但用白虎汤不加人参亦可奏效。遂为开白虎汤原方，酌用生石膏二两，其父犹嫌其多。愚曰：此因君平素小心特少用耳，非多也。又因脉有数象，外加生地黄一两以滋其阴分。嘱其煎汤两盅分两次温饮下，且嘱其若服后热未尽退，其大便不滑泻者，可即原方仍服一剂。迨愚旋里后，其药止服一剂，热退十之八九，虽有余热未清，不敢再服。迟旬日大便燥结不下，两腿微肿，拟再迎愚诊视，适有其友人某，稍知医学，谓其腿肿系为前次重用生石膏二两所伤。其父信友人之言，遂改延他医，见其大便燥结，投以降下之剂，方中重用大黄八钱，将药服下其人即不能语矣。其父见病势垂危，急遣人迎愚，未及诊视而亡矣。

夫此证之所以便结腿肿者，因其余热未清，药即停止也。乃调养既失之于前，又误药之于后，竟至一误再误，而不及挽救，使其当时不听其友之盲论，仍迎愚为诊治，或再投以白虎汤，或投以白虎加人参汤，将石膏加重用之，其大便即可因服凉润之药而通下，大便既通，小便自利，腿之肿者不治自愈矣。就此案观之，则知大柴胡汤中用大黄，诚不如用石膏也。盖愚当成童时，医者多笃信吴又可，用大剂承气汤以治阳明府实之证，莫不随手奏效。及愚业医时，从前之笃信吴又可者，竟恒多偾事，此相隔不过十余年耳，况汉季至今千余年哉。盖愚在医界颇以善治寒温知名，然对于白虎汤或白虎加人参汤，旬日之间必用数次，而对于承气汤恒终岁未尝一用也。非敢任意左右古方，且僭易古方，此诚为救人计而甘冒不韪之名。医界同人之览斯编者尚其谅之。(《医学衷中参西录·论大柴胡汤证》)

白头翁汤方

[**组成**] 白头翁二两　黄连　黄柏　秦皮各三两

[**加减**] 白头翁汤所主之热利下重，当自少阴传来，不然则为伏气化热窜入厥阴，其证虽热，而仍非外感大实之热，故白头翁汤可以胜任。乃有病在阳明之时，其病一半入府，一半由经而传于少阳，即由少阳入厥阴而为腑脏之相传。则在厥阴者既可成厥阴热利之下重，而阳明府中稽留之热，更与之相助而为虐，此非但用白头翁汤所能胜任矣。

愚遇此等证，恒将白头翁、秦皮加于白虎加人参汤中，则莫不随手奏效也。

白头翁汤所主之热利下重，当自少阴传来，不然则为伏气化热窜入厥阴，其证虽热，而仍非外感大实之热，故白头翁汤可以胜任。乃有病在阳明之时，其病一半入府，一半由经而传于少阳，即由少阳入厥阴而为腑脏之相传。则在厥阴者既可成厥阴热利之下重，而阳明府中稽留之热，更与之相助而为虐，此非但用白头翁汤所能胜任矣。

愚遇此等证，恒将白头翁、秦皮加于白虎加人参汤中，则莫不随手奏效也（这是张锡纯在阐发厥阴病白头翁汤证时所加的按语，编者注）。(《医学衷中参西录·厥阴病白头翁汤证》)

[**用法**] 上四味，以水七升，煮取二升，去滓，温服一升，不愈更服一升。

[**方论**]《伤寒论》原文：热利下重者，白头翁汤主之。

陈古愚曰：下重者，即《内经》所谓“暴注下迫，皆属于热”之旨也。

白头翁临风偏静，特立不烧，用以为君者，欲平走窍之火，必先定摇动之风也。秦皮浸水青蓝色，得厥阴风木之化，故用为臣，以黄连、黄柏为佐使者，其性寒能除热，其味苦又能坚也。总使风木遂其上行之性，则热利下重自除，风火不相煽而燎原，则热渴饮水自止。

《金鉴》注曰：三阴俱有下利证，自利不渴属太阴，自利渴属少阴。惟厥阴下利，属寒者厥而不渴，下利清谷；属热者消渴，下利后重，便利脓血。此热利下重，乃郁热奔逼广肠、魄门重滞难出。初痢用此法以寒治热，久痢则宜用乌梅丸，随所利而从治之，调其气使之平也。

按：白头翁一名独摇草，后世本草谓其无风自摇，有风反安然不动。愚初甚疑之，草木之中，何曾见有风不动，无风反自摇者乎？乃后登本色古城址墓，见其背阴多长白头翁，细察其状，乃恍悟其亦名独摇草之所以然也。盖此物茎粗如著，而高不盈尺，其茎四面生叶与艾叶相似，上川其蒂则细而且软，微有风吹，他草未动而其叶已动，此其无风自摇也；若有大风，其茎因粗而且短，是以不动，而其叶因蒂细软顺风溜于一边，无自反之力，亦似不动，此所谓有风不动也。事非亲见，又安知本草之误哉。盖此物生冈阜之阴而性凉，原察有阴性，而感初春少阳之气即突然发生，正与肝为厥阴而具有升发之气者同也。为其与肝为同气，故能升达肝气，清散肝火，不使肝气挟热下迫以成下重也。且其头生白茸，叶胁微有白毛，原兼案西方之金气，故又善镇肝而不使肝木过于横悠也。至于又加连、柏、秦皮为之佐使，陈氏论中已详言其义，无庸愚之赘语也。(《医学衷中参西录·厥阴病当归四逆汤及加吴茱萸生姜汤证》)

补络补管汤

［**组成**］生龙骨捣细，一两　生牡蛎捣细，一两　萸肉去净核，一两　三七研细药汁送服，二钱

［**主治**］治咳血吐血，久不愈者。

［**加减**］服之血犹不止者，可加赭石细末五六钱。

［**方论**］此方原无三七，有乳香、没药各钱半。

偶与友人景山谈及，景山谓：“余治吐血，亦用兄补络补管汤以三七代乳香没药则其效更捷。”愚闻之遂欣然易之。

"龙骨、牡蛎能收敛上溢之热，使之下行，而上溢之血，亦随之下行归经。至萸肉为补肝之妙药，凡因伤肝而吐血者，萸肉又在所必需也。且龙骨、牡蛎之功用神妙无穷。即脉之虚弱已甚，日服补药毫无起象，或病虚极不受补者，投以大剂龙骨、牡蛎，莫不立见功效，余亦不知其何以能然也。"愚曰：人身阳之精为魂，阴之精为魄。龙骨能安魂，牡蛎能强魄。魂魄安强，精神自足，虚弱自愈也。是龙骨、牡蛎，固为补魂魄精神之妙药也。(《医学衷中参西录·治吐衄方·补络补管汤》)

○ 邑有吐血久不愈者。有老医于平津先生，重用赤石脂二两，与诸止血药治之，一剂而愈。后其哲嗣锦堂向愚述其事，因洁之曰："重用赤石脂之义何居？"锦堂曰："凡吐血多因虚火上升，然人心中之火，亦犹炉中之火，其下愈空虚，而火上升之力愈大，重用赤石脂，以填补下焦，虚火自不上升矣。"愚曰："兄之论固佳，然犹有剩义。赤石脂重坠之力，近于赭石，故能降冲胃之逆，其黏涩之力，近于龙骨、牡蛎，故能补血管之破。兼此二义，重用石脂之奥妙，始能尽悉。是以愚遇由外伤内，若跌碰致吐血久不愈者，料其胃中血管必有伤损，恒将补络补管汤去萸肉，变汤剂为散剂，分数次服下，则龙骨、牡蛎，不但有黏涩之力，且较煎汤服者，更有重坠之力，而吐血亦即速愈也。"锦堂闻之欣然曰："先严用此方时，我年尚幼，未知详问，今闻兄言贶我多矣。"(《医学衷中参西录·治吐衄方·补络补管汤》)

[**案例**]

血证 / 吐血医案

○ 邑张某家贫佣力，身挽辘车运货远行，因枵腹努力太过，遂致大口吐血。卧病旅邸，恐即不起。意欲还里，又乏资斧。乃勉强徒步徐行，途中又复连吐不止，目眩心慌，几难举步。腹中觉饥，怀有干饼，又难下咽。偶拾得山楂十数枚，遂和干饼食之觉精神顿爽，其病竟愈。盖酸者能敛，而山楂则酸敛之中，兼有化瘀之力。与拙拟补络补管汤之意相近，故获此意外之效也。(《医学衷中参西录·治吐衄方·补络补管汤》)

大承气汤方

[**组成**] 大黄酒洗，四两　厚朴炙，去皮，半斤　枳实炙，五枚　芒硝三合

［**用法**］上四味，以水一斗，先煮二物，取五升，去滓，纳大黄，煮取二升，去滓，纳芒硝，更上微火一两沸，分温再服，得下，余勿服。

［**方论**］《伤寒论》原文：阳明病脉迟，虽汗出不恶寒者，其身必重，短气腹满而喘，有潮热者，此外欲解，可攻里也。手足然而汗出者，此大便已硬也，大承气汤主之。若汗多，微发热恶寒者，外来未也，其热不潮，未可与承气汤。若腹大满不通者，可与小承气汤，微和胃气，勿令大泻下。

王和安曰：《脉诀》迟为在脏，以邪正相搏于太阴油膜中，气不上动搏脉，故脉动濡滞也。仲景论迟有正言者，本篇十七节所言之脉迟是也。有反言者，如太阳篇一百四十五节所言之脉迟身凉，为热结血室，及此节所言之脉迟潮热，为热结油膜是也。大抵迟为在脏，而脏寒、脏热仍以脉力之盛实定之，不得以至数分寒热也。伤寒言身重，多因热灼津液，脉痹不运；杂证身重，多以阳虚气不布津而身体倦困，或郁气凝水，重尤甚于腰际四肢，身重之原因故随证各异也。短气因虚寒者，必气短而息微，或渐有痰饮；短气因热促者，必气短而息粗，甚则兼喘。潮热为内有结热，卫气循行，日以定时触发。杂证结热多在血分，伤寒结热多在油分，故仲景以潮热为用硝黄之的证，至腹大满只可治以小承气也。仲景凡言满，皆指热结脉中，此兼不通则热结于脉而气因滞于油膜也。小承气君大黄入血治热源，佐朴、枳多泻脉血滞气，少泻膜中滞气，而不用硝、草引药入油，可因方治而知结热之先后矣。至潮热为油膜热结，仍可主以小承气，至手足濈然汗出，则为大便已硬，乃可投以大承气，又可因方治而知结热之所抵止矣。

按：此段疏解颇精细，惟于脉迟之理仍发挥未尽，若参观前节大陷胸汤后，愚曾论大陷胸汤兼及大承气汤证脉之所以迟，并详言其脉迟形状，与他病脉迟者迥然不同，自能于提纲中之言脉迟，了然无疑义也。

大承气汤方，所以通肠中因热之燥结也。故以大黄之性善攻下，且善泻热者为主药。然药力之行必恃脏腑之气化以斡旋之，故佐以朴、实以流通肠中郁塞之气化，则大黄之攻下自易为力矣。用芒硝者，取其性寒味咸，善清热又善软坚，且兼有攻下之力，则坚结之燥粪不难化为溏粪而通下矣。方中之用意如此，药味无多，实能面面精到，而愚对于此方不无可疑之点，则在其药味分量之轻重也。

《本经》谓大黄能推陈致新，是以有黄良之名，在阳明蕴有实热大便燥结者，原宜多用。至厚朴不过为大黄之辅佐品，竟重用至半斤，较大黄之分量为加倍，若按一两为今之三钱折算，复分两次服之，则一次所服之药，当有厚朴一两二钱。夫厚朴气温味辛，若多用之，能损人真气，为人所共知，而其性又能横行达表，发出人之热汗。

忆愚少时，曾治一阳明实热大便燥结证，方中用大黄三钱，服后大便未通下，改延他医，方中重用厚朴一两，服后片时出热汗遍体，似喘非喘，气弱不足以息，未逾半日而亡矣。

此诚可为前车之鉴也。是以愚谓此方之分量必有差误，即如今人著一书几经校对，又差误歧出，况《伤寒论》一书，其初行于世者原无定本，至晋王叔和始为之编辑厘定，后至宋成无已始为之注疏付梓，此中不知几经传写，能保其无差误乎？乃后世注疏诸家，对于此等处，不顾其方之可用不可用，而必曲为之说，以致遗误后人，此正所以深误古人也。

愚疑此方厚朴之分量，当亦如小承气汤为大黄分量之半，其原本或为厚朴之分量半大黄，大抵由此半字而误为半斤也。（《医学衷中参西录·阳明病三承气汤证》）

大承气汤所主之证，原宜脉迟，其有脉不迟而洪实有力者，亦不妨用。惟其脉不迟而转数，若因大便燥结，而遽投以大承气汤，其脉之无力者，恒因大便通后而虚脱。其脉之有力者，下后纵不至虚脱，其病亦必不能愈，所谓降后不解也。凡遇此等脉，必设法将其脉数治愈，然后再通其大便。（《医学衷中参西录·阳明病三承气汤证》）

［案例］

伤寒医案

○ 李士材曰：社友韩茂远伤寒，九日以来，口不能言，目不能视，体不能动，四肢俱冷。众皆曰阴证。比余诊之，六脉皆无。以手按腹，两手护之，眉绉作楚。按其趺阳，大而有力。知其腹有燥粪，欲与大承气汤。病家惶惧，不敢进。余曰：吾郡能辨是证者，唯施笠泽耳。

延至诊之，与余言若合符节。遂投以大承气汤，下燥粪六七枚。口能言，体能动。若“按手不及足者，何以拚此证哉”（本案为他人所治，编者注）。（《医学衷中参西录·治伤寒温病同用方·仙露汤》）

张令韶曰：余治一妇人，伤寒九日，发狂，面白，谵语不识人，循衣摸床，口目瞤动，肌肉抽搐，遍身手足尽冷，六脉皆无。诸医皆辞不治。余因审视良久，闻其声，重而且长，句句有力。乃曰：此阳明内实，热郁于内，故令脉道不通，非脱也。若脉真将无，则气息奄奄，危在顷刻，安得有如许气力，大呼疾声，久而不绝乎！遂用大承气汤，启齿灌下。夜间，解黑粪满床，脉出，身热神清，舌燥而黑。更服小陷胸汤，二剂而愈。因思此证大类四逆，若误投之立死。及死之后，必以为原系死证，服之不效数也，不知病人怀恨九原矣。

按：此证易辨，其决非四逆汤证，征以前案喻氏之论，自能了然（本案为他人所治，编者注）。（《医学衷中参西录·治伤寒温病同用方·仙露汤》）

便秘医案

○ 有服承气汤后，大便之燥结不下，继服些许他药而燥结始下者，试再举两案以明之。

邑中名医刘肃亭（蕴度）先生，愚初学医时，家中常延之，一日，见先生治一伤寒热入阳明大便燥结证，从前医者，投以大承气汤两剂不下，继延先生治之，单用威灵仙三钱，煎汤服后大便通下，病亦遂愈。

愚疑而问曰：威灵仙虽能通利二便，以较硝、黄攻下之力实远不如，乃从前服大承气汤两剂大便不下，何先生只用威灵仙三钱而大便即下乎？答曰：其中原有妙理，乃前后所用之药相借以成功也。盖其从前所服之大承气汤两剂，犹在腹中，因其脏腑之气化偶滞，药力亦随之停顿，借威灵仙走窜之力以触发之，则硝、黄力之停顿者，可陡呈其开通攻决之本性，是以大便遂通下也。是威灵仙之于硝、黄，犹如枪炮家导火之线也。愚闻如此妙论，顿觉心地开通，大有会悟，后有仿此医案之时，亦随手奏效。因并录之于此，由此知医学虽贵自悟，亦必启发之有自也（本案为他人所治，编者注）。（《医学衷中参西录·阳明病三承气汤证》）

痢疾医案

○ 曾治一少年，下痢，昼夜无数，里急后重。投以清火通利之药数剂，痢已减半而后重分毫不除。疑其肠中应有阻隔，投以大承气汤，下燥粪长数寸而愈。设此证，若不疑其中有阻隔，则燥粪不除，病将何由愈乎？（《医学衷中参西录·治痢方》）

大顺汤

［**组成**］野党参一两　当归一两　生赭石轧细，二两

［**主治**］治产难。

［**用法**］不可早服，必胎衣破后，小儿头至产门者，然后服之。用卫足花子炒爆一钱作引，或丈菊花瓣一钱作引皆可，无二物作引亦可。

［**方论**］或疑赭石乃金石之药，不可放胆重用。不知赭石性至和平，虽重坠下行，而不伤气血，况有党参一两以补气，当归一两以生血。且以参、归之微温，以济赭石之微凉，温凉调和愈觉稳妥也。矧产难者非气血虚弱，即气血壅滞，不能下行。人参、当归虽能补助气血，而性皆微兼升浮，得赭石之重坠，则力能下行，自能与赭石相助为理，以成催生开交骨之功也。至于当归之滑润，原为利产良药，与赭石同用，其滑润之力亦愈增也。（《医学衷中参西录·治女科方·大顺汤》）

○ 卫足花即葵花，其子即冬葵子。缘此花若春日早种，当年即可结子。而用以催生，则季夏种之，经冬至明年结子者尤效，故名曰冬葵子。今药坊所鬻者，皆以丈菊子为冬葵子，殊属差误。孔子曰："鲍庄子之智不如葵，葵犹能卫其足。"诚以此花叶茂丛生，自叶中出茎，茎下边皆被叶卫护，故亦名卫足花。俗呼为守足花，音虽异而义则同。有如促织，北方亦呼为趋织也。又名一丈红，为其茎高一丈，而花色红也。其花如木槿，叶如木芙蓉，故高丽咏一丈红诗有"花与木槿花相似，叶共芙蓉叶一般，五尺栏杆遮不住，犹留一半与人看"之句。结实大如钱，作扁形，其中子如榆荚。至于丈菊茎长丈许，干粗如竹，叶大如茼，花大如盘盂，单瓣黄色，其花心成窠如蜂房。迨中心结子成熟，而周遭花瓣不凋枯。一名迎阳花，一名西番葵，俗呼为向日葵。不知向日葵之名，古人原属之卫足花，非属之丈菊也。司马温公诗曰："四月清和雨乍晴，南山当户转分明，更无柳絮因风起，惟有葵花向日倾。"夫丈菊原无宿根，季春下种，四月苗不盈尺。而卫足花正开，温公诗中所谓葵花向日倾者，确指卫足花无疑矣。或谓群芳谱谓丈菊花有毒，能坠胎，孕妇忌经其下。子得花之余气，自当长于催生。答曰：丈菊之花，虽有坠胎之弊，催生却有功效。其子则用之无效，惟治淋有效。至于卫足之子，用锅炒爆其甲。朝种之，暮即生出土外。物生之神速，以此为最，故尤为催生之妙品也。且丈菊春种秋收，不能经冬。若以其花向日，亦呼之曰葵则可，而断

不可名之曰冬葵也。

按：葵菜古人推为百菜之长，以其宿根年年生长，且又发生最早，性甚耐旱，即不堪种植之处，种之无不番生。其叶春夏秋三时皆可食。且含汁黏滑，又能养人。八口之家，有葵二亩，荒年可以无饥。葵之关乎民命者如此，所以论荒政者，以种葵为要图。而“马践园葵，鲁之民为之经岁不饱”也。今人不知种之以备荒荐，果何故耶。(《医学衷中参西录·治女科方·大顺汤》)

［**案例**］

妇科难产医案

○ 丙寅在津，有胡氏妇，临产二日未下，自备有利产药，服之无效，治以此方（大顺汤，编者注），加苏子、怀牛膝各四钱。服后半点钟即产下。(《医学衷中参西录·论难产治法》)

○ 方书所载利产之方，无投之必效者，惟方中重用赫石，可应手奏效。

族侄荫棠媳，临产三日不下，用一切催生药，胎气转觉上逆。因其上逆，心忽会悟，为拟方用赭石二两，野台参、当归各一两，煎服后，须臾即产下。后用此方，多次皆效，即骨盘不开者，用之开骨盘亦甚效。盖赫石虽放胆用至二两，而有人参一两以补气，当归一两以生血，且以参、归之微温，以济赭石之微凉，温凉调和，愈觉稳妥也。矧产难者，非气血虚弱，即气血壅滞不能下行，人参、当归虽能补助气血，而性皆微兼升浮，得赭石之重坠则力能下行，自能与赭石相助为理，以成催生之功也。至于当归之滑润，原为利产良药，与赭石同用，其滑润之力亦愈增也。此方载三期八卷名大顺汤（大顺汤：党参一两、当归一两、生赭石轧细二两。主治难产，不可早服，必胎衣破后，小儿头至产门者，然后服之。编者注）。用此方时，若加卫足花子（炒爆），或丈菊花瓣更效。至二药之性及其形状与所以奏效之理，皆详载于大顺汤后，兹不俱录（《医学衷中参西录·治女科方·大顺汤》中也录有本案：族侄妇，临盆两日不产。用一切催生药，胎气转觉上逆。为制此汤，一剂即产下。编者注）。(《医学衷中参西录·赭石解》)

○ 且此方（大顺汤，编者注）不独愚用之有效，他医士用之亦皆有效。

友人崔兰亭来函谓：庚午仲冬，曾治潜邑张截港刘德欲之媳临蕴四日不产，甚至胎气上冲，神昏不语，呕吐不止，诸药皆不能受，危险万分。殓服均备，以为无法可治，待时而已。乃因有人介绍，来院求方，遂为开大顺汤原方，加冬葵子二钱，炒爆作引。服后而呕吐止，气息顺，精神已明了。迟半日，胎犹未下，仰按原方再服一剂，胎虽下而已死，产母则安然无恙（本案为他人所治，编者注）。(《医学衷中参西录·论难产治法》)

〇 一妇人，临产交骨不开，困顿三日，势甚危急。亦投以此汤（指大顺汤，编者注），一剂而产。

自拟得此方以来，救人多矣。放胆用之，皆可随手奏效。(《医学衷中参西录·治女科方·大顺汤》)

〇 又丁卯在津治河东车站旁陈氏妇，临产三日未下，亦治以此方（大顺汤，编者注），加苏子四钱，怀牛膝六钱，亦服药后半点钟即产矣。(《医学衷中参西录·论难产治法》)

〇 又其年腊月上旬，同业罗俊华之夫人，临蕴三日不下，医药不效。全家惊惶，迎为诊治，亦投以大顺汤，服后未半点钟，其胎即下，母子安然。

由斯知《衷中参西录》真可为救命之书也（本案为他人所治，编者注）。(《医学衷中参西录·论难产治法》)

荡胸汤

［**组成**］蒌仁新炒者捣，二两　生赭石研细，二两　苏子炒捣，六钱　芒硝冲服，四钱

［**主治**］治寒温结胸，其证胸膈痰饮，与外感之邪互相凝结，上塞咽喉，下滞胃口，呼吸不利，满闷短气，饮水不能下行，或转吐出。兼治疫证结胸。

［**用法**］用水四盅，煎取清汁两盅，先温服一盅。结开，大便通行，停后服。若其胸中结犹未开，过两点钟，再温服一盅。若胸中之结已开，而大便犹未通下，且不觉转矢气者，仍可温服半盅。

［**方论**］伤寒下早成结胸，至温病未经下者，亦可成结胸。至疫病自口鼻传入，遇素有痰饮者，其疹疠之气，与上焦痰饮，互相胶漆，亦成结胸。《伤寒论》陷胸汤丸三方，皆可随证之轻重高下借用。特是大陷胸汤，丸中皆有甘遂，世俗医者，恒望而生畏。至小陷胸汤，性虽平和，又有吴又可瘟疫忌用黄连之说存于胸中，遂亦不肯轻用。

及遇此等证，而漫用开痰、破气、利湿之品，若橘红、莱菔、苍术、白

芥、茯苓、厚朴诸药，汇集成方。以为较陷胸诸汤、丸稳，而且病家服之，以为药性和平，坦然无疑。不知破其气而气愈下陷，利其湿而痰愈稠黏。如此用药，真令人长太息者也。愚不得已，将治结胸诸成方变通汇萃之，于大陷胸汤中取用芒硝，于小陷胸汤中取用蒌实，又于治心下痞硬之旋覆代赭石汤中取用赭石，而复加苏子以为下行之向导，可以代大陷胸汤、丸。少服之，亦可代小陷胸汤。非欲与《伤寒论》诸方争胜也，亦略以便流俗之用云尔。(《医学衷中参西录·治伤寒温病同用方·荡胸汤》)

［**案例**］

内科 / 温病医案

○ 奉天鼓楼南，连奉澡塘曲玉轩得温病。恶心呕吐，五日不能饮食，来院求为诊治。其脉浮弦，数近六至，重按无力，口苦心热，舌苔微黄。因思其脉象浮弦者，少阳、阳明二经之气化挟温热之气上逆也。按之无力者，吐久不能饮食，缺乏水谷之气也。至数近六至者，热而兼虚，故呈此数象也。因思石膏之性能清热镇逆，且无臭味，但以之煮水饮之，或可不吐。遂用生石膏细末两半，煎汤两茶杯，分二次温饮下。初次饮未吐，至二次仍吐出。病人甚觉惶恐，加之久不饮食，几难支持。愚曰：勿恐。再用药末数钱，必然能止呕吐。

遂单用生赭石细末四钱，俾以开水送下。须臾觉恶心立止，胸次通畅，饥而思食。遂食薄粥一瓯，觉下行顺利，从此不复呕吐，而心中犹觉发热，舌根肿胀，言语不利。

遂用生石膏一两，丹参、乳香、没药、连翘各三钱，两剂而愈。(《医学衷中参西录·治伤寒温病同用方·荡胸汤》)

敷牙疳散药方

［**组成**］煅甘石二钱　镜面朱砂二分　牛黄五厘　珍珠煅，五厘

［**用法**］共研细，日敷三次。(《医学衷中参西录·治牙疳方·敷牙疳散》)

附子泻心汤变通方

（方名为编者所加。编者注）

［**组成**］大黄三钱　黄连二钱　生箭芪三钱

［**用法**］前二味，用麻沸汤渍取清汤多半盅，后一味，煮取浓汤少半盅，浑和作一次温服。

［**或问**］凡人脏腑有瘀，恒忌服补药，因补之则所瘀者益锢闭也，今此证既心下瘀而作痞，何以复用黄以易附子乎？答曰：凡用药开瘀，将药服下必其脏腑之气化能运行，其破药之力始能奏效，若但知重用破药以破瘀，恒有将其气分破伤而瘀转不开者，是以人之有瘀者，固忌服补气之药，而补气之药若与开破之药同用，则补气之药转能助开破之药，俾所瘀者速消［张锡纯解释本方说，按：附子泻心汤之方虽妙，然为其大寒大热并用，医者恒不敢轻试。而愚对于此方原有变通之法，似较平易易用。其方无他，即用黄芪以代附子也。盖太阳之府原有二，一在膀胱、一在胸中（于六经总论中曾详言其理），而胸中所积之大气，实与太阳外表之卫气有息息密切之关系。气原属阳，胸中大气一虚，不但外卫之气虚不能固摄，其外卫之阳，亦遂因之衰微而不能御寒，是以汗出而且恶寒也。用黄芪以补助其胸中大气，则外卫之气固，而汗可不出，即外卫之阳亦因之壮旺而不畏寒矣。盖用附子者，所以补助太阳下焦之府；用黄者所以补助太阳上焦之府，二府之气化原互相流通也。爰审定其方于下，以备采用。编者注］。（《医学衷中参西录·太阳病附子胃心汤证》）

附子泻心汤方

［**组成**］大黄二两　黄连　黄芩各一两　附子炮、去皮、破，另煮取汁，一枚

［**主治**］上四味，切前三味，以麻沸汤二升渍之须臾，绞去滓，纳附子汁，分温再服。

［**方论**］附子泻心汤所主之病，其心下之痞与大黄黄连泻心汤所主之病同，因其复恶寒，且汗出，知其外卫之阳不能固摄，且知其阳分虚弱不能抗御外寒也。

夫太阳之根底在于下焦水府，故于前方中加附子以补助水府之元阳，且以大黄、黄连治上，但渍以麻沸汤，取其清轻之气易于上行也。以附子治下，则煎取浓汤，欲其重浊之汁易于下降也。是以如此寒热殊异之药，浑和为剂，而服下热不妨寒，寒不妨热，分途施治，同时奏功，此不但用药之妙具其精心，即制方之妙亦几令人不可思议也（张锡纯在方前论述说，心下痞病，有宜并凉热之药为一方，而后能治愈者，《伤寒论》附子泻心汤所主之病是也。试再详论之。

《伤寒论》原文：心下痞，而复恶寒汗出者，附子泻心汤主之。编者注）。(《医学衷中参西录·太阳病附子胃心汤证》)

《傅青主女科》有治老妇血崩方

［**组成**］生黄芪　当归身酒洗，各一两　桑叶十四片　三七细末，三钱（药汤送服）

［**用法**］煎服，二剂血止，四剂不再发。

［**方论**］张锡纯按：此方治少年妇女此病亦效。然多宜酌加生地黄，若有热者，必加至两余方能奏效。(《医学衷中参西录·论血崩治法》)

葛根黄连黄芩汤方

［**组成**］葛根半斤　甘草炙，二两　黄芩三两　黄连三两

［**加减**］用此方为阳明温热发表之药可为特识，然葛根发表力甚微，若遇证之无汗者，当加薄荷叶三钱，始能透表出汗，试观葛根汤治项背强几几无汗恶风者，必佐以麻、桂可知也。当仲景时薄荷尚未入药，前曾论之。究之清轻解肌之品，最宜于阳明经病之发表，且于温病初得者，不仅薄荷，若连翘、蝉蜕其性皆与薄荷相近，而当仲景时，于连翘止知用其根（即连轺赤小豆汤中之连轺）以利小便，而犹不知用连翘以发表。至于古人用蝉，但知用蚱蝉，是连其全身用之，而不知用其退有皮以达皮之妙也。盖连翘若单用一两，能于十二小时中使周身不断微汗。若止用二三钱于有薄荷剂中，亦可使薄荷发汗之力绵长。至蝉蜕若单用三钱煎服，分毫不觉有发表之力，即可周身得微汗，且与连翘又皆为清表温疹之妙品以辅佐薄荷奏功，故因论薄荷而连类及之。

［**用法**］上四味，以水八升，先煮葛根减二升，纳诸药，煮取二升，去渣，分温再服。

［**方论**］《伤寒论》原文：太阳病，桂枝证，医反下之，利遂不止，脉促者，表未解也；喘而汗出者，葛根黄芩黄连汤主之。

促脉与结、代之脉皆不同，注疏诸家多谓，脉动速时一止者曰促。夫促脉虽多见于速脉之中，而实非止也。譬如人之行路，行行且止，少停一步复行，是结、代也。又譬如人之奔驰，急急速走，路中偶遇不平，足下恒因有所龃龉，改其步武，而仍然奔驰不止，此促脉也。是以促脉多见于速脉中也。

凡此等脉，多因外感之热内陷，促其脉之跳动加速，致脉管有所拥挤，偶现此象，名之为促，若有人催促之使然也。故方中重用芩、连，化其下陷之热，而即用葛根之清轻透表者，引其化而欲散之热尽达于外，则表里俱清矣。且喘为肺病，汗为心液，下陷之热既促脉之跳动改其常度，复迫心肺之阳外越，喘而且汗。由斯知方中芩、连，不但取其能清外感内陷之热，并善清心肺之热，而汗喘自愈也。况黄连性能厚肠，又为治下利之要药乎。若服药后，又有余热利不止者，宜治以拙拟滋阴宣解汤。

陆九芝曰：温热之与伤寒所异者，伤寒恶寒，温热不恶寒耳。恶寒为太阳主证，不恶寒为阳明主证，仲景于此分之最严。恶寒而无汗用麻黄，恶寒而有汗用桂枝，不恶寒而有汗且恶热者用葛根。阳明之葛根，即太阳之桂枝也，所以达表也。葛根黄连黄芩汤中之芩、连，即桂枝汤中之芍药也，所以安里也。桂枝协麻黄治恶寒之伤寒，葛根协芩、连治不恶寒之温热，其方为伤寒、温热之分途，任后人审其病之为寒为热而分用之。尤重在芩、连之苦，不独可降可泻，且合苦以坚之之义，坚毛窍可以止汗，坚肠胃可以止利，所以葛根黄芩黄连汤又有下利不止之治，一方而表里兼清，此则药借病用，本不专为下利设也。乃后人视此方若舍下利一证外，更无他用者何也！（《医学衷中参西录·阳明病葛根黄芩黄连汤证》）

更定麻杏甘石汤方

［**组成**］生石膏捣细，一两　麻黄一钱　杏仁去皮，二钱　甘草钱半

［**用法**］上四味，共煎汤一大盅（不先煎麻黄吹去浮沫者，因所用只一钱，而又重用生石膏以监制之也）温服。若服后过点半钟，汗不出者，宜服西药阿司匹林一瓦，合中量二分六厘四毫；若不出汗，仍宜再服，以服至出汗为度。盖风邪由皮毛而入，仍使之由皮毛而出也。

［**方论**］有温病初得作喘者，其肌肤不恶寒而发热，心中亦微觉发热，脉象浮而长者，此乃肺中先有痰火，又为风邪所袭也。宜用《伤寒论》麻杏甘石汤，而更定其分量之轻重。（《医学衷中参西录·附温病遗方·太阳经》）

［**或问**］风袭人之皮肤，何以能令人小便不利积成水肿？答曰：小便出于膀胱，膀胱者太阳之腑也。袭入之风由经传腑，致膀胱失其所司，是以小便不利。麻黄能祛太阳在腑之风，佐以石膏、滑石，更能清太阳在腑之热，是

以服药汗出而小便自利也。况此证肝中亦有蕴热,《内经》谓“肝热病者小便先黄”，是肝与小便亦大有关系也。方中兼用芍药以清肝热，则小便之利者当益利。至于薏米、茅根，亦皆为利小便之辅佐品，汇集诸药为方，是以用之必效也。(《医学衷中参西录·肿胀门·受风水肿》)

寒解汤

[**组成**] 生石膏捣细，一两　知母八钱　连翘一钱五分　蝉蜕去足、土，一钱五分

[**主治**] 治周身壮热，心中热而且渴，舌上苔白欲黄，其脉洪滑。或头犹觉疼，周身犹有拘束之意者。

[**用法**] 凡治寒温之热者，皆宜煎一大剂，分数次服下，效古人一剂三服之法也。

[**方论**][**或问**] 此汤为发表之剂，而重用石膏、知母，微用连翘、蝉蜕，何以能得汗？答曰：用此方者，特恐其诊脉不真，审证不确耳。果如方下所注脉证，服之覆杯可汗，勿庸虑此方之不效也。盖脉洪滑而渴，阳明府热已实，原是白虎汤证。特因头或微疼，外表犹似拘束，是犹有一分太阳流连未去。

故方中重用石膏、知母以清胃腑之热；而复少用连翘、蝉蜕之善达表者，引胃中化而欲散之热，仍还太阳作汗而解。斯乃调剂阴阳，听其自汗，非强发其汗也。况石膏性凉（《本经》谓其微寒即凉也）味微辛，有实热者，单服之即能汗乎。(《医学衷中参西录·治温病方·寒解汤》)

伤寒脉若沉细，多系阴证。温病脉若沉细，则多系阳证。盖温病多受于冬，至春而发，其病机自内向外。有时病机郁而不能外达，其脉或即现沉细之象，误认为凉必至误事。又此证寒解汤既对证见愈矣，而明晨舌之强直更甚，乃将方中生石膏倍作二两，分两次前后服下，其病即愈。由是（指一妇人年二十余，得温病。咽喉作疼，舌强直，几不能言，心中热而且渴，频频饮水，脉竟沉细异常，肌肤亦不发热。遂舍脉从证，投以拙拟寒解汤，得微汗，病稍见愈。明晨又复如故，舌之强直更甚。知药原对证，而力微不能胜病也。遂仍投以寒解汤，将石膏加倍，煎汤两盅，分二次温饮下，又得微汗，病遂愈。编者注）观之，凡治寒温之热者，皆宜煎一大剂，分数次服下，效古人一剂三服之法也。(《医学衷中参西录·治伤寒温病同用方·仙露汤》)

［案例］

一、内科医案

感冒医案

○ 一人，年三十余。于冬令感冒风寒，周身恶寒无汗，胸间烦躁。原是大青龙汤证，医者书以麻黄汤，服后汗无分毫，而烦躁益甚，几至疯狂。诊其脉，洪滑异常，两寸皆浮，而右寸尤甚。投以寒解汤，覆杯之顷，汗出如洗而愈。审是则寒解汤不但宜于温病，伤寒现此脉者，投之亦必效也（《医学衷中参西录·伤寒风温始终皆宜汗解说》中也录有本案：曾治邻村夏姓，年三十余，于冬令感冒风寒，周身恶寒无汗，胸间烦躁，原是大青龙汤证。医者投以麻黄汤，服后分毫无汗，而烦躁益甚，几至疯狂。其脉洪滑异常，两寸皆浮，而右寸尤甚。投以拙拟寒解汤，覆杯之倾，汗出如洗而愈。编者注）。（《医学衷中参西录·治温病方·寒解汤》）

○ 又邑北境于常庄，于某，年四十余。为风寒所束不得汗中，烦热，又兼喘促，医者治以苏子降气汤，兼散风清火之品，病益进。诊其脉，洪滑而浮，投以拙拟寒解汤，须臾上半身即出汗，又须臾觉药力下行，其下焦及腿亦出汗，病若失（《医学衷中参西录·伤寒风温始终皆宜汗解说》中也录有本案：又治邑北境常庄于姓，年四旬，为风寒所束不得汗，胸间烦热，又兼喘促。医者治以苏子降气汤兼散风清火之品，数剂病益进。诊其脉，洪借而浮。投以寒解汤，须臾上半身即汗，又须臾觉药力下行，其下焦及腿亦皆出汗，病若失。编者注）。（《医学衷中参西录·石膏解》）

伤寒医案

○ 斯年（指民国十三年，编者注）初冬，因兵革不靖，请假旋里。适生佃户郭姓之女得伤寒证，三四日间阳明热势甚剧，面赤气粗，六脉洪数，时作谵语。为开寒解汤，因胸中觉闷，加瓜蒌仁一两，一剂病愈（本案为他人所治，编者注）。（《医学衷中参西录·孙香荪来函·用生石膏治退病验案》）

○ 一人，年四十余。为风寒所束不得汗，胸中烦热，又兼喘促。医者治以苏子降气汤，兼散风清火之品，数剂病益进。诊其脉，洪滑而浮，投以寒解汤（生石膏一两、知母八钱、连翘一钱五分、蝉蜕一钱五分。主治周身壮热，心中热而且渴，舌上苔白欲黄，其脉洪滑。或头犹觉疼，周身犹有拘束之意者。编者注），

须臾上半身即出汗。又须臾，觉药力下行，至下焦及腿亦皆出汗，病若失。(《医学衷中参西录·治温病方·寒解汤》)

温病医案

○ 天津锅店街东口义合胜皮店学徒奎禄，得温病，先服他医清解之药数剂无效。弟诊其脉象，沉浮皆有力。表里壮热无汗。投以书中寒解汤原方，迨身得汗而愈。由斯知方中重用生石膏、知母以清热，少加连翘、蝉蜕以引热透表外出，制方之妙远胜于银翘散、桑菊饮诸方矣，且由此知石膏生用诚为妙药。从治愈此证之后，凡遇寒温实热诸证，莫不遵书中方论，重用生石膏治之。其热实脉虚者，亦莫不遵书中方论，用白虎加人参汤，或用白虎加人参以生山药代粳米汤，皆能随手奏效，以之救人多矣。推本溯源，实皆我兄德惠所及也（本案为他人所治，编者注）。(《医学衷中参西录·李曰纶来函》)

○ 一妇人年二十余，得温病。咽喉作疼，舌强直，几不能言，心中热而且渴，频频饮水，脉竟沉细异常，肌肤亦不发热。遂舍脉从证，投以拙拟寒解汤［生石膏一两、知母八钱、连翘一钱五分、蝉蜕一钱五分。主治周身壮热，心中热而且渴，舌上苔白欲黄，其脉洪滑。或头犹觉疼，周身犹有拘束之意者。或问：此汤为发表之剂，而重用石膏、知母，微用连翘、蝉蜕，何以能得汗？答曰：用此方者，特恐其诊脉不真，审证不确耳。果如方下所注脉证，服之覆杯可汗，勿庸虑此方之不效也。盖脉洪滑而渴，阳明府热已实，原是白虎汤证。特因头或微疼，外表犹似拘束，是犹有一分太阳流连未去。故方中重用石膏、知母以清胃府之热；而复少用连翘、蝉蜕之善达表者，引胃中化而欲散之热，仍还太阳作汗而解。斯乃调剂阴阳，听其自汗，非强发其汗也。况石膏性凉（《本经》谓其微寒即凉也）味微辛，有实热者，单服之即能汗乎。编者注］，得微汗，病稍见愈。明晨又复如故，舌之强直更甚。知药原对证，而力微不能胜病也。遂仍投以寒解汤，将石膏加倍，煎汤两盅，分二次温饮下，又得微汗，病遂愈。

按：伤寒脉若沉细，多系阴证。温病脉若沉细，则多系阳证。盖温病多受于冬，至春而发，其病机自内向外。有时病机郁而不能外达，其脉或即现沉细之象，误认为凉必至误事。又此证寒解汤既对证见愈矣，而明晨舌之强直更甚，乃将方中生石膏倍作二两，分两次前后服下，其病即愈。

由是观之，凡治寒温之热者，皆宜煎一大剂，分数次服下，效古人一剂三服之法也。(《医学衷中参西录·治伤寒温病同用方·仙露汤》)

〇 又尝治一人，于初夏晨出被雨，遂觉头疼周身恶寒，至下午一句钟即变为大热，渴嗜饮水，脉象洪滑，投以拙拟寒解汤亦一汗而愈。(《医学衷中参西录·温病之治法详于〈伤寒论〉解》)

〇 又治邑中故县李姓少年，得温病，延医治不效，迁延旬余。诊其脉，洪而实，仍兼浮象。问其头疼乎？曰：然。渴欲饮凉水乎？曰：有时亦饮凉水，然不至燥渴耳。知其为日虽多，阳明之热犹未甚实，表证尤未尽罢也。投以寒解汤（生石膏一两、知母八钱、连翘一钱五分、蝉蜕一钱五分。主治周身壮热，心中热而且渴，舌上苔白欲黄，其脉洪滑。或头犹觉疼，周身犹有拘束之意者。编者注），病人畏服药，先饮一半，即汗出而愈。仍俾服余一半以清未净之热。然其大热已消，再服时亦不出汗矣。(《医学衷中参西录·伤寒风温始终皆宜汗解说》

喘证医案

〇 一叟，年七旬。素有劳疾，薄受外感即发喘逆。投以小青龙汤去麻黄，加杏仁、生石膏辄愈。

上元节后，因外感甚重，旧病复发，五六日间，热入阳明之府。脉象弦长浮数，按之有力，而无洪滑之象（此外感兼内伤之脉）投以寒解汤，加潞参三钱，一剂汗出而喘愈。

再诊其脉，余热犹炽，继投以白虎加人参以山药代粳米汤一大剂，分三次温饮下，尽剂而愈[《医学衷中参西录·伤寒风温始终皆宜汗解说》中也录有本案。编者注]。(《医学衷中参西录·治温病方·寒解汤》)

痢疾医案

〇 门人高如璧曾治一媪，年近七旬。于春初得伤寒证，三四日间，烦热异常，又兼白痢，昼夜滞下无度，其脉洪滑兼浮。如璧投以寒解汤，加生杭芍三钱，一剂微汗而热解，痢亦遂愈（本案为他人所治，编者注）。(《医学衷中参西录·治温病方·寒解汤》)

二、妇科医案

妊娠伤寒医案

〇 一妊妇，伤寒两三日。脉洪滑异常，精神昏瞶，间作谵语，舌苔白而甚厚。为开寒解汤方，有一医者在座，问方中之意何居？愚曰：欲汗解耳。曰此方能汗解乎？愚曰：此方遇此证，服之自能出汗。若泛作汗解之药服之，不能汗也。饮下须臾，汗出而愈，医者讶为奇异（《医学衷中参西录·伤寒风温始终皆宜汗解说》也录有本案。编者注）。（《医学衷中参西录·治温病方·寒解汤》）

寒通汤

［**组成**］滑石一两　生杭芍一两　知母八钱　黄柏八钱

［**主治**］治下焦蕴蓄实热，膀胱肿胀，溺管闭塞，小便滴沥不通。（《医学衷中参西录·治癃闭方·寒通汤》）

［**案例**］

内科/癃闭医案

○ 一人，年六十余，溺血数日，小便忽然不通，两日之间滴沥全无。病患不能支持，自以手揉挤，流出血水少许，稍较轻松。揉挤数次，疼痛不堪揉挤。彷徨无措，求为延医。其脉沉而有力，时当仲夏，身复厚被，犹觉寒凉。知其实热郁于下焦，溺管因热而肿胀不通也。为拟此汤，一剂稍通，又加木通、海金沙各二钱，服两剂痊愈。（《医学衷中参西录·治癃闭方·寒通汤》）

化瘀通经散

［**组成**］炒白术　天冬　生鸡内金等份，为细末

［**主治**］以治癥瘕坚结及月事不通。

［**用法**］每服三钱，开水送下，日再服。若用山楂片三钱煎汤，冲化红蔗糖三钱，以之送药，更佳。

［**方论**］因用之屡有效验，爰名为化瘀通经散。

鸡内金原饶有化瘀之力，能化瘀当即善消癥瘕。然向未尝单用之以奏效也。因所拟理冲汤（生黄芪三钱、党参二钱、於术二钱、生山药五钱、天花粉四钱、知母四钱、三棱三钱、莪术三钱、生鸡内金三钱。主治闭经、癥瘕、气郁、脾弱、满闷、痞胀、不能饮食。编者注）中原有生鸡内金三钱，方后注云：若虚弱者，宜去三棱、莪术，将鸡内金改用四钱。

此书（指《医学衷中参西录》）初梓于奉天，奉天税捐局长齐自芸先生，博学通医，用此方按注中如此加减，治愈痛夜垂危之证，因商之省长海泉刘公，

延愚至奉为建立达医院。由此知鸡内金之消癥瘕，诚不让三棱、莪术矣。夫能消癥瘕，即能通月信，此原一定之理，然未经临证实验，不敢但凭理想确定也。

后来津治杨氏女，因患瘰过服寒凉开散之药，伤其脾胃，以致食后胀满，不能消化，重用温补脾胃之剂，加生鸡内金二钱，以运化药力。后服数剂来更方，言病甚见愈，惟初服此药之夜，经即通下，隔前经期未旬日耳。因其病已见愈，闻此言未尝注意，更方中仍有生鸡内金二钱。又服数剂，来求更方，言病已痊愈，唯一月之内，行经三次，后二次在服药之后，所来甚少，仍乞再为调治。

愚恍悟此诚因用鸡内金之故。由此可确知鸡内金通经之力。(《医学衷中参西录·论女子癥瘕治法》)

［**案例**］

内科 / 胃脘痛医案

○ 因忆在奉时，曾治大东关宋氏女，胃有瘀积作疼，方中重用生鸡内金，服数剂后，二便下血而愈。此固见鸡内金消瘀之力，实并见鸡内金通经之力也。(《医学衷中参西录·论女子癥瘕治法》)

活络效灵丹

［**组成**］当归五钱　丹参五钱　生明乳香五钱　生明没药五钱

［**主治**］治气血凝滞，痃癖癥瘕，心腹疼痛，腿疼臂疼，内外疮疡，一切脏腑积聚，经络湮淤。

［**加减**］腿疼加牛膝；臂疼加连翘；妇女瘀血腹疼，加生桃仁（带皮尖作散服炒用）、生五灵脂；疮红肿属阳者，加金银花、知母、连翘；白硬属阴者，加肉桂、鹿角胶（若恐其伪可代以鹿角霜）；疮破后生肌不速者，加生黄芪、知母（但加黄芪恐失于热）、甘草；脏腑内痈，加三七（研细冲服）、牛蒡子。(《医学衷中参西录·治气血郁滞肢体疼痛方·活络效灵丹》)

［**用法**］上药四味作汤服。若为散，一剂分作四次服，温酒送下。

［**方论**］自拟得此方以来，数年之间，治愈心腹疼痛者，不可胜计矣。以后用此方治内外疮疡，心腹四肢疼痛，凡病之由于气血凝滞者，恒多奇效。(《医学衷中参西录·治气血郁滞肢体疼痛方·活络效灵丹》)

［案例］

一、内科医案

心痛腹痛医案

〇 又邻村一妇人，年三十许。心腹疼痛异常，服药不效，势近垂危。其家人夜走五六里，叩门求方。适愚他出，长子荫潮为开活络效灵丹方授之，亦一剂而愈。自拟得此方以来，数年之间，治愈心腹疼痛者，不可胜计矣［本案为他人所治，《医学衷中参西录·乳香没药解》中也录有本案：一邻村妇人，心腹疼痛异常，延医服药无效，势近垂危。其家人夜走四五里叩门求方。适愚他出，长子荫潮为开活络效灵丹方（当归五钱、丹参五钱、生明乳香五钱、生明没药五钱。编者注）授之。煎服一剂即愈。盖拟得此方以来，十余年间，治愈心腹疼痛者不胜纪矣。编者注］。（《医学衷中参西录·治气血郁滞肢体疼痛方·活络效灵丹》）

腹痛医案

〇 又治一妇人，十七岁，自二七出嫁，未见行经。先因腹胁作疼求为诊治，投以活络效灵丹立愈。（《医学衷中参西录·宾仙园来函》）

积聚医案

〇 一人，年三十许。当脐忽结癥瘕，自下渐长而上，其初长时稍软，数日后即硬如石，旬日长至心口。向愚询方，自言凌晨冒寒，得于途间，时心中有惊恐忧虑，遂觉其气结而不散。

按：此病因甚奇，然不外气血凝滞。为制此方（活络效灵丹，编者注），于流通气血之中，大具融化气血之力，连服十剂全消。以后用此方治内外疮疡，心腹四肢疼痛，凡病之由于气血凝滞者，恒多奇效（《医学衷中参西录·乳香没药解》中也录有本案：一人年三十许，当脐忽结癥瘕，自下渐长而上，初长时稍软，数日后即硬如石，旬日长至心口，向愚询方，自言凌晨冒寒得于途间。愚再三思之，不得其证之主名，然即形迹论之，约不外气血凝滞。为疏方用当归、丹参、乳香、没药各五钱，流通气血之中，大具融化气血之力，连服十剂痊愈。以后用此方，治内外疮疡、心腹肢体疼痛。凡病之由于气血凝滞者，恒多奇效，因将其方登于三期四卷名活络效灵丹。编者注）。（《医学衷中参西录·治气血郁滞肢体疼痛方·活络效灵丹》）

二、外科医案

疮疡医案

○ 一妇人年五十许。脑后发一对口疮。询方于愚，时初拟出活络效灵丹方，即书而予之，连服十剂痊愈。(《医学衷中参西录·治气血郁滞肢体疼痛方·活络效灵丹》)

○ 一少妇，左胁起一疮，其形长约五寸，上半在乳，下半在肋，皮色不变，按之甚硬，而微热于他处。延医询方，调治两月不效，且渐大于从前。后愚诊视，阅其所服诸方，有遵林屋山人治白疽方治者，有按乳痈治者。愚晓病家曰：此证硬而色白者，阴也。按之微热者，阴中有阳也。统观所服诸方，有治纯阴阳之方，无治半阴半阳之方，勿怪其历试皆不效也。用活络效灵丹，俾作汤服之，数剂见轻，三十剂后，消无芥蒂（《医学衷中参西录·乳香没药解》中也录有本案。编者注）。(《医学衷中参西录·治气血郁滞肢体疼痛方·活络效灵丹》)

急救回生丹

［**组成**］朱砂顶高者，一钱五分　冰片三分　薄荷冰二分　粉甘草细末，一钱

［**主治**］治霍乱吐泻转筋，诸般痧证暴病，头目眩晕，咽喉肿疼，赤痢腹疼，急性淋证。

［**用法**］上药四味共研细，分作三次服，开水送下，约半点钟服一次。若吐剧者，宜于甫吐后急服之。若于将吐时服之，恐药未暇展布即吐出。服后温覆得汗即愈。服一次即得汗者，后二次仍宜服之。若服完一剂未痊愈者，可接续再服一剂。若其吐泻已久，气息奄奄有将脱之势，但服此药恐不能挽回，宜接服后急救回阳汤。

［**方论**］霍乱之证，西人所谓虎列拉也。因空气中有时含有此毒，而地面积秽之处，又酿有毒气与之混合（观此证起点多在大埠不洁之处可知），随呼吸之气入肺，由肺传心胞（即心肺相连之脂膜），由心胞传三焦（上焦心下膈膜，中焦包脾连胃脂膜，下焦络肠包肾脂膜），为手厥阴、少阳脏腑之相传。然其毒入三焦，其人中气充盛，无隙可乘，犹伏而不动。有时或饮食过量，或因寒凉伤其脾胃，将有吐泻之势，毒即乘虚内袭，盘踞胃肠，上下不通，遂挥霍撩

乱，而吐泻交作矣。吐泻不已，其毒可由肠胃而入心，更由心而上窜于脑，致脑髓神经与心俱病。左心房输血之力与右心房收血之力，为之顿减，是以周身血脉渐停，而通体皆凉也。其证多发于秋际者，因此毒气酿成多在夏令。人当暑热之时，周身时时有汗，此毒之伏于三焦者，犹得随汗些些外出。迨至秋凉汗闭，其毒不得外出，是以蓄极而动，乘脾胃之虚而内攻也。故治此症者，当以解毒之药为主，以助心活血之药为佐，以调阴阳奠中土之药为使。爰拟此方，名之曰急救回生丹。

朱砂顶高者一钱五分。此药为水银、硫黄二原质合成。此二原质皆替消毒菌，化合为朱砂，又色赤入心，能解心中窜入之毒，且又重坠，善止呕吐，俾服药后不致吐出。

冰片三分。真好冰片，出于杉树及加尔普斯科树，其次者，系樟脑炼成。此方中冰片，宜用樟脑炼成者。因樟脑之性，原善振兴心脏，通活周身血脉，尤善消除毒菌。特其味稍劣，炼之为冰片，味较清馥。且经炼，而其力又易上升至脑，以清脑中之毒也。

薄荷冰二分。此药善解虎列拉之毒，西人屡发明之。且其味辛烈香窜，无窍不通，无微不至，周身之毒皆能扫除。矧与冰片，又同具发表之性。服之能作汗解，使内蕴之邪由汗透出。且与冰片皆性热用凉，无论症之因凉因热，投之咸宜也（西药房名薄荷冰为薄荷脑）。

粉甘草细末一钱。此药最善解毒，又能调和中宫，以止吐泻。且又能调和冰片、薄荷冰之气味，使人服之不致过于苛辣也。

己未秋，奉天霍乱盛行。时愚在奉天立达医院，拟得此方，用之甚效。适值警务处长莲波王君，任防疫总办，问愚有何良方救此危险之证，因语以此方。王君言，若药坊间配制恐不如法，即烦院中为制三十剂，分于四路防疫所。若果效时，后再多制。愚遂亲自监视，精制三十剂付之。翌日来信言，药甚效验，又俾制五十剂。又翌日来信言，此药效验异常，又俾制一百二十剂。愚方喜此药可以广传救人疾苦，孰意翌日自京都购得周氏回生丹到，此药即停止矣。因思自古治霍乱无必效之方，此方既如此效验，若不自我传遍寰区，恐难告无罪于同胞。遂将霍乱之病由与治法及用法之意，详书一纸，登诸报章。又将登报之文，寄于直隶故城县知事友人袁霖普，而袁君果能用方救人若干，推行遍于直隶，山东诸州县。

［**附记**］直隶故城县袁霖普来函，论急救回生丹之效果。

寿甫仁兄雅鉴：前次寄来急救回生丹方，不知何以斟酌尽善。初故城闹疫，按方施药六十剂，皆随手辄效。后故城外镇郑家口闹疫，又施药二百剂，又莫不全活。继遂将其方刷印数百张，直隶百余县，山东数十县，每县署寄去一张。目下又呈明省长登北洋公报矣。锡类推仁，我兄之功德真无量哉。(《医学衷中参西录·治霍乱方·急救回生丹》)

济阴汤

［**组成**］怀熟地一两　生龟板捣碎，五钱　生杭芍五钱　地肤子一钱

［**主治**］治阴分虚损，血亏不能濡润，致小便不利。

［**用法**］阴分阳分俱虚者，二方并用，轮流换服，如下案所载服法。小便自利。(《医学衷中参西录·治癃闭方·济阴汤饮》)

二方轮流服之，以象日月寒暑往来屈伸之义。俾先服济阴汤取其贞下起元也，服至三剂，小便见利。服宣阳汤亦三剂，小便大利。又接服济阴汤三剂，小便直如泉涌，肿遂尽消。(《医学衷中参西录·人参解》)

［**附方**］一方以熟地为主，辅以龟板以助熟地之润，芍药以行熟地之泥，亦少加地肤子为向导，名之曰济阴汤，以象月象寒。

［**案例**］

内科 / 水肿医案

○ 人参之性，用之得宜，又善利小便。

曾治沧州刘姓媪，年过六旬，小便不利，周身皆肿。医者投以末药，下水数桶，周身肿尽消，言忌咸百日，盖方中重用甘遂也。数日肿复如故，一连服药三次皆然，此时小便滴沥全无，亦不敢再服前药。又延他医，皆以为服此等药愈后又反复者，断难再治，况其屡次服药而屡次反复者乎？后延愚诊视，其脉数而无力，按之即无，因谓病家曰：“脉数者阴分虚也，无力者阳分虚也。水饮缘三焦下达必藉气化流通，而后能渗入膀胱出为小便。此脉阴阳俱虚，其气化必虚损不能流通小便，所以滴沥全无也。欲治此证，非补助其气化而兼流通其气化不可。《易》有之‘日往则月来，月往则日来，日月相推而明生焉；寒往则暑来，暑往则寒来，寒暑相推而岁成焉；往者屈也，来者信（读作伸）也，屈信相感而利生焉’。此天地之气化，即人身之气化也。”(《医学衷中参西录·人参解》)

加味磁朱丸

［**组成**］磁石能吸铁者，研极细水飞出，切忌火，二两　赭石二两　清半夏二两　朱砂一两

［**主治**］治痫风方

［**用法**］药各制为细末。再加酒曲半斤，轧细过罗，可得细曲四两。炒熟二两，与生者二两，共和药为丸，桐子大。铁锈水煎汤，送服二钱，日再服。

［**方论**］磁石，为铁氧二种原质化合，含有磁气。其气和异性相引，同性相拒，颇类电气，故能吸铁。之则磁气全无，不能吸铁，用之即无效。然其石质甚硬，若生用入丸散中，必制为极细末，再以水飞之，用其随水飞出者方妥。或和水研之，若拙拟磨翳散之研飞炉甘石法，更佳。

又朱砂无毒，而煅之则有毒。按化学之理，朱砂原硫黄、水银二原质合成。故古方书，皆谓朱砂内含真汞，汞即水银也。若煅之，则仍将分为硫黄、水银二原质，所以有毒。又原方原用神曲，而改用酒曲者，因坊间神曲窨发皆未能如法，多带酸味，转不若造酒曲者，业有专门，曲发甚精，用之实胜于神曲也。

磁朱丸方，乃《千金方》中治目光昏耗、神水宽大之圣方也。李濒湖解曰：磁石入肾，镇养真阴，使肾水不外移。朱砂入心，镇养心血，使邪火不上侵。佐以神曲消化滞气，温养脾胃生发之气。乃道家媒合婴儿姹女之理。

按：道家以肾为婴儿，心为姹女，脾为黄婆。每当呼气外出之时，肾气随呼气上升，是婴儿欲有求于姹女也。当此之际，即借脾土镇静之力，引心气下降，与肾气相会。此所谓心肾相交，即道家所谓黄婆媒合婴儿姹女之理也。然从前但知治眼疾而不知治痫风，至柯韵伯称此方治痫风如神，而愚试之果验，然不若加赭石、半夏之尤为效验也。

此方所以能治痫风者，因痫风之根伏藏于肾。有时肾中相火暴动，痫风即随之而发。以致痰涎上涌，昏不知人。夫相火为阴中之火，与雨间之电气为同类。夫电气喜缘铁传递，磁石中含铁质，且能吸铁，故能伏藏电气，即兼能伏藏与电气同类之相火也。又相火之发动，恒因君火之潜通，有朱砂之宁静心火，则相火愈不妄动矣。又电气入土则不能发声。故喻嘉言谓，伏制阴分之火，当以培养脾土为主。盖以土能制电，即能制水中之火，有神曲以温补脾胃，则相火愈深潜藏矣。原方止此三味，为加赭石、半夏者，诚以痫风之证，莫不气机上逆，痰涎上涌。二药并用，既善理痰，又善镇气降气也。

送以铁锈汤者，以相火生于命门，寄于肝胆，相火之暴动实于肝胆有关。此肝胆为木脏，即为风脏，内风之煽动，亦莫不于肝胆发轫。铁锈乃金之余气，故取金能制木之理，镇肝胆以息内风；又取铁能引电之理，借其重坠之性，以引相火下行也。(《医学衷中参西录·治痫风方·加味磁朱丸》)

［**案例**］

内科/痫证医案

○ 一人，年三十许，痫风十余年不愈，其发必以夜。授以前加味磁朱丸方（磁石二两、赭石二两、清半夏二两、朱砂一两。制为细末，再加酒曲半斤，轧细过罗，可得细曲四两。炒熟二两，与生者二两，共和药为丸，桐子大。铁锈水煎汤，送服二钱，日再服。主治痫风。编者注），服之而愈。(《医学衷中参西录·治痫风方·一味铁氧汤》)

《金匮》下瘀血汤

［**组成**］大黄当为今之九钱，三两　桃仁三十个　䗪虫去足鳌，炒也，二十枚

［**用法**］上三味末之，炼蜜和为四丸，以酒一升（约四两强）煮一丸，取八合顿服之，瘀血下如豚肝。

［**方论**］按：此方必先为丸而后作汤服者，是不但服药汁，实兼服药渣也。盖如此服法，能使药之力缓而且大，其腹中瘀久之血，可一服尽下。有用此方者，必按此服法方效。又杏仁之皮有毒，桃仁之皮无毒，其皮色红，活血之力尤大，此方桃仁，似宜带皮生用。然果用带皮生桃仁时，须审辨其确为桃仁，勿令其以带皮之杏仁误充。至于䗪虫，药方中尤多差误，第二卷中前有䗪虫辨，细阅之自能辨䗪虫之真伪。(《医学衷中参西录·论血臌治法》)

理中丸方

［**组成**］人参　甘草　白术　干姜各三两

［**加减**］附加减法：若脐上筑者，肾气动也，去术，加桂四两，吐多者，去术，加生姜三两；下多者，还用术；悸者，加茯苓二两；渴欲饮水者，加术，足前成四两半；腹中疼者，加人参，足前成四两半；寒者，加干姜，足前成四两半；腹满者，去术，加附子一枚。

［**用法**］上四味，捣筛为末，蜜丸如鸡子黄大，以沸汤数合，和一丸，研碎，温服之，日三服，夜二服，腹中未热，益至三、四丸，然不及汤。汤法以四物根据两数切，用水八升，煮取三升，去滓，温服一升，日三服。

［**方论**］《伤寒论》原文：大病瘥后，喜唾，久不了了者，胸上有寒，当以丸药温之，宜理中丸。服汤后如食顷，饮热粥一升许，微自温，勿发揭衣被。

此病时服凉药太过，伤其胃中之阳，致胃阳虚损不能运化脾脏之湿，是以痰饮上溢而喜唾，久不了了也。故方中用人参以回胃中之阳，其补益之力，且能助胃之动加数，自能运化脾中之湿使之下行。而又辅以白术，能健脾又能渗湿。干姜以能暖胃又能助相火以生土。且又加甘草以调和诸药，使药力之猛者，得甘草之缓而猛力悉化，使药性之热者，得甘草之甘而热力愈长也。至于方后诸多加减，又皆各具精义，随诸证之变化，而遵其加减诸法，用之自能奏效无误也。（《医学衷中参西录·不分经之病烧裩散证理中丸证竹叶石膏汤证》）

凉解汤

［**组成**］薄荷叶三钱　蝉蜕去足土，二钱　生石膏捣细，一两　甘草一钱五分（本方与清解汤组成在相同，但剂量即主治有异。编者注）。

［**主治**］治温病，表里俱觉发热，脉洪而兼浮者。

［**方论**］春温之证，多有一发而表里俱热者。至暑温尤甚，已详论之于前矣。而风温证，两三日间，亦多见有此证脉者，此汤皆能治之，得汗即愈。

西人治外感，习用阿司匹林法。用阿司匹林一瓦，和乳糖（可代以白蔗糖）服之，得汗即愈。愚屡次试之，其发汗之力甚猛，外感可汗解者，用之发汗可愈。若此凉解汤，与前清解汤，皆可以此药代之，以其凉而能散也。若后之寒解汤，即不可以此药代之，盖其发汗之力有余，而清热之力仍有不足也。（《医学衷中参西录·治温病方·凉解汤》）

［**案例**］

内科／发热医案

○ 曾治一人，于季春夜眠之时因衾薄冻醒，遂觉周身恶寒，至前午十句钟表里皆觉大热，脉象浮洪，投以拙拟凉解汤（薄荷叶三钱，蝉蜕二钱，生石膏一两，甘草钱半。编者注）一汗而愈。（《医学衷中参西录·温病之治法详于〈伤寒论〉解》）

麻黄汤方

［组成］麻黄三两　桂枝去皮，三两　甘草炙，一两　杏仁去皮尖，七十个

［加减］愚弱冠后，初为人治病时，用麻黄汤原方以治伤寒，有效有不效。其不效者，服麻黄汤出汗后其病恒转入阳明，后乃悟今人禀赋多阴亏，后再用麻黄汤时，遂于方中加知母（近时知母多伪，宜用天花粉代之）数钱以滋阴退热，则用之皆效。

麻黄汤证，若遇其人素有肺痨病者，宜于原方中加生怀山药、天门冬各八钱。

麻黄汤证，若遇其人素有吐血病者，虽时已愈，仍宜去桂枝以防风二钱代之（吐血之证最忌桂枝），再加生杭芍三钱，按古之一两约折为今之三钱，且将一次所煎之汤分作三剂，则一剂之中当有麻黄三钱，然又宜因时、因地、因人细为斟酌，不必定以三钱为准也。如温和之时，汗易出少用麻黄即能出汗；严寒之时，汗难出必多用麻黄始能出汗，此因时也。又如大江以南之人，其地气候温暖，人之生于其地者，其肌肤浅薄，麻黄至一钱即可出汗，故南方所出医书有用麻黄不过一钱之语；至黄河南北，用麻黄约可以三钱为率；至东三省人，因生长于严寒之地，其肌肤颇强厚，须于三钱之外再将麻黄加重始能得汗，此因地也。至于地无论南北，时无论寒燠，凡其人之劳碌于风尘，与长居屋中者，其肌肤之厚薄强弱原自不同，即其汗之易出不易出，或宜多用麻黄，或宜少用麻黄，原不一致，此因人也。用古人之方者，岂可胶柱鼓瑟哉。

《伤寒论》原文：太阳与阳明合病，喘而胸满者，不可下，宜麻黄汤主之。

麻黄汤证有兼咽喉疼者，宜将方中桂枝减半，加天花粉六钱、射干三钱，若其咽喉疼而且肿者麻黄亦宜减半，去桂枝再加生蒲黄三钱以消其肿。然如此加减，凉药重而表药轻，若服后过点半钟不出汗时，亦服西药阿司匹林瓦许以助其汗，若服后汗仍不出时，宜阿司匹林接续再服，以汗出为目的，若能遍体皆微见汗，则咽喉之疼肿皆愈矣。

按：证兼阳明，而仍用麻黄汤主治，在古人禀赋敦厚，淡泊寡欲，服之可以有效。今人则禀赋薄弱，嗜好日多，强半阴亏，若遇此等证时，宜以薄荷代方中桂枝。若其热稍剧，而大便实者，又宜酌加生石膏（宜生用不可煅

用，理详白虎汤下）数钱，方能有效。

受业宝和按：阴亏则虚阳上浮，故桂枝之苦温者不宜，服之则转为汗后不解。

麻黄汤原用解其外寒，服后遍体汗出，恶寒既愈，有其病从此遂愈者，间有从此仍不愈，后浸发热而转为阳明证者，其故何也？愚初为人诊病时，亦未解其故。后乃知服麻黄汤汗出后，其营卫内陷之热若还表随汗消散，则其病即愈。若其热不复还表而内陷益深，其热必将日增，此即太阳转阳明之病也。悟得此理后，再用麻黄汤时，必加知母数钱以解其内陷之热，主治伤寒无汗，服后未有不愈者矣。大青龙汤治伤寒无汗烦躁，是胸中先有内热，无所发泄，遂郁而作烦躁，故于解表药中加石膏以清内热。然麻黄与石膏并用，间有不汗之时。若用麻黄加知母汤，将知母重加数钱，其寒润之性入肺中化合而为汗，随麻黄以达于外，而烦躁自除矣。上所论者，麻黄汤原宜加知母矣。而间有不宜加者，此又不得不斟酌也。

间有其人阳分虚者，又当于麻黄汤中加补气之药以助之出汗。

［**用法**］上四味以水九升，先煮麻黄减二升，去上沫，纳诸药，煮取二升半，去渣，温服八合（一升十合），覆取微似汗，不须啜粥，余如桂枝法将息。

［**方论**］麻黄发汗力甚猛烈，先煮之去其浮沫，因其沫中含有发表之猛力，去之所以缓麻黄发表之性也。麻黄不但善于发汗，且善利小便，外感之在太阳者，间有由经入府而留连不去者（凡太阳病多日不解者，皆是由经入府），以麻黄发其汗，则外感之在经者可解，以麻黄利其小便，则外感之由经入府者，亦可分消也。且麻黄又兼入手太阴能泻肺定喘，俾外感之由皮毛窜入肺者（肺主皮毛），亦清肃无遗。是以发太阳之汗者不但麻黄，而仲景定此方时独取麻黄也。桂枝味辛性温，亦具有发表之力，而其所发表者，惟在肌肉之间，故善托肌肉中之寒外出，且《本草》其谓主上气咳逆吐吸（吸气甫入即吐出），是桂枝不但能佐麻黄发表，兼能佐麻黄入肺定喘也。杏仁味苦性温，《本经》亦谓其主咳逆上气，是亦能佐麻黄定喘可知，而其苦降之性又善通小便，能佐麻黄以除太阳病之留连于府者，故又加之以为佐使也。至于甘草之甘缓，能缓麻黄发汗之猛烈，兼能解杏仁之小毒，即以填补（甘草属土能填补）出汗后之汗腺空虚也。药止四味，面面俱到，且又互相辅助，此诚非圣手莫办也。

［**附**］用麻黄汤之变通法。

人之禀赋随天地之气化为转移，古今之气化或有不同，则今人与古人之禀赋，其强弱浓薄偏阴偏阳之际不无差池，是以古方用于今日，正不妨因时制宜而为之变通加减也。

间有其人阳分虚者，又当于麻黄汤中加补气之药以助之出汗。

《伤寒论》原文：太阳病，或已发热，或未发热，必恶寒，体痛，呕逆，脉阴阳俱紧者，名曰伤寒。又原文：太阳病头疼，发热，身疼，腰痛，骨节疼痛，恶风，无汗而喘者，麻黄汤主之。

脉象阴阳俱紧，实为伤寒之确征。然紧脉之状最难形容，惟深明其病理，自不难想象而得。脉生于心，心一动而外输其血，周身之脉即一动，动则如波浪之有起伏，以理言之，凡脉之力大者，其起伏之势自应愈大。至紧脉其跳动若有力而转若无所起伏，究其所以然之故，实因太阳为外卫之阳，因为寒所袭，逼之内陷与脉相并，则脉得太阳蕴蓄之热，原当起伏有力以成反应之势，而寒气紧缩之力，又复逼压其脉道使不能起伏，是以指下诊之似甚有力而竟直穿而过，且因其不得起伏，蓄极而有左右弹之势，此紧脉真象也。

至麻黄汤证，全体作疼痛者，以筋骨不禁寒气之紧缩也（铁条经严寒则缩短寒气紧缩之力可知）。其发热者，身中之元阳为寒气闭塞不能宣散而增热也。其无汗恶风者，汗为寒闭，内蕴之热原欲借汗透出，是以恶风也。其作喘者，因手太阴肺经与卫共主皮毛，寒气由皮毛入肺，闭其肺中气管，是以不纳气而作喘。然深究其作喘之由，犹不但此也，人之胸中亦太阳之部位也，其中间所积大气，原与外表之卫气息息相通，然大气即宗气，《内经》《灵枢》（《内经》中《灵枢》《素问》各自为书）谓：宗气积于胸中，出于喉咙，以贯心脉而行呼吸。夫大气既能以贯心脉，是营血之中亦大气所流通也，伤寒之证，其营卫皆为外寒所束，则大气内郁必膨胀而上逆冲肺，此又喘之所由来也。

按：太阳与阳明合病，是太阳表证未罢，而又兼阳明之热也。其喘者风寒由皮毛袭肺也；其胸满者胸中大气因营卫闭塞，不能宣通而生膜胀也；其言不可下者，因阳明仍连太阳，下之则成结胸，且其胸本发满，成结胸尤易，矧其阳明之热，仅在于经，亦断无可下之理，故谆谆以不可下示戒也。仍治以麻黄汤，是开其太阳而使阳明初生之热随汗而解也。（《医学衷中参西录·太阳病麻黄汤证》）

［案例］

内科/感冒医案

○ 己巳腊底，曾治天津鼓楼东万德永面庄理事张金铎，年近四旬，先得伤寒证，延医治愈。继出门做事，又冒寒，其表里俱觉寒凉，头疼，气息微喘，身体微形寒战。诊其脉，六部皆无，不禁愕然。问其心中，犹平稳，知犹可治。盖此证属重感，气体虚弱，寒邪侵入甚深，阻其经络之流通，故六脉皆闭也。投以麻黄汤加生黄芪一两，服后周身得汗，其脉即出，病亦遂愈。（《医学衷中参西录·论伤寒脉紧及用麻黄汤之变通法》）

○ 一人，年过三旬，身形素羸弱，又喜吸鸦片。于冬令得伤寒证，因粗通医学，自服麻黄汤，分毫无汗。求为诊视，脉甚微细，无紧象。遂即所用原方（麻黄汤，编者注），为加生黄芪五钱。服后得汗而愈。此二证皆用麻黄汤是不宜加知母，宜加黄芪者也。（《医学衷中参西录·太阳病麻黄汤证》）

○ 又一人亦年近四旬，初得外感，经医甫治愈，即出门做事，又重受外感，内外俱觉寒凉，头疼气息微喘，周身微形寒战，诊其脉六部皆无，重按亦不见，愚不禁骇然，问其心中除觉寒凉外别无所苦，知犹可治，不至有意外之虑，遂于麻黄汤原方中为加生黄芪一两，服药后六脉皆出，周身得微汗，病遂愈。（《医学衷中参西录·太阳病麻黄汤证》）

○ 张金铎，天津东门里面粉庄理事，年三十八岁，于季冬得伤寒证，且无脉。

［**病因**］旬日前曾感冒风寒，经医治愈，继出门作事，又感风寒遂得斯病。

［**证候**］内外俱觉寒凉，头疼，气息微喘，身体微形寒战，六脉皆无。

［**诊断**］盖其身体素弱，又在重感之余，风寒深入阻塞经络，是以脉闭。拟治以麻黄汤，再重加补气之药，补其正气以逐邪外出，当可奏效。

［**处方**］麻黄三钱、生箭芪一两、桂枝尖二钱、杏仁（去皮）二钱、甘草二钱。

先煎麻黄数沸，吹去浮沫，再入余药同煎汤一大盅，温服，被复取微汗。

［**效果**］服药后周身得汗，其脉即出，诸病皆愈。

［**说明**］按此证或疑系少阴伤寒，因少阴伤寒脉原微细，微细之至可至

于无也。而愚从太阳治者，因其头疼、微喘、寒战，皆为太阳经之现象，而无少阴证蜷卧、但欲寐之现象也。是以于麻黄汤中，重加生黄一两，以助麻、桂成功，此扶正即以逐邪也。(《医学衷中参西录·伤寒门·伤寒脉闭》)

麻黄杏仁甘草石膏汤

[**组成**] 麻黄去节，四两　杏仁去皮尖，五十个　甘草二两　石膏碎，绵裹，八两

[**用法**] 上四味，以水七升，先煮麻黄减二升，去上沫，纳诸药，煮取二升，去渣，温服一升。

[**方论**] 发汗后，不可更行桂枝汤。汗出而喘，无大热者，可与麻黄杏仁甘草石膏汤主之。(《医学衷中参西录·治温病方·清解汤》)

方中之义，用麻黄协杏仁以定喘，伍以石膏以退热，热退其汗自止也。复加甘草者，取其甘缓之性，能调和麻黄、石膏，使其凉热之力溶和无间以相助成功，是以奏效甚捷也。

按：此方原治温病之汗出无大热者，若其证非汗出且热稍重者，用此方时，原宜因证为之变通，是以愚用此方时，石膏之分量恒为麻黄之十倍，或麻黄一钱、石膏一两，或麻黄钱半、石膏两半。遇有不出汗者，恐麻黄少用不致汗，服药后可服西药阿司匹林瓦许以助其汗，若遇热重者，石膏又可多用。曾治白喉证及烂喉痧证（烂喉痧证必兼温病，白喉证，亦多微兼外感），麻黄用一钱，石膏恒重至二两，喉证最忌麻黄，而能多用石膏以辅弼之，则不惟不忌，转能籍麻黄之力立见奇功也。

至于肺病之起点，恒有因感受风温，其风邪稽留肺中化热铄肺，有时肺中作痒，即连连咄嗽者，亦宜投以此汤，清其久蕴之风邪，连服数剂其肺中不作痒，嗽喘自能减轻，再徐治以润肺清火利痰之剂，而肺病可除矣。盖此麻杏甘石汤之用处甚广，凡新受外感作喘嗽，及头疼、齿疼、两腮肿疼，其病因由于外感风热者皆可用之，惟方中药品之分量，宜因证变通耳。(《医学衷中参西录·太阳温病麻杏甘石汤证》)

一为麻杏甘石汤。其方原治汗出而喘无大热者。以治温病，不必有汗与喘之兼证也，但其外表未解，内有蕴热者即可用。然用时须斟酌其热之轻重。热之轻者，麻黄宜用钱半，石膏宜用六钱（石膏必须生用，若煅之则闭人血脉，断不可用）；若热之重者，麻黄宜用一钱，石膏宜用一两。至愚用此方时，又

但以薄荷叶代麻黄（薄荷叶代麻黄时其分量宜加倍），服后得微汗，其病即愈。盖薄荷叶原为温病解表最良之药，而当仲师时犹未列于药品，故当日不用也。（《医学衷中参西录·温病之治法详于〈伤寒论〉解》）

伤寒与温病始异而终同，故论者谓《伤寒论》病人阳明以后诸方，皆可用之于温病，而未传阳明以前诸方，实与温病不宜，斯说也，善则善矣。然细阅《伤寒论》诸方，愚又别有会心也。《伤寒论》谓："太阳病，发热而渴，不恶寒者，为温病；若发汗已身灼热者，名风温；风温之为病，脉阴阳俱浮，自汗出，身重多眠睡，息必鼾，言语难出。"此仲景论温病之提纲也。乃提纲详矣，而其后未明言治温病之方，后世以为憾事。及反复详细观之，乃知《伤寒论》中原有治温病之方。汇通参观，经义自明。其第六十一节云："发汗后，不可更行桂枝汤。汗出而喘，无大热者，可与麻杏甘石汤。"夫此节之所谓发汗后，即提纲之所谓若发汗也。此节之所谓喘，即提纲之所谓息必鼾也；由口息而喘者，由鼻息即鼾矣。此节之所谓无大热，即提纲之所谓身灼热也；为其但身灼热，是其热犹在表，心中仍无大热。两两比较，此节原与提纲之文大略相同，而皆为温病无疑也。其所以汗后不解而有种种诸病者，必其用温热之药强发其汗，以致汗出之后病转加剧。仲景恐人见其有汗误认为桂校汤证而再投以桂枝汤，故特戒之目不可更行桂枝汤，宜治以麻杏甘石汤。则麻杏甘石汤实为温病表证之的方，虽经误治之后，其表证尤在者，仍可用之以解表也。盖古人立言简贵，多有互文以见义者。为此节所言之病状即温病提纲所言之病状，故此节不再申明其为温病。为提纲未言治法，而此节特言明治法，以补提纲所未备。此将二节相并读之，无待诠解自明也。然此所论者，风温初得之治法（提纲明言风温之为病）。若至冬伤于寒及冬不藏精至春乃发之温病，或至夏秋乃发之温病，恒有初发之时即于表证无涉者，又不必定用麻杏甘石汤也。

［**或问**］此节经文注疏家有疑其有差误者，以为既言汗出，何以复用麻黄？既无大热，何以重用石膏？此诚可疑之点，敢以相质。答曰：此方之用麻黄者，原籍以治喘，兼以助石膏之力使达于表也。用石膏者，虽籍以清热，亦以调麻黄之性使不过发也。盖此证之热在胃者少，在胸者多，胸居上焦，仍为太阳部位，即此证仍属表证。方中麻黄、石膏并用，石膏得麻黄则凉不留中，麻黄得石膏则发有监制。服后药力息息上达，旋转于膺胸之间，将外感邪热徐徐由皮毛透出，而喘与汗遂因之自愈。仲景制方之妙，实具有化机，

而又何疑乎！且石膏性微寒，原非大寒，《本经》载有明文，是以白虎汤用之以清阳明之大热，必佐以知母而后能建奇功。为此证无大热，所以不用知母也。况此节之文两见于《伤寒论》，所微异者，一在发汗后，一在下后也。岂一节之文差，而两节之文皆差乎？特是此节经文虽无差误，而愚用麻杏甘石汤时，于麻黄、石膏之分量但有变通。原方分量，石膏为麻黄之两倍。而愚遇此证热之剧者，必将麻黄减轻，石膏加重，石膏恒为麻黄之十倍：即其热非剧，石膏之分量亦必五倍于麻黄也。

［**或问**］麻杏甘石汤既可为温病表证之的方，何以《衷中参西录》治温病初得诸方，薄荷、连翘、蝉蜕诸药与石膏并用，而不以麻黄与石膏并用乎？答曰：此当论世知人而后可与论古人之方。仲景用药多遵《本经》，薄荷古原名苛，《本经》不载，《别录》亦不载，当仲景时犹未列于药品可知。蝉蜕虽载于《本经》，然古人只知用蝉，不知用蜕，较之蝉蜕皮以达皮者，实远不如，故仲景亦不用。至连翘古惟用根，即麻黄连轺赤小豆汤之连轺也。其发表之力，亦不如连翘也。故身发黄病者，仲景用之以宜通内热利水去湿，非用以发表也。为此三种药当仲景时皆未尝发明，故于温病之初候原宜辛凉解肌者，亦以麻黄发之，且防麻黄之热，而以石膏佐之也。若仲景生当今日，则必不用麻黄而用薄荷、连翘、蝉蜕诸药矣。即初起之证兼喘者，似必赖麻黄之泻肺定喘，而代以薄荷亦可奏效（观小青龙汤证兼喘者，去麻黄加杏仁是治外感之喘不必定用麻黄）。盖此节所言之病状，若在伤寒，原宜麻黄与石膏并用，而在温病，即宜薄荷与石膏并用。若其喘甚轻者，在温病中更宜以牛蒡代杏仁也。

按：麻杏甘石汤柯韵伯亦谓系治温病之方，而愚作此说时犹未见柯氏之说也。为拙说复于柯氏说外另有发明，故仍录之。(《医学衷中参西录·〈伤寒论〉中有治温病初得方用时宜稍变通说》)

［**说明**］凡用古人成方治病，其药味或可不动，然必细审其药之分量或加或减，俾与病机相宜。如麻杏甘石汤原方，石膏之分量仅为麻黄之两倍，而此证所用麻杏甘石汤则石膏之分量二十倍于麻黄矣。盖《伤寒论》之麻杏甘石汤原非为治喉证而设，今借之以治喉证。原用麻黄以散风定喘，又因此证之喉肿太甚，有碍呼吸，而方中犹用麻黄，原为行险之道，故麻黄仅用一钱、而又重用生石膏二两以监制之。且于临服药时先用刀开其患处，用针刺其少商与合谷，此所以于险中求稳也。尝闻友人杨达夫言，有一名医深于《伤寒论》，自著有《注解伤寒论》之书行世，偶患喉证，自服麻杏甘石汤竟至不起，

使其用麻杏甘石汤时，亦若愚所用者如此加减，又何患喉证不愈乎？纵使服药不能即愈，又何至竟不起乎？由此知非古人之方误人。麻杏甘石汤，原为发汗后及下后汗出而喘无大热者之的方，原未言及治喉证也。而欲借之以治喉证，能勿将药味之分量为之加减乎？尝总核《伤寒论》诸方用于今日，大抵多稍偏于热，此非仲景之不善制方也。自汉至今，上下相隔已一千六百余年，其天地之气化，人生之禀赋，必有不同之处，是以欲用古方皆宜细为斟酌也。(《医学衷中参西录·温病门·温病兼喉痧痰喘》)

[**说明**]《内经·灵枢·痈疽》谓："痈发于嗌中，名曰猛疽，猛疽不治，化为脓，脓不泻，塞咽半日死。"此证咽喉两旁红肿日增，即痈发嗌中名为猛疽者也。其脓成不泻则危在目前，若其剧者必俟其化脓而后泻之，又恒有迫不及待之时，是以此证因其红肿已甚有碍呼吸，急刺之以出其紫血而红肿遂愈，此所谓防之于预也。且化脓而后泻之，其疮口恒至溃烂，若未成脓而泻，其紫血所刺之口半日即合矣。喉证原有内伤外感之殊，其内伤者虽宜注重清热，亦宜少佐以宣散之品。如《白喉忌表抉微》方中之用薄荷、连翘是也。由外感者虽不忌用表散之品，然宜表散以辛凉，不宜表散以温热，若薄荷、连翘、蝉蜕、芦根诸药，皆表散之佳品也。或有谓喉证若由于外感，虽麻黄亦可用者，然用麻黄必须重用生石膏佐之。若《伤寒论》之麻杏甘石汤，诚为治外感喉证之佳方也。特是，其方原非治喉证之方，是以方中石膏仅为麻黄之两倍，若借以治外感喉证，则石膏当十倍于麻黄。若遇外感实火炽盛者，石膏尤宜多加方为稳妥。是以愚用此方以治外感喉证时，麻黄不过用至一钱、而生石膏恒用至两余，或重用至二两也。然此犹论喉证之红肿不甚剧者，若至肿甚有碍呼吸，不惟麻黄不可用，即薄荷亦不可用，是以治此证方中止用连翘、芦根也。以上所论者，无论内伤外感，皆咽喉证之属热者也。而咽喉中之变证，间有真寒假热者，又当另议治法。五期四卷载有治此等咽喉证之验案可参观。(《医学衷中参西录·温病门·温疹兼喉痧》)

按：治肺痨投以麻黄杏仁甘草石膏汤，且用至二十余剂，竟将肺痨治愈，未免令阅者生疑，然此中固有精细之理由在也。盖肺病之所以难愈者，为治之者但治其目前所现之证，而不深究其病因也。如此证原以外感受风成肺痨，且其肺中作痒，犹有风邪存留肺中，且为日既久则为锢闭难出之风邪，非麻黄不能开发其锢闭之深，惟其性偏于热于肺中蕴有实热者不宜，而重用生石膏以辅弼之，既可解麻黄之热，更可清肺中久蕴之热，以治肺热有风痨嗽者，原为正治之方，故服之立时见功。至于此药，必久服始能拔除病根，且久服麻黄、石膏而无流弊者，此中又有理由在。盖深入久锢之风邪，非屡次发之不能透，而伍以多量之石膏以为之反佐，俾麻黄之力惟旋转于肺脏之中，不至直达于表而为汗，此麻黄久服无弊之原因也。至石膏性虽寒凉，然其质重气轻，煎入汤剂毫无汁浆，无汁浆即是无质，其轻而且凉之气，尽随麻黄发表之力外出，不复留中而伤脾胃，此石膏久服无弊之原因也。所遇之证，非如此治法不愈，用药即不得不如此也。(《医学衷中参西录·太阳温病麻杏甘石汤证》)

［**案例**］

一、内科医案

温病医案

○ 北平大陆银行理事林农孙，年近五旬，因受风温，虽经医治愈，而肺中余热未清，致肺阴铄耗，酿成肺病，屡经医治无效，其脉一息五至，浮沉皆有力，自言喉连肺际，若觉痒则咳嗽顿发，剧时连嗽数十声，周身汗出，必吐出若干稠痰其嗽始止。问其心中常觉发热，大便燥甚，四五日一行，因悟其肺际作痒，即顿发咳嗽者，必其从前病时风邪由皮毛袭入肺中者，至今犹未尽除也。因其肺中风热相助为虐，宜以麻黄祛其风，石膏清其热，遂为开麻杏甘石汤方，麻黄用钱半，生石膏用两半，杏仁三钱、甘草二钱、煎服一剂，咳嗽顿愈。诊其脉仍有力，又为开善后之方，用生山药一两、北沙参、天花粉、天冬各五钱，川贝、射干、苏子、甘草各二钱，嘱其多服数剂，肺病可从此除根。后阅旬日，愚又赴北平，林农孙又求诊视，言先生去后，余服所开善后方，肺痒咳嗽仍然反复，遂仍服第一次方，至今已连服十剂，心中热已退，仍分毫不觉药凉，肺痒咳嗽皆愈，且饮食增加，大便亦不甚干燥。闻其所言，诚出愚意料之外也。再诊其脉已不数，仍似有力，遂将方中麻黄改用一钱、石膏改用一两、杏仁改用二钱、又加生怀山药六钱、俾煎汤接续服之，若服之稍觉凉时，即速停止。后连服七八剂似稍觉凉，遂停服，肺病从此竟愈。

按：治肺痨投以麻黄杏仁甘草石膏汤，且用至二十余剂，竟将肺痨治愈，未免令阅者生疑，然此中固有精细之理由在也。盖肺病之所以难愈者，为治之者但治其目前所现之证，而不深究其病因也。如此证原以外感受风成肺痨，且其肺中作痒，犹有风邪存留肺中，且为日既久则为锢闭难出之风邪，非麻黄不能开发其锢闭之深，惟其性偏于热于肺中蕴有实热者不宜，而重用生石膏以辅弼之，既可解麻黄之热，更可清肺中久蕴之热，以治肺热有风痨嗽者，原为正治之方，故服之立时见功。至于此药，必久服始能拔除病根，且久服麻黄、石膏而无流弊者，此中又有理由在。盖深入久锢之风邪，非屡次发之不能透，而伍以多量之石膏以为之反佐，俾麻黄之力惟旋转于肺脏之中，不至直达于表而为汗，此麻黄久服无弊之原因也。至石膏性虽寒凉，然其质重气轻，煎入汤剂毫无汁浆（无汁浆即是无质），其轻而且凉之气，尽随麻黄发表之力外出，不复留中而伤脾胃，此石膏久服无弊之原因也。所遇之证，非如此治法不愈，用药即不得不如此也。(《医学衷中参西录·太阳温病麻杏甘石汤证》)

二、儿科医案

疹医案

○ 友人刘仲华，济南博雅士也，精通医学。曾治一孺子，出疹刚见点即回。医者用一切药，皆不能表出。毒气内攻，势甚危急，众皆束手。仲华投以《伤寒论》麻杏甘石汤，一剂疹皆发出，自此遂愈。

夫麻杏甘石汤，为汗后、下后，汗出而喘无大热者之方，仲华用以治疹，竟能挽回人命于顷刻，可为善用古方者矣（本案为他人所治，编者注）。(《医学衷中参西录·治瘟疫瘟疹方·清疹汤》)

磨翳散

［**组成**］生炉甘石三钱　硼砂二钱　黄连一钱　人指甲锅焙脆，无翳者不用，五分

［**主治**］治目睛胀疼，或微生云翳，或赤脉络目，或目眦溃烂，或偶因有火视物不真。

［**加减**］若目翳大而厚者，不可用黄连水研药，宜用蝉蜕（带全足去翅土）一钱，煎水研之。盖微茫之翳，得清火之药即退。若其翳已遮睛，治以黄连成冰翳，而不能消矣。

［**用法**］上药先将黄连捣碎，泡碗内，冷时两三日，热时一日，将泡黄连水过箩，约得清水半茶盅，再将余三味捣细，和黄连水入药钵中研之，如研前药之法，以极细为度。研好连水带药，用大盘盛之。白日置阴处晾之，夜

则露之，若冬日微晒亦可。若有风尘时，盖以薄纸。俟干，贮瓶中，勿透气。用时凉水调和，点眼上，日三四次。若有目翳，人乳调和点之。（《医学衷中参西录·治眼科方·磨翳散》）

宁嗽定喘饮

［**组成**］生怀山药两半　甘蔗自然汁一两　酸石榴自然汁六钱　生鸡子黄四个

［**主治**］治伤寒温病，阳明大热已退，其人或素虚或在老年，至此益形怯弱，或喘，或嗽，或痰涎壅盛，气息似甚不足者。

［**用法**］先将山药煎取清汤一大碗，再将余三味调入碗中，分三次温饮下，约两点钟服一次。若药亦凉，再服时须将药碗置开水中温之。然不可过热，恐鸡子黄熟，服之即无效。（《医学衷中参西录·治伤寒温病同用方·宁嗽定喘饮》）

［**案例**］

内科／温病医案

○ 周姓叟，年近七旬，素有劳疾，且又有阿片嗜好。于季秋患温病，阳明府热炽盛，脉象数而不实，喘而兼嗽，吐痰稠黏，投以白虎加人参汤以生山药代粳米，一剂大热已退，而喘嗽仍不愈，且气息微弱似不接续。其家属惶恐以为难愈，且谓如此光景难再进药。愚曰："此次无须用药，寻常服食之物即可治愈。"为疏方用生怀山药两半，酸石榴自然汁六钱，甘蔗自然汁一两，生鸡子黄四个，先将山药煎取清汤一大碗，再将余三味调入碗中，分三次温饮下，尽剂而愈。后屡用此方治愈多人，遂将其方登于《衷中参西录》，名之曰宁嗽定喘饮（《医学衷中参西录·治伤寒温病同用方·宁嗽定喘饮》中也录有本案。编者注）。（《医学衷中参西录·石榴解》）

菩提丹

［**组成**］药房中秘方，有将鸦胆子仁用益元散（滑石、甘草、朱砂。编者注）为衣。

［**主治**］而以治下鲜血之痢，泻血水之痢则尤效。（《医学衷中参西录·论痢证治法》）

坊间将鸭蛋子去皮，用益元散为衣，治二便下血如神，名曰菩提丹，赞有其神灵之功也。(《医学衷中参西录·治痢方》)

［**方论**］鸦胆子，一名鸭蛋子，为其形椭圆若鸭卵也。大如梧桐子，外有黑硬皮，其味极苦，实为苦参所结之子，药行中亦有名为苦参子者。服时须去其硬皮，若去皮时其中仁破者，即不宜服，因彼者服后易消，其苦味遽出，恒令人呕吐；是以治痢成方，有用龙眼肉包鸦胆子仁囫囵吞服者。

名之为菩提丹者，是皆防其入胃即化出其苦味也。若以西药房中胶囊盛之吞服，虽破者亦可用。其性善凉血止血，兼能化瘀生新。凡痢之偏于热者，用之皆有捷效。(《医学衷中参西录·论痢证治法》)

［**案例**］

一、内科医案

痢疾医案

○ 岁在壬寅，有沧州友人滕玉可，设教于邻村。其年过五旬，当中秋时下赤痢甚剧，且多鲜血，服药二十余日无效。适愚他出新归，过访之，求为诊治。其脉象洪滑，知其纯系热痢。彼时愚虽深知鸦胆子之功效，而犹以为苦参子系通行共知之名，因谓之曰："此易治，买苦参子百余粒去皮，拣其仁之成实者，每服六十粒，白糖水送下，两次即愈矣。"翌日愚复他出，二十余日始归，又访之，言"遍询药房皆无苦参子，后病益剧，遣人至敝州购来，果如法服之两次痊愈，真仙方也"，愚曰："前因粗心，言之未详。苦参子即鸦胆子，药房中又名为鸭蛋子，各药房中皆有，特其见闻甚陋，不知其为苦参子耳（本案为他人所治，编者注）。"(《医学衷中参西录·论痢证治法》)

血证医案

○ 芦台北润李子芳，年四十二岁，壬戌五月间，因劳碌暑热，大便下血，且腹疼。医者多用西洋参、野於术、地榆炭、柏叶炭温涩之品投之，愈服愈危。小站王绍圃，余友也，代寄函询方，并将病源暨前方开示。余阅毕，遂为邮去痢疾门中所载菩提丹（鸦胆子、滑石、甘草、朱砂。编者注）四服。每服六十粒，日服一次。未几，接复函，谓服毕血止，腹疼亦愈，极赞药之神妙。近年用此丹治赤痢及二便下血，愈者甚多，神妙之誉非滋美也（本案为他人所治，编者注）。(《医学衷中参西录·宗弟相臣来函》)

期颐饼

［组成］生芡实六两　生鸡内金三两　白面半斤　白砂糖不拘多少

［主治］治老人气虚不能行痰，致痰气郁结，胸次满闷，胁下作疼。凡气虚痰盛之人，服之皆效，兼治疝气。

［用法］先将芡实用水淘去浮皮，晒干，轧细，过箩。再将鸡内金（中有瓦石糟粕去净，分量还足）轧细，过罗，置盆内浸以滚水，半日许。再入芡实、白糖、白面，用所浸原水，和作极薄小饼，烙成焦黄色，随意食之。然芡实、鸡内金须自监视，如法制好，不可委之于坊间也。

［方论］鸡内金鸡之脾胃也，其中偶有瓦石铜铁，皆有消化痕迹，脾胃之坚壮可知。故用以补助脾胃，大能运化饮食，消磨瘀积。食化积消，痰涎自除。再者，老人痰涎壅盛，多是下焦虚惫，气化不摄，痰涎随冲气上泛。芡实大能敛冲固气，统摄下焦气化。且与麦面同用，一补心，一补肾，使心肾相济，水火调和，而痰气自平矣。

［或问］老人之痰，既由于气虚不行，何不加以补助气分之品？答曰：凡补气之药，久服转有他弊。此方所用药品，二谷食，一肉食，复以砂糖调之，可作寻常服食之物，与他药饵不同。且食之，能令人饮食增多，则气虚者自实也。此方去芡实，治小儿疳积痞胀，大人癥瘕积聚。(《医学衷中参西录·治痰饮方·期颐饼》)

青娥丸

［组成］胡桃仁烂研，二十两　补骨脂酒蒸为末，十两　杜仲盐炒　大蒜

［主治］古方治虚寒喘嗽，腰腿酸痛。

［加减］虚寒之甚者，可于方中加生硫黄三两，至硫黄生用之理，观三期八卷所载服生硫黄法自明。

［用法］蜜调如饴，每晨酒服一大匙，不能饮者热水调服。

［方论］汪讱庵谓，补骨脂属火，入心包、命门能补相火以通君火，暖丹田，壮元阳；胡桃属木，能通命门，利三焦，温肺润肠，补养气血，有木火相生之妙。愚常用之以治下焦虚寒之证，诚有奇效。

又前方加杜仲一斤，生姜炒蒜四两，同为丸，名青娥丸。治肾虚膜疼，而此方不但治肾虚腰疼也，以治虚寒腿疼亦极效验。(《医学衷中参西录·胡桃解》)

［案例］

内科 / 腿痛医案

○ 曾治一媪年过六旬，腿疼年余不愈，其脉两尺沉细，俾日服青娥丸月余痊愈。

按：胡桃仁形状，殊似人脑，其薄皮上有赤纹，又极似人之脑神经，故善补脑。常食令人不忘，盖精髓骨髓，本一气贯通，同属于肾，胡桃既善补肾强筋骨，其补脑也自属连带功能耳。受业张方舆谨注（《医学衷中参西录·胡桃解》）

清解汤

［**组成**］薄荷叶四钱　蝉蜕去足土，三钱　生石膏捣细，六钱　甘草一钱五分

［**主治**］治温病初得，头疼，周身骨节酸疼，肌肤壮热，背微恶寒无汗，脉浮滑者。

［**方论**］《伤寒论》曰："太阳病，发热而渴，不恶寒者，为温病。若发汗已，身灼热者，名曰风温。风温为病，脉阴阳俱浮，自汗出，身重，多眠睡，息必鼾，言语难出。"此仲景论温病之提纲也。乃提纲详矣，而后未明言治温病之方，及反复详细观之，乃知《伤寒论》中原有治温病方，且亦明言治温病方，特涉猎观之不知耳。

六十一节云："发汗后，不可更行桂枝汤。汗出而喘，无大热者，可与麻黄杏仁甘草石膏汤主之。"夫此证既汗后不解，必是用辛热之药，发不恶寒证之汗，即温病提纲中，所谓若发汗已也（提纲中所谓若发汗，是用辛热之药强发温病之汗）。其汗出而喘，无大热者，即温病提纲中，所谓若发汗已，身灼热及后所谓自汗出，多眠睡，息必鼾也。睡而息鼾，醒则喘矣。此证既用辛热之药，误发于前，仲景恐医者见其自汗，再误认为桂枝汤证，故特戒之曰：不可更行桂枝汤，而宜治以麻杏甘石汤。此节与温病提纲遥遥相应，合读之则了如指掌。然麻杏甘石汤，诚为治温病初得之的方矣。

而愚于发表药中不用麻黄，而用薄荷、蝉蜕者，曾于葛根黄芩黄连汤解后详论之，兹不再赘。（《医学衷中参西录·治温病方·清解汤》）

方中薄荷叶宜用其嫩绿者，至其梗宜用理气药中，若以之发汗，则力减半矣。若其色不绿而苍，则其力尤减。若果嫩绿之叶，方中用三钱即可。

薄荷气味近于冰片，最善透窍。其力内至脏腑筋骨，外至腠理皮毛，皆能透达。故能治温病中之筋骨作疼者。若谓其气质清轻，但能发皮肤之汗，则浅之乎视薄荷矣。

蝉蜕去足者，去其前之两大足也。此足甚刚硬，有开破之力。若用之退目翳消疮疡，带此足更佳。若用之发汗，则宜去之，盖不欲其于发表中，寓开破之力也。

蝉蜕性微凉味淡，原非辛散之品而能发汗者，因其以皮达皮也。此乃发汗中之妙药，有身弱不任发表者，用之最佳。且温病恒有兼瘾疹者，蝉蜕尤善托瘾疹外出也。

石膏性微寒,《本经》原有明文。虽系石药，实为平和之品。且其质甚重，六钱不过一大撮耳。其凉力，不过与知母三钱等。而其清火之力则倍之，因其凉而能散也。尝观后世治温之方，至阳明府实之时，始敢用石膏五六钱，岂能知石膏者哉！然必须生用方妥，者用至一两，即足偾事。又此方所主之证，或兼背微恶寒，乃热郁于中，不能外达之征，非真恶寒也。白虎汤证中，亦恒有如此者，用石膏透达其热，则不恶寒矣。(《医学衷中参西录·治温病方·清解汤》)

［案例］

内科 / 温病医案

○ 曾治一人，年二十余。当仲夏夜寝，因夜凉，盖单衾冻醒，发懒，仍如此睡去。须臾又冻醒，晨起微觉恶寒。至巳时已觉表里大热，兼喘促，脉洪长而浮。投以清解汤，方中生石膏改四两半，又加牛蒡子（炒捣）三钱，服后得汗而愈。

由斯观之，其初非中于太阳乎，然不专在太阳也。人之所以觉凉者，由于衣衾之薄。其气候究非寒凉。故其中于人不专在太阳，而兼在阳明。且当其时，人多蕴内热，是以转阳明甚速也。然此所论者风温耳。若至冬受春发，或夏发之温，恒有与太阳无涉者。故《伤寒论》温病提纲中，特别之曰：“风温之为病，”明其异于冬伤于寒，春必病温之温病也。

又杏仁与牛蒡子，皆能降肺定喘，而杏仁性温、牛蒡子性凉。伤寒喘证。皆用杏仁，而温病不宜用温药，故以牛蒡子代之。(《医学衷中参西录·治温病方·清解汤》)

清凉华盖饮

［**组成**］甘草六钱　生明没药不去油，四钱　丹参四钱　知母四钱

［**主治**］治肺中腐烂，浸成肺痈，时吐脓血，胸中隐隐作疼，或旁连胁下亦疼者。

［**加减**］病剧者加三七二钱（捣细送服）。脉虚弱者，酌加人参、天冬各数钱。

［**方论**］肺痈者，肺中生痈疮也。然此证肺中成疮者，十之一二，肺中腐烂者，十之八九。故治此等证，若葶苈、皂荚诸猛烈之药，古人虽各有专方，实不可造次轻用，而清火解毒化腐生肌之品，在所必需也。甘草为疮家解毒之主药，且其味至甘，得土气最厚，故能生金益肺，凡肺中虚损糜烂，皆能愈之。是以治肺痈便方，有单用生粉草四两煎汤，频频饮之者，而西人润肺药水，亦单有用甘草制成者。特其性微温，且有壅滞之意，而调以知母之寒滑，则甘草虽多用无碍，且可借甘草之甘温，以化知母之苦寒，使之滋阴退热，而不伤胃也。丹参性凉清热，色赤活血，其质轻松，其味微辛，故能上达于肺，以宣通脏腑之毒血郁热而消融之。乳香、没药同为疮家之要药，而消肿止疼之力，没药尤胜，故用之以参赞丹参，而痈疮可以内消。三七化瘀解毒之力最优，且化瘀血而不伤新血，其解毒之力，更能佐生肌药以速于生肌，故于病之剧者加之。

至脉虚者，其气分不能运化药力，方虽对证无功，又宜助以人参。而犹恐有肺热还伤肺之虞，是以又用天冬，以解其热也。（《医学衷中参西录·治肺病方·消凉华盖饮》）

［**案例**］

内科 / 肺痈医案

○ 一人，年三十余，昼夜咳嗽，吐痰腥臭，胸中隐隐作疼……后两月，因劳力过度旧证复发，胸中疼痛甚于从前，连连咳吐，痰中兼有脓血。再服前方不效，为制此汤（清凉华盖饮，编者注），两剂疼止。为脉象虚弱，加野台参三钱，天冬四钱，连服十剂痊愈。（《医学衷中参西录·治肺病方·消凉华盖饮》）

升麻黄芪汤

［**组成**］生黄芪五钱　当归四钱　升麻二钱　柴胡二钱

［**主治**］治小便滴沥不通。偶因呕吐咳逆，或侧卧欠伸，可通少许，此转胞也。用升提药，提其胞而转正之，胞系不了戾，小便自利。（《医学衷中参西录·治癃闭方·升麻黄芪汤》）

［**方论**］三焦之气化不升则不降。小便不利者，往往因气化下陷，郁于下焦，滞其升降流行之机也。故用一切利小便之药不效，而投以升提之药恒多奇效。是以拙拟此汤（升麻黄芪汤，编者注），不但能治转胞，并能治小便癃闭也。

古方有但重用黄芪，治小便不利，积成水肿者……

按：水肿之证，有虚有实，实者似不宜用黄芪。然其证实者甚少，而虚者居多。至其证属虚矣，又当详辨其为阴虚阳虚，或阴阳俱虚。阳虚者气分亏损，可单用、重用黄芪，若医话中所云云者。阴虚者其血分枯耗，宜重用滋阴之药，兼取阳生阴长之义，而以黄芪辅之。至阴阳俱虚者，黄芪与滋阴之药，可参半用之。医者不究病因，痛诋为不可用，固属鲁莽，至其连用除湿猛剂，其鲁莽尤甚。盖病至积成水肿，即病因实者，其气血至此，亦有亏损。猛悍药，或一再用犹可。若不得已而用至数次，亦宜以补气血之药辅之。况其证原属重用黄芪治愈之虚证乎。至今之医者，对于此证，纵不用除湿猛剂，亦恒多用利水之品。不知阴虚者，多用利水之药则伤阴；阳虚者，多用利水之药亦伤阳。夫利水之药，非不可用，然贵深究其病因，而为根本之调治，利水之药，不过用作向导而已（此为张锡纯在引用陆定圃《冷庐医话》所载医案后加的按语，原案如下：海宁许珊林观察，精医理。官平度州时，幕友杜某之戚王某，山阴人。夏秋间，忽患肿胀，自顶至踵，人怕常时，气喘声嘶，大小便不通，危在旦夕。因求观察诊之。令用生黄芪四两，秫米一酒盅，煎一大碗，用小匙逐渐呷服。至盏许，气喘稍平。即于一日间服尽，移时小便大通，溺器易三次，肿亦随消，惟脚面消不及半。自后仍服此方，黄芪自四两至一两，随服随减。佐以祛湿平胃之品，两月复原，独脚面有钱大一块不消。恐次年复发，劝其归，届期果患前证。延绍城医士诊治，痛诋前方，以为不死乃是大幸。遂用除湿猛剂，十数服而气绝。次日，将及盖棺，其妻见其两目微动，呼集众人环视，连动数次。复用芪米汤灌救，至满口不能下，少顷眼忽一睁，汤俱下咽，从此便出声矣。服黄芪至数斤，并脚面之肿全消而愈。观察之弟，辛未曹部，谓此方治验多人。先是嫂吴氏，患子死腹中，浑身肿胀，气喘身直，危在顷刻。余兄遏检名人医案，得此方遵服，便通肿消，旋即产下，一无所苦。后在平度有娩顾姓，患肿胀脱胎，此方数服而愈。继又治愈数人，王某更在后矣。”盖黄芪实表，表虚则水聚皮里膜外，而成肿胀，得黄芪以开通水道，水被祛逐，胀自消矣。编者注）。（《医学衷中参西录·治癃闭方·升麻黄芪汤》）

［**案例**］

妇科／产后小便不利医案

○ 一妇人，产后小便不利，遣人询方。俾用生化汤加白芍，治之不效，复来询方。言有时恶心呕吐，小便可通少许。愚恍悟曰，此必因产时努力太过，或撑挤太甚，以致胞系了戾，是以小便不通。恶心呕吐，则气机上逆，胞系有提转之势，故小便可以稍通也。遂为拟此汤（升麻黄芪汤，编者注），一剂而愈。（《医学衷中参西录·治癃闭方·升麻黄芪汤》）

石膏薄荷连翘天花粉方

（方名为编者所加，编者注）

［**方论**］此方重用石膏花粉，少用薄荷、连翘，以为发表之剂，特恐石膏、花粉、薄荷、连翘太过，服后不能作汗耳？答曰：此方虽为发表之剂，实乃调剂阴阳听其自汗，而非强发其汗也。

盖此证原为伏气化热，偶为外感触动，遂欲达于表而外出，而重用凉药与之化合，犹如水沃冶红之铁，其蓬勃四达之热气原难遏抑，而复少用薄荷、连翘，为之解其外表之阻隔，则腹中所化之热气，自夺门而出，作汗而解矣。且此等汗，原不可设法为之息止，虽如水流漓而断无亡阴、亡阳之虞，亦断无汗后不解之虞。此方原与《衷中参西录》寒解汤相似（生石膏一两，连翘、蝉蜕各钱半，今以知母多劣，故易以花粉，为蝉蜕发表之力稍弱，又易以薄荷叶）。二方任用其一，果能证脉无误，服后覆杯之顷，即可全身得汗，间有畏石膏之凉将其药先服一半者，服后亦可得汗，后再服其所余，则分毫无汗矣。因其热已化汗而出，所余之热无多也。即此之前后分服，或出汗或不出汗，可不深悟此药发汗之理乎？况石膏原硫氧氢钙化合，硫氧之原质，原具有发表之力也。

有其人身体酸懒，且甚觉沉重，头重懒抬，足重懒举，或周身肌肤重按移时，微似有痕，或小便不利，其舌苔白而发腻，微带灰色，其脉浮而濡，至数如常者，此湿温也。其人或久居潮湿之地，脏腑为湿气所侵，或值阴雨连旬，空气之中含水分过度，或因饮食不慎，伤其脾胃，湿郁中焦，又复感受风邪，遂成斯证，宜用药外解其表，内利其湿则病愈矣。(《医学衷中参西录·附温病遗方》)

寿胎丸

［**组成**］菟丝子炒熟，四两　桑寄生二两　川续断二两　真阿胶二两

［**主治**］治滑胎。

［**加减**］气虚者，加人参二两。大气陷者，加生黄芪三两。食少者，加炒白术二两。凉者，加炒补骨脂二两。热者，加生地二两。

［**用法**］上药将前三味轧细，水化阿胶和为丸，一分重（干足一分）。每服二十丸，开水送下，日再服。

［**方论**］菟丝无根，蔓延草木之上，而草木为之不茂，其善吸他物之气化以自养可知。胎在母腹，若果善吸其母之气化，自无下坠之虞。且男女生育，皆赖肾脏作强。菟丝大能补肾，肾旺自能荫胎也。寄生根不着土，寄生树上，又复隆冬茂盛，雪地冰天之际，叶翠子红，亦善吸空中气化之物。且其寄生于树下，亦犹胎之寄母腹中，气类相感，大能使胎气强壮，故《本经》载其能安胎。续断亦补肾之药，而其节之断处，皆有筋骨相连，大有连属维系之意。阿胶系驴皮所熬，驴历十二月始生，较他物独迟。以其迟，挽流产之速，自当有效。且其胶系阿井之水熬成，阿井为济水之伏流，以之熬胶，最善伏藏血脉，滋阴补肾，故《本经》亦载其能安胎也。至若气虚者，加人参以补气。大气陷者，用黄芪以升补大气。饮食减少者，加白术以健补脾胃。凉者，加补骨脂以助肾中之阳（补骨脂善保胎修园曾详论之）。热者，加生地黄以滋肾中之阴。临时斟酌适宜，用之无不效者。(《医学衷中参西录·治女科方·寿胎丸》)

由斯而论，愚于千百味药中，得一最善治流产之药，其为菟丝子乎。何以言之？凡植物之生，皆恃有根，独菟丝子初生亦有根，及其蔓缠禾稼之上，被风摇动，其根即断，而其根断之后，益蕃延盛茂于禾稼之上，致禾稼为之黄落，此诚善取所托者之气化以自养者也。藉此物之性质，以变化胎之性质，能使所结之胎善于吸取母气，此所以为治流产之最良药也。

愚拟有寿胎丸，重用菟丝子为主药，而以续断、寄生、阿胶诸药辅之（伍以诸药皆有精义，详于本方下注释），凡受妊之妇，于两月之后徐服一料，必无流产之弊。此乃于最易流产者屡用之皆效，故敢确信其然也。至陈修园谓宜用大补大温之剂，使子宫常得暖气则胎自日长而有成，彼盖因其夫人服白术、黄芩连坠胎五次，后服四物汤加鹿角胶、补骨脂、续断而胎安，遂疑凉药能坠胎，笃信热药能安胎。不知黄芩之所以能坠胎者，非以其凉也。《本经》谓黄芩下血闭，岂有善下血闭之药而能保胎者乎？盖汉唐以前，名医用药皆谨遵《本经》，所以可为经方，用其方者鲜有流弊。迨至宋元以来，诸家恒师心自智，其用药或至显背《本经》。是以医如丹溪，犹粗忽如此，竟用黄芩为保胎之药，俾用其方者不惟无益，而反有所损，此所以为近代之名医也。所可异者，修园固笃信《本经》者也，何于用白术、黄芩之坠胎，不知黄芩之能开血闭，而但谓其性凉不利于胎乎？究之胎得其养，全在温度适宜，过凉之药，固不可以保胎；即药过于热，亦非所以保胎也。惟修园生平用药喜热恶凉是以立论稍有所偏耳。(《医学衷中参西录·论治妇人流产》)

胎在母腹，若果善吸其母之气化，自无下坠之虞。且男女生育，皆赖肾脏作强。菟丝子能补肾，肾旺自能荫胎也。寄生能养血、强筋骨，大能使胎气强壮，故《本经》载其能安胎。续断亦补肾之药。阿胶系驴皮所熬，最善伏藏血脉，滋阴补肾，故《本经》亦载其能安胎也。至若气虚者，加人参以补气。大气陷者，加黄以升补大气。饮食减少者，加白术以健补脾胃。凉者，加补骨脂以助肾中之阳（补骨脂善保胎修园曾详论之）。热者，加生地黄以滋肾中之阴。临时斟酌适宜，用之无不效者。此方乃思患预防之法，非救急之法。若胎气已动，或至下血者，又另有急救之方。

流产为妇人恒有之病，而方书所载保胎之方，未有用之必效者。诚以保胎所用之药，当注重于胎，以变化胎之性情气质，使之善吸其母之气化以自养，自无流产之虞。若但补助妊妇，使其气血壮旺固摄，以为母强自能荫子，此又非熟筹完全也。是以愚临证考验以来，见有屡次流产者，其人恒身体强壮，分毫无病；而身体软弱者，恐生育多则身体愈弱，欲其流产，而偏不流产。于以知：或流产，或不流产，不尽关于妊妇身体之强弱，实兼视所受之胎善吸取其母之气化否也。由斯而论，愚于千百味药中，得一最善治流产之药，乃菟丝子是也。寿胎丸，重用菟丝子为主药，而以续断、寄生、阿胶诸药辅之，凡受妊之妇，于两月之后徐服一料，必无流产之弊。此乃于最易流产者屡次用之皆效。至陈修园谓宜用大补大温之剂，使子宫常得暖气，则胎自日长而有成，彼盖因其夫人服白术、黄芩连坠胎五次，后服四物汤加鹿角胶、补骨脂、续断而胎安，遂疑凉药能坠胎，笃信热药能安胎。不知黄芩之所以能坠胎者，非以其凉也。

《本经》谓黄芩下血闭，岂有善下血闭之药而能保胎者乎？盖汉、唐以前，名医用药皆谨遵《本经》，所以可为经方，用其方者鲜有流弊。迨至宋、元以还，诸家恒师心自智，其用药或至显背《本经》。是以医如丹溪，犹粗忽如此，竟用黄芩为保胎之药，俾用其方者不惟无益，而反有所损，此所以为近代之名医也。所可异者，修园（指清代著名医家陈念祖，编者注）固笃信《本经》者也，何于用白术、黄芩之坠胎，不知黄芩之能开血闭，而但谓其性凉不利于胎乎？究之胎得其养，全在温度适宜，过凉之药，固不可以保胎，即药过于热，亦非所以保胎也。惟修园生平用药喜热恶凉，是以立论稍有所偏耳。（《医学衷中参西录·治女科方·寿胎丸》）

［**案例**］

妇科 / 滑胎医案

○ 友人张洁泉善针灸，其夫人素有滑胎之病。是以洁泉年近四旬，尚未育麟。偶与谈及，问何以不治。洁泉谓每次服药，皆无效脸，即偶足月，产下亦软弱异常，数日而殇。此盖关于禀赋，非药力所能挽回也。愚曰：挽回此证甚易，特视用药何如耳。时其夫人受孕三四月，遂治以此方，服药两月，至期举一男，甚强壮。

按：此方乃思患预防之法，非救急之法。若胎气已动，或至下血者，又另有急救之方。

○ 曾治一少妇，其初次有妊，五六月而坠。后又有妊，六七月间，忽胎动下血，急投以生黄芪、生地黄各二两，白术、山萸肉（去净核）、龙骨（煅捣）、牡蛎（煅捣）各一两，煎汤一大碗，顿服之，胎气遂安。将药减半，又服一剂。后举一男，强壮无恙。（《医学衷中参西录·治女科方·寿胎丸》）

铁锈鸡纳丸

［**组成**］铁锈　没药忌火，各一钱　金鸡纳霜　花椒各五分

［**主治**］治妇女经血不调，身体羸弱咳喘，或时作寒热甚效。

［**用法**］共为细末，炼蜜为丸六十粒。每服三粒至五粒。(《医学衷中参西录·治女科方·玉烛汤》)

通变大柴胡汤

［**组成**］柴胡三钱　薄荷三钱　知母四钱　大黄四钱

［**主治**］治伤寒温病，表证未罢，大便已实者。

［**加减**］此方若治伤寒，以防风易薄荷。(《医学衷中参西录·治温病方·通变大柴胡汤》)

［**案例**］

内科/伤寒医案

○ 一人，年二十余。伤寒六七日，头疼恶寒，心中发热，咳吐黏涎。至暮尤寒热交作，兼眩晕，心中之热亦甚。其脉浮弦，重按有力，大便五日未行。投以此汤（通变大柴胡汤，编者注），加生石膏六钱，芒硝四钱，下大便二次。上半身微见汗，诸病皆见轻，惟心中犹觉发热，脉象不若从浮弦，而重按仍有力。

拟投以白虎加人参汤，恐当下后，易作滑泻，遂以生山药代粳米，连服两剂痊愈。(《医学衷中参西录·治温病方·通变大柴胡汤》)

通变黑锡丹

［**组成**］铅灰研细，二两　硫化铅研细，一两　麦曲炒熟，两半

［**主治**］治痫风。

［**加减**］若服药后，大便不利者（铅灰硫化铅皆能涩大便），芒硝又宜多用。

［**用法**］上三味，水和为丸，桐子大。每服五六丸，多至十丸。用净芒硝四五分冲水送服。

［**方论**］古方有黑锡丹，用硫黄与铅化合，以治上热下凉，上盛下虚之证，洵为良方。而犹未尽善者，因其杂以草木诸热药，其性易升浮，即不能专于下达。向曾变通其方，专用硫化铅，和熟麦曲为丸。以治痫风数日一发

者，甚有效验。乃服至月余，因觉热停服，旬余病仍反复。遂又通变其方，多用铅灰，少用硫化铅，俾其久服不致生热，加以累月之功，痫风自能除根。更佐以健脾、利痰、通络、清火之汤剂，治法尤为完善。

取铅灰法：用黑铅数斤，熔化后，其面上必有浮灰。屡次熔化，即可屡次取之。

制硫化铅法：用黑铅四两，铁锅内熔化。再用硫黄细末四两，撒于铅上。硫黄皆着，急用铁铲拌炒。铅经硫黄烧炼，结成砂子，取出晾冷，碾轧成饼者（系未化透之铅）去之，余者，再用乳钵研极细。(《医学衷中参西录·治痫风方·通变黑锡丹》)

吴茱萸汤

［**组成**］吴茱萸洗，一升　人参三两　生姜切，六两　大枣擘，十二枚

［**用法**］上四味，以水七升，煮取二升，去滓，温服七合，日三服。

［**方论**］《伤寒论》原文：少阴病，吐利，手足厥冷，烦躁欲死者，吴茱萸汤主之。柯韵伯曰：少阴病，吐利烦躁四逆者死。四逆者四肢厥冷兼臂胫而言也，此云手足是指掌而言，四肢之阳犹在也。

陈古愚曰：师于不治之证，不忍坐视，专求阳明是得绝处逢生之妙，所以与通脉四逆汤，白通加猪胆汁汤三方鼎峙也。论云，食谷欲呕者属阳明也，吴茱萸汤主之。又云，干呕吐涎沫头痛者，吴茱萸汤主之。此阳明之正方也。或谓吴茱黄降浊阴之气为厥阴专药，然温中散寒，又为三阴并用之药，而佐以人参、姜、枣，又为胃阳衰败之神方也。

周伯度曰：吴茱黄树高丈余，皮青绿色，结实梢头。其气臊，故得木气多而用在于肝。叶紫、花紫、实紫，紫乃水火相乱之色。实熟于季秋，气味苦辛而温性且烈，是于水火相乱之中，燥转旋拨乱之权，故能入肝伸阳戢阴而辟寒邪。味辛则升、苦则降，辛能散、苦能坚，亦升亦降，亦散亦坚，故上不至极上、下不至极下，第为辟肝中之寒邪而已。食谷欲呕者，肝受寒邪上攻其胃，不食谷则肝气犹舒，食谷则肝不能容而欲呕，与胃虚之有反胃迥殊，故非吴茱萸汤不治。夫肝邪上攻，则胃病为木乘土，下迫则肾病为子传母，迨子传母则吐利交作，而不止一吐矣，少阴自病下利已耳，未必兼吐，吐而利矣，未必兼逆冷烦躁吐利，而且手足逆冷烦躁欲死，非肝邪盛极而

何！此时疗之，舍吴茱萸汤亦别无他法也。

按：上两节之议论，一主胃，一主肝。究之吴茱萸汤之实用，乃肝胃同治之剂也。至于此证烦躁欲死，非必因肝邪盛极，实因寒邪阻塞而心肾不交也。盖人心肾之气，果分毫不交，其人即危不旋踵，至于烦躁欲死，其心肾几分毫不交矣。夫心肾之所以相交者，实赖脾胃之气上下通行，是以内炼家以肾为婴儿，心为姹女，婴儿姹女相会，必赖黄婆为媒，黄婆者脾胃也。是以少阴他方中皆用干姜，而吴茱萸汤中则重用生姜至六两，取其温通之性，能升能降（生姜善发汗，是其能升，善止呕吐，是其能降），以开脾胃凝滞之寒邪，使脾胃之气上下通行，则心肾自能随脾胃气化之升降而息息相通矣。（《医学衷中参西录·少阴病吴茱黄汤证》）

仙露汤

［**组成**］生石膏捣细，四两　玄参一两　连翘三钱　粳米五钱

［**主治**］治寒温阳明证，表里俱热，心中热嗜凉水而不至燥渴，脉象洪滑而不至甚实。舌苔白厚，或白而微黄，或有时背微恶寒者。

［**用法**］上四味，用水五盅，煎至米熟，其汤即成。约可得清汁三盅，先温服一盅。

若服完一剂，病犹在者，可仍煎一剂，服之如前。使药力昼夜相继，以病愈为度。然每次临服药，必详细问询病人。若腹中微觉凉，或欲大便者，即停药勿服。候两三点钟，若仍发热未大便者，可少少与服之。若已大便，即非溏泻而热犹在者，亦可少少与服。

［**方论**］《伤寒论》白虎汤，为阳明腑病之药，而兼治阳明经病；此汤为阳明经病之药，而兼治阳明腑病。为其所主者，责重于经，故于白虎汤方中，以玄参之甘寒（《本经》言苦寒，细嚼之实甘而微苦，古今药有所不同）易知母之苦寒，又去甘草，少加连翘。欲其轻清之性，善走经络，以解阳明在经之热也。

方中粳米，不可误用糯米（宿命浆米）。粳米清和甘缓，能逗留金石之药于胃中，使之由胃输脾，由脾达肺，药力四布，经络贯通。糯米质黏性热，大能固闭药力、留中不散，若错用之，即能误事。（《医学衷中参西录·治伤寒温病同用方·仙露汤》）

［案例］

内科 / 伤寒医案

○ 一人年四十余。素吸鸦片，于仲冬得伤寒，二、三日间，烦躁无汗。原是大青龙汤证，因误服桂枝汤，烦躁益甚。迎愚诊视，其脉关前洪滑，两尺无力。为开仙露汤，因其尺弱，嘱其徐徐饮下，一次只饮药一口，防其寒凉侵下焦也。

病家忽愚所嘱，竟顿饮之，遂致滑泻数次，多带冷沫。上焦益觉烦躁，鼻如烟熏，面如火炙。其关前脉，大于前一倍，又数至七至。知其已成戴阳之证，急用人参一两，煎好兑童便半茶盅，将药碗置凉水盆中，候冷顿饮之。又急用玄参、生地、知母各一两，煎汤一大碗，候用。自服参后，屡诊其脉，过半点钟，脉象渐渐收敛，至数似又加数。遂急将候用之药炖热，徐徐饮下，一次饮药一口，阅两点钟尽剂，周身微汗而愈。此因病家不听所嘱，致有如此之失，幸而救愈，然亦险矣。

审是则凡药宜作数次服者，慎勿顿服也。盖愚自临证以来，无论内伤外感，凡遇险证，皆煎一大剂，分多次服下。此以小心行其放胆，乃万全之策，非孤注之一掷也。(《医学衷中参西录·治伤寒温病同用方·仙露汤》)

中暑医案

○ 一童子年十六。暑日力田于烈日之中，午饭后，陡觉发热，无汗，烦渴引饮。诊其脉，洪而长，知其暑而兼温也。投以此汤（仙露汤，编者注），未尽剂而愈（张氏在医案前论述说，温病中，有当日得之，即宜服仙露汤者。编者注）。

按：此证初得，而胃府之热已实。彼谓温病入手经，不入足经者，何梦梦也。(《医学衷中参西录·治伤寒温病同用方·仙露汤》)

头痛医案

○ 一叟年七十有一，因感冒风寒，头疼异常，彻夜不寝。其脉洪大有力，表里俱发热，喜食凉物，大便三日未行，舌有白苔甚厚。知系伤寒之热，已入阳明之府。因头疼甚剧，且舌苔犹白，疑犹可汗解。治以拙拟寒解汤（生石膏一两、知母八钱、连翘一钱五分、蝉蜕一钱五分；主治周身壮热，心中热而且渴，舌上苔白欲黄，其脉洪滑；或头犹觉疼，周身犹有拘束之意者。编者注），加薄荷叶一钱。头疼如故，亦未出汗，脉益洪实。恍悟曰：此非外感表证之头疼，乃阳明经府之热相并上逆，而冲头部也。为制此汤（仙露汤，编者注），分三次温饮下，头疼愈强半，夜间能安睡，大便亦通。复诊之，脉象余火犹炽，遂用仲景竹叶石膏汤，生石膏仍用三两，煎汁一大碗，分三次温饮下，尽剂而愈。

按：竹叶石膏汤，原寒温大热退后，涤余热、复真阴之方。故其方不列于六经，而附载于六经之后。其所以能退余热者，不恃能用石膏，而恃石膏与参并用。盖寒温余热，在大热铄涸之余，其中必兼有虚热。石膏得人参，能使寒温后之真阴顿复，而余热自消，此仲景制方之妙也。又麦冬甘寒黏滞，虽能为滋阴之佐使，实能留邪不散，致成痨嗽。而惟与石膏、半夏并用则无忌，诚以石膏能散邪，半夏能化滞也。或疑炙甘草汤（亦名复脉汤）中亦有麦冬，却无石膏、半夏。然有桂枝、生姜之辛温宣通者，以驾驭之，故亦不至留邪。彼惟知以甘寒退寒温之余热者，安能援以为口实哉！

又按：上焦烦热太甚者，原非轻剂所能疗，而投以重剂，又恐药过病所，而病转不愈。惟用重剂，徐徐饮下，乃为合法。（《医学衷中参西录·治伤寒温病同用方·仙露汤》）

宣阳汤

［组成］野台参四钱　威灵仙钱半　寸麦冬带心，六钱　地肤子一钱

［主治］治阳分虚损，气弱不能宣通，致小便不利。

［附方］一方以人参为君，辅以麦冬以济参之热，灵仙以行参之滞，少加地肤子为向导药，名之曰宣阳汤。

［案例］

内科 / 水肿医案

○ 一媪，年六十余，得水肿证，延医治不效。时有专以治水肿名者，其方秘而不传。服其药自大便泻水数桶，一身肿尽消，言忌咸百日，可保永愈。数日又见肿，旋复如故。服其药三次皆然，而病患益衰惫矣。盖未服其药时，即艰于小便，既服药后，小便滴沥全无，所以旋消而旋肿也。再延他医，皆言服此药，愈后复发者，断乎不能调治。后愚诊视，其脉数而无力。愚曰：脉数者阴分虚也，无力者阳分虚也。膀胱之腑，有下口无上口，水饮必随气血流行，而后能达于膀胱，出为小便。《内经》所谓“州都之官，津液藏焉，气化则能出”者是也。此脉阴阳俱虚，致气化伤损，不能运化水饮以达膀胱，

此小便所以滴沥全无也。《易》系辞曰："日往则月来，月往则日来，日月相推，而明生焉。寒往则暑来，暑往则寒来，寒暑相推，而岁成焉。往者屈也，来者信（馨）也，屈信相感，而利生焉。"此天地之气化，即人身之气化也。爰立两方：一方，以人参为君，辅以麦冬以济参之热，灵仙以行参之滞，少加地肤子为向导药，名之曰宣阳汤。一方以熟地为君，辅以龟板以助熟地之润，芍药以行熟地之滞（芍药善利小便，故能行熟地之泥），亦少加地肤子为向导药，名之曰济阴汤。二方轮流服之，先服济阴汤，取其贞下起元也。服至三剂，小便稍利。再服宣阳汤，亦三剂小便大利。又再服济阴汤，小便直如泉涌，肿遂尽消。

病家疑而问曰：前服济阴汤，小便微通，此时又服之，何其功效百倍于从前？答曰：善哉问也。前服济阴汤，似于冬令，培草木之根荄，以厚其生长之基也，于服宜阳汤数剂后，再服济阴汤，如纯阳月后，一阴二阴甫生，时当五六月大雨沛行，万卉之畅茂，有迥异寻常者矣。（《医学衷中参西录·治癃闭方·济阴汤饮》）

益督丸

［**组成**］杜仲酒浸炮黄，四两　菟丝子酒浸蒸熟，三两　续断酒浸蒸熟，二两　鹿角胶二两

［**主治**］曾拟益督丸一方，徐徐服之，果系肾虚腰疼，服至月余自愈。

［**加减**］若证兼气虚者，可用黄芪、人参煎汤送服此丸。若证兼血虚者，可用熟地、当归煎汤送服此丸。

有因瘀血腰疼者，其人或过于任重，或自高坠下，或失足闪跌，其脊梁之中存有瘀血作疼。宜治以活络效灵丹，加䗪虫三钱，煎汤服，或用葱白作引更佳。

［**用法**］将前三味为细末，水化鹿角胶为丸，黄豆粒大。每服三钱，日两次。服药后，嚼服熟胡桃肉一枚。

［**方论**］诸家本草皆谓，杜仲宜炒断丝用，究之将杜仲炒成炭而丝仍不断，如此制法殊非所宜。是以此方中惟用生杜仲炮黄为度。胡桃仁原补肾良药，因其含油质过多，不宜为丸，故于服药之后单服之。（《医学衷中参西录·论腰疼治法》）

益脾饼

［**组成**］白术四两　干姜二两　鸡内金二两　熟枣肉半斤

［**主治**］治脾胃湿寒，饮食减少，长作泄泻，完谷不化。

［**用法**］上药四味，白术、鸡内金皆用生者，每味各自轧细焙熟（先轧细而后焙者，为其焙之易匀也）。再将干姜轧细，共和枣肉，同捣如泥，作小饼。木炭火上炙干，空心时，当点心，细嚼咽之。

［**方论**］曾为友人制此方，和药一料，服之而愈者数人。后屡试此方，无不效验。（《医学衷中参西录·治泄泻方·益脾饼》）

［**案例**］

内科 / 胃脘痛医案

〇 胞妹路姑，年四十余岁，体素羸弱，久患脾胃湿寒，胃脘时觉疼痛，饮食减少，常作泄泻，完谷不化。因照泄泻门中益脾饼原方，为制一料，服之即愈。为善后计，又服一料，永久拔除病根（本案为他人所治，编者注）。（《医学衷中参西录·宗弟相臣来函》）

内科 / 泄泻医案

〇 一妇人，年三十许，泄泻数月。用一切治泻诸药皆不效。其脉不凉，亦非完谷不化。遂单用白术、枣肉，如法为饼（白术轧细焙熟，共和枣肉，同捣如泥，作小饼。木炭火上炙干，空心时，当点心，细嚼咽之。编者注），服之而愈。

此证并不用鸡内金者，因鸡内金虽有助脾胃消食之力，而究与泻者不宜也。（《医学衷中参西录·治泄泻方·益脾饼》）

赭遂攻结汤

［**组成**］生赭石轧细，二两　朴硝五钱　干姜二钱　甘遂轧细药汁送服，一钱半

［**主治**］治宿食结于肠间，不能下行，大便多日不通。其证或因饮食过度，或因恣食生冷，或因寒火凝结，或因呕吐既久，胃气冲气，皆上逆不下降。

［**加减**］热多者，去干姜。寒多者，酌加干姜数钱。呕多者，可先用赭石一两、干姜半钱煎服，以止其呕吐。呕吐止后，再按原方煎汤，送甘遂末服之。

[**方论**] 朴硝虽能软坚，然遇大便燥结过甚，肠中毫无水气者，其软坚之力，将无所施。甘遂辛窜之性，最善行水，能引胃中之水直达燥结之处，而后朴硝因水气流通，乃得大施其软坚之力，燥结虽久，亦可变为溏粪，顺流而下也。特是甘遂力甚猛悍，以攻决为用，能下行亦能上达，若无以驾驭之，服后恒至吐泻交作。况此证多得之涌吐之余，或因气机不能下行，转而上逆，未得施其攻决之力，而即吐出者。故以赭石之镇逆，干姜之降逆，协力下行，以参助甘遂成功也。且干姜性热，朴硝性寒，二药并用，善开寒火之凝滞。寒火之凝滞于肠间者开，宿物之停滞于肠间者亦易开也。

愚用此方救人多矣，即食结中脘下脘，亦未有不随手奏效者。(《医学衷中参西录·治燥结方·赭遂攻结汤》)

[**案例**]

内科 / 便秘医案

○ 乙卯之岁，客居广平，忽有车载病患，造寓求诊者。其人年过五旬，呻吟不止，言自觉食物结于下脘，甚是痛楚，数次延医调治，一剂中大黄用至两半不下。且凡所服之药，觉行至所结之处，即上逆吐出，饮食亦然。此时上焦甚觉烦躁，大便不通者已旬日矣。诊其脉，虽微弱，至数不数，重按有根。知犹可任攻下，因谓之曰：此病易治，特所服药中，有猛悍之品，服药时，必吾亲自监视方妥。然亦无须久淹，能住此四点钟，结处即通下矣。遂用此汤（赭遂攻结汤，编者注）去干姜，方中赭石改用三两，朴硝改用八钱。服后须臾，腹中作响，迟两点半钟，大便通下而愈。后月余，又患结证如前，仍用前方而愈。(《医学衷中参西录·治燥结方》)

○ 族侄孙云悼，患肠结证，缠绵两月有余。城内外及德州附近各名医，无人不请，更医数十人，服药百余剂，不但无效，转大增剧。伊亦以为无人能治，无药可医。气息奄奄，殓服已备。后接夫子信（曾为去信服《衷中参西录》中赭遂攻结汤），即携《衷中参西录》往视，幸伊心神未昏，将赭遂攻结汤方查出示之。伊素知医，卧观一小时，即猛起一手拍腑，言我病即愈，幸不当死。立急派人取药（生赭石二两、朴硝五钱、干姜二钱，药汁送服甘遂一钱半。主治宿食结于肠间，不能下行，大便多日不通。编者注），服后片刻，腹中大响一阵，自觉其结已开，随即大泻两三盆，停约两句钟，又泻数次，其病竟愈。

随即食山药粉稀粥两茶杯，继用补益濡润之药数剂以善其后。伊之全家，

至今永感不忘（本案为他人所治，编者注）。(《医学衷中参西录·卢月潭来函》)

镇逆白虎汤

［**组成**］生石膏捣细，三两　知母两半　清半夏八钱　竹茹粉六钱

［**主治**］治伤寒温病，邪传胃腑，燥渴身热，白虎证俱，其人胃气上逆，心下满闷者。

［**加减**］然病有兼证，即用药难拘成方。犹是白虎汤证也，因其人胃气上逆，心下胀满，粳米、甘草不可复用，而以半夏、竹茹代之，取二药之降逆，以参赞石膏、知母成功也。

［**用法**］用水五盅，煎汁三盅，先温服一盅，病已愈者，停后服，若未痊愈者，过两点钟再温服一盅。

［**方论**］《伤寒论》白虎汤，治阳明府热之圣药也。盖外邪炽盛，势若燎原，胃中津液，立就枯涸。故用石膏之辛寒以祛外感之邪，知母之凉润以滋内耗之阴。特是石膏质重（虽煎作汤性也下坠），知母味苦，苦降与重坠相并，下行之力速，胃腑之热或难尽消，且恐其直趋下焦而为泄泻也，故又籍粳米之浓汁，甘草之甘味，缓其下趋之势，以待胃中微丝血管徐徐吸去，由肺升出为气，由皮肤渗出为汗，余入膀胱为溺，而内蕴之热邪随之俱清，此仲景制方之妙也。(《医学衷中参西录·治伤寒温病同用方·镇逆白虎汤》)

［**案例**］

内科 / 温病医案

○ 一妇人，年三十余，得温证。始则呕吐，五、六日间，心下满闷，热而且渴。脉洪滑有力，舌苔黄厚。闻其未病之先，曾有郁怒未伸，因得斯证，俗名夹恼伤寒。然时当春杪，一得即不恶寒，乃温病，非伤寒也。为疏此方（镇逆白虎汤，编者注），有一医者在座，疑而问曰：此证因胃气上逆作胀满，始将白虎汤方，另为更定。何以方中不用开通气分之药，若承气汤之用厚朴、枳实，而惟用半夏、竹茹乎？答曰：白虎汤用意，与承气迥异。盖承气汤，乃导邪下行之药，白虎汤乃托邪外出之药。故服白虎汤后，多有得汗而解者。间有服后未即得汗，而大热既消，其饮食之时，恒得微汗，余热亦由此尽解。若因气逆胀满，恣用破气之药，伤其气分，不能托邪外出，将邪陷愈深，胀满转不能消，或更增剧。试观《伤寒论》多有因误下伤其气分成结胸、成心

下痞鞕证，不可不知也。再试观诸泻心，不轻用破气之品，却有半夏泻心汤。又仲景治“伤寒解后，气逆欲呕”有竹叶石膏汤，半夏与石膏并用；治“妇人乳中虚、烦乱呕逆”有竹皮大丸，竹茹与石膏并用，是半夏、竹茹善降逆气可知也。今师二方之意，用之以易白虎汤中之甘草、粳米，降逆气而不伤正气，服后仍可托邪外出，由汗而解，而胀满之证，亦即消解无余。

此方愚用之屡矣，未有不随手奏效者。医者闻言省悟，听愚用药，服后，病人自觉胀满之处，如以手推排下行，病亦遂愈。（《医学衷中参西录·治伤寒温病同用方·镇逆白虎汤》）

镇逆承气汤

［**组成**］芒硝六钱　赭石研细，二两　生石膏捣细，二两　潞党参五钱

［**主治**］治寒温阳明腑实，大便燥结，当用承气下之，而呕吐不能受药者。

［**用法**］上药四味，用水四盅，先煎后三味，汤将成，再加芒硝，煎一两沸，取清汁二盅，先温服一盅。过三点钟，若腹中不觉转动，欲大便者，再温服余一盅。

［**案例**］

内科 / 温病医案

○ 一邻妇，年二十余。得温病已过十日，上焦燥热、呕吐，大便燥结，自病后未行。延医数次服药皆吐出，适愚自他处归，诊其脉，关前甚洪实。一息五至余，其脉上盛于下一倍，所以作呕吐。其至数者，吐久伤津液也。为拟此汤（镇逆承气汤，芒硝六钱、赭石二两、生石膏二两、潞党参五钱。上药四味，用水四盅，先煎后三味，汤将成，再加芒硝，煎一两沸，取清汁二盅，先温服一盅。过三点钟，若腹中不觉转动，欲大便者，再温服余一盅。主治寒温阳明腑实，大便燥结，当用承气下之，而呕吐不能受药者。编者注），一剂热退呕止，大便得通而愈。

［**或问**］此证胃腑热实大肠燥结，方中何以复用党参？答曰：此证多有呕吐甚剧，并水浆不能存者，又有初病即呕吐，十数日不止者，其胃气与胃中津液，必因呕吐而大有伤损，故用党参补助胃中元气；且与凉润之石膏并用，大能滋胃中津液，俾胃中气足液生，自能运转药力下至魄门以通大便也。

愚用此方救人多矣，果遇此等证，放胆投之，无不效者。(《医学衷中参西录·治伤寒温病同用方·白虎加人参以山药代粳米汤》)

治遗精方

(方名为编者所加。编者注))

［**组成**］愚素有常用之方，爰录于下：龙骨一两　牡蛎一两　净萸肉二两

［**用法**］共为细末，再加西药臭剥十四瓦，炼蜜为百丸。每临睡时服七丸，服至两月。

［**主治**］病(指遗精，编者注)可永愈。(《医学衷中参西录·论治梦遗法》)

滋阴清燥汤

［**组成**］滑石一两　甘草三钱　生杭芍四钱　生山药一两

［**主治**］治同前证(温病，太阳未解，渐入阳明。编者注)。外表已解，其人或不滑泻，或兼喘息，或兼咳嗽，频吐痰涎，确有外感实热，而脉象甚虚数者。若前证，服滋阴宣解汤后，犹有余热者，亦可继服此汤。

［**方论**］其方即滋阴宣解汤(滑石一两、甘草三钱、连翘三钱、蝉蜕三钱、生杭芍四钱、生山药一两。编者注)，去连翘、蝉蜕。(《医学衷中参西录·治温病方·滋阴清燥汤》)

［**案例**］

一、妇科医案

产后喘证医案

○ 一妇人，受妊五月，偶得伤寒。三四日间，胎忽滑下。上焦燥渴，喘而且呻，痰涎壅盛，频频咳吐。延医服药，病未去，而转添滑泻，昼夜十余次。医者辞不治，且谓危在旦夕。其家人惶恐，迎愚诊视。其脉似洪滑，重诊指下豁然，两尺尤甚。本拟治以滋阴清燥汤，为小产才四五日，不敢遽用寒凉。

遂先用生山药二两、酸石榴一个，连皮捣烂，同煎汁一大碗，分三次温饮下。滑泻见愈，他病如故。再诊其脉，洪滑之力较实，因思此证虽虚，确有外感实热，若不先解其实热，他病何以得愈？时届晚三点钟，病患自言，每日此时潮热，又言精神困倦已极，昼夜苦不得睡。

遂于斯日，复投以滋阴清燥汤。方中生山药重用两半，煎汁一大碗，徐徐温饮下，一次只饮药一口，诚以产后，脉象又虚，不欲寒凉侵下焦也。斯夜遂得安睡，渴与滑泻皆愈，喘与咳亦愈其半。又将山药、滑石各减五钱，加龙骨、牡蛎各八钱，一剂而愈。(《医学衷中参西录·治温病方·滋阴清燥汤》)

二、儿科医案

温病医案

○ 奉天大东关，旗人号裕宅者，有孺子年四岁，得温病邪犹在表，医者不知为之清解，遽投以苦寒之剂，服后滑泻，四五日不止。上焦燥热，闭目而喘，精神昏聩。延为延医，病虽危险，其脉尚有根蒂，知可挽回。俾用滋阴清燥汤原方，煎汁一大茶杯，为其幼小，俾徐徐温饮下，尽剂而愈。然下久亡阴，余有虚热，继用生山药、玄参各一两以清之，两剂热尽除。

大抵医者遇此等证，清其燥热，则滑泻愈甚，补其滑泻，其燥热亦必愈甚。惟此方，用山药以止滑泻，而山药实能滋阴退热，滑石以清燥热，而滑石实能利水止泻，二药之功用，相得益彰。又佐以芍药之滋阴血、利小便，甘草之燮阴阳、和中宫，亦为清热止泻之要品。汇集成方，所以效验异常。愚用此方，救人多矣，即势至垂危，投之亦能奏效。(《医学衷中参西录·治温病方·滋阴清燥汤》)

泄泻医案

○ 津市钱姓小儿，四岁，灼热滑泻，重用滋阴清燥汤（滑石二两、甘草三钱、生杭白芍四钱、生山药一两。主治感冒久在太阳，致热蓄膀胱，小便赤涩，或因小便秘而大便滑泻。或温病，太阳未解，渐入阳明。其人胃阴素亏，阳明腑证证未实，已燥渴多饮。饮水过多，不能运化，遂成滑泻，而燥渴益甚。或喘，或自汗，或小便秘。温疹中多有类此证者，尤属危险之候，用此汤亦宜。此乃胃腑与膀胱同热，又兼虚热之证也。或外表已解，其人或不滑泻，或兼喘息，或兼咳嗽，频吐痰涎，却有外感实热，而脉象虚数者。滑石性近石膏，能清胃腑之热，淡渗利窍，能清膀胱之热，同甘草生天一之水，又能消阴虚之热，一药而三善备，故为之为君。而重用山药之大滋真阴，大固元气者，以为之佐使。且山药生用，则汁浆稠黏，同甘草之甘缓者，能逗留滑石于胃中，使之由胃输脾，由脾达肺，水精四布，循三焦而下通膀胱，则烦热除，小便利，而滑泻止矣。方见治《温病方》，编者注）治愈。(《医学衷中参西录·治愈笔记》)

痢疾医案

○ 小女一年有余，于季夏忽大便两三次带有黏滞，至夜发热，口闭目昏睡，翌晨手足惊惕肉瞤，后学断其肝风已动。因忆称著第五期二卷中，先生论羚羊角最普清肝胆之火，且历数其奇异之功效，真令人不可思议，为急购羚羊角尖一钱。上午九点煎服，至十一点周身得微汗，灼热即退。为其药甚珍贵，又将其渣煎服三次，惊惕亦愈。继服三期五卷滋阴清燥汤（滑石二两、甘草三钱、生杭白芍四钱、生山药一两。主治感冒久在太阳，致热蓄膀胱，小便赤涩，或因小便秘而大便滑泻。或温病，太阳未解，渐入阳明。其人胃阴素亏，阳明腑证证未实，已燥渴多饮。饮水过多，不能运化，遂成滑泻，而燥渴益甚。或喘，或自汗，或小便秘。温疹中多有类此证者，尤属危险之候，用此汤亦宜。此乃胃腑与膀胱同热，又兼虚热之证也。或外表已解，其人或不滑泻，或兼喘息，或兼咳嗽，频吐痰涎，却有外感实热，而脉象虚数者。滑石性近石膏，能清胃腑之热，淡渗利窍，能清膀胱之热，同甘草生天一之水，又能消阴虚之热，一药而三善备，故为之为君。而重用山药之大滋真阴，大固元气者，以为之佐使。且山药生用，则汁浆稠黏，同甘草之甘缓者，能逗留滑石于胃中，使之由胃输脾，由脾达肺，水精四布，循三焦而下通膀胱，则烦热除，小便利，而滑泻止矣。编者注）一剂，泻痢均愈（本案为他人所治，编者注）。（《医学衷中参西录·赵利庭来函》）

无名方医案

白矾雄黄松萝茶酒方

妇科 / 乳癖医案

○ 表侄刘子韫，从愚学医，颖悟异常，临证疏方，颇能救人疾苦。

曾得一治结乳肿疼兼治乳痈方，用生白矾、明雄黄、松萝茶各一钱半，共研细，分作三剂，日服一剂，黄酒送下，再多饮酒数杯更佳。此方用之屡次见效，真奇方也。若无松萝茶，可代以好茶叶（本案为他人所治，编者注）。（《医学衷中参西录·治女科方·消乳汤》）

薄荷连翘菊花天花粉方

内科 / 感冒医案

○ 有受风较重，不但酸软懒动，且觉头疼，周身骨节皆疼，肌肤热，不畏风，心中亦微觉发热，脉象浮数似有力，舌苔白浓，宜于前方（薄荷、连翘、葱白）中去葱白，加天花粉八钱以清热，加菊花二钱以治头疼，惟煎汤时薄荷宜后入。

有其人预有伏气化热，潜伏未动，后因薄受外感之触动，其伏气陡然肋发，一时表里俱热，其舌苔白厚，中心似干，脉象浮而有洪象，此其病虽伴阳明而仍可由太阳汗解也。（《医学衷中参西录·附温病遗方》）

大黄党参阿胶天冬方

妇科 / 妊娠腹痛医案

○ 至于妊妇外感热实，大便燥结者，承气汤亦不妨用，《内经》所谓“有故无殒，亦无殒也。”然此中须有斟酌，以上所列方中诸药，芒硝断不可用，至赭石则三月以前可用，三月以后不可用，其余虽皆可用，然究宜先以白虎汤或白虎加人参汤代承气，即不能完全治愈，后再用承气时亦易奏效也。

曾治一妇人，妊过五月，得伤寒证，八九日间脉象洪实，心中热而烦躁，大便自病后未行，其脐上似有结粪，按之微疼，因其内热过甚，先用白虎加人参汤清之，连服两剂内热颇见轻减，而脐上似益高肿，不按亦疼，知非服降下之药不可也。然从前服白虎加人参汤两剂，知其大便虽结不至甚燥，治以降下之轻剂当可奏效，为疏方用大黄、野台参各三钱，真阿胶（不炒另炖兑服）、天冬各五钱，煎汤服下即觉脐上开通，过一点钟，疼处即不疼矣。又迟点半钟，下结粪十余枚，后代溏粪，遂觉霍然痊愈，后其胎气亦无所损，届期举子矣。至方中之义，大黄能下结粪，有人参以驾驭之，则不至于伤胎；又辅以阿胶，取其既善保胎，又善润肠，则大便之燥者可以不燥矣。用天冬者，取其凉润微辛之性（细嚼之实有辛味），最能下行以润燥开瘀，兼以解人参之热也。（《医学衷中参西录·阳明病三承气汤证》）

大黄芒硝代赭石瓜蒌仁方

内科 / 便秘医案

○ 又王御史庄赵希贤之子，年十九岁，偶得温病，医者下之太早，大便转不通者十八日，热渴喘满，舌苔干黑，牙龈出血，目盲谵语，腹胀如鼓，脐突出二寸，屡治不效。忽大便自利，完谷不化，随食随即泻出。诊其脉尽伏。身冷厥逆，气息将无。乍临茫然不知所措，细询从前病状及所服之药，始悟为阳极似阴，热深厥亦深也。然须用药将其滑泻止住，不复热邪旁流，而后能治其热厥。

遂急用野台参三钱，大熟地、生山药、滑石各六钱。煎服后，泻止脉出，洪长滑数，右部尤甚。继拟以大剂白虎加人参汤，生石膏重用至八两。竟身热厥回，一夜甚安。至明晨，病又如故。试按其腹中，有坚块，重按眉皱似疼，且其腹胀脐突若此，知其内有燥粪甚多。

遂改用大黄一两，芒硝六钱、赭石、蒌仁各八钱，煎汤一大盅，分两次温饮下，下燥粪二十七枚而愈（本案为他人所治，编者注）。(《医学衷中参西录·董寿山来函》)

代赭石半夏大黄芒硝方

内科 / 狂证医案

○ 都风巢，挑昌都道尹之公子，年三旬，得癫狂失心证。

［**病因**］因读书无所成就，欲别谋营业而庭训甚严，不能自由，心郁生热，因热生庆，遂至颇狂失心。

［**证候**］言语错乱，精神昏瞀，时或忿怒，时或狂歌，其心中犹似烦躁，夜不能寐，恒以手自挠其胸，盖自觉发闷也。问之亦不能答，观其身形似颇强壮，六脉滑实，两寸尤甚，一息五至。

［**诊断**］人之元神在脑，识神在心，心脑息息相通，其神明自湛然长醒。生理学家谓心有四支血管通脑，此即神明往来于心脑之路也。此证之脉其关前之滑实太过，系有热痰上壅将其心脑相通之路阻塞，遂至神明有所隔碍，失其常性，此癫狂失心之所由来也。治之者当投以开通重坠之剂，引其痰火下行，其四支血管为痰所瘀者，复其流通之旧，则神明之往来自无所隔碍，

而复湛然长醒之旧矣。

[**处方**] 生赭石（轧细）两半、川大黄八钱、清半夏五钱、芒硝四钱。

药共四味，先将赭石半夏煎十余沸，加入大黄煎两三沸，取汤一大盅，入芒硝融化温服。

[**方解**] 方中重用赭石者，其重坠之性能引血管中之瘀痰下行也。

复诊 三日服药一次（凡降下之药不可连服，须俟其正气稍缓再服），共服三次，每次服药后通下大便两三次，似有痰涎随下，其精神较前稍明了，诊其脉仍有滑实之象，身体未见衰弱，拟再投以较重之剂，盖凡癫狂之甚者，非重剂治之不能愈也。

[**处方**] 生赭石（轧细）二两、川大黄一两、芒硝四钱、甘遂（细末）钱半。

药共四味，先煎赭石十余沸，入大黄煎两三沸，取汤一大盅，入芒硝融化，将服时再调入甘遂末。

三诊 将药如法煎服一剂，下大便五六次，带有痰涎若干，中隔两日又服药一次（药中有甘遂，必须三日服一次，不然必作呕吐），又下大便五六次，中多兼痰块挑之不开，此所谓顽痰也。从此精神大见明了，脉象亦不复滑实矣，拟改用平和之剂调治之。

[**处方**] 生怀山药一两、生杭芍六钱、清半夏四钱、石菖蒲三钱、生远志二钱、清竹沥三钱、镜面砂（研细）三分。

药共七味，将前五味煎汤一大盅，调入竹沥送服朱砂细末。

[**效果**] 将药如法煎服数剂，病遂痊愈。（《医学衷中参西录·痫痉癫狂门·癫狂失心》）

代赭石当归苏子附子方

内科 / 腹痛医案

○ 下有实寒，上有浮热之证，欲用温热之药以祛其寒，上焦恒格拒不受，惟佐以赭石使之速于下行，直达病所，上焦之浮热转能因之下降。

曾治邻村星马村刘某，因房事后恣食生冷，忽然少腹抽疼，肾囊紧缩，大便不通，上焦兼有烦热。医者投以大黄附子细辛汤，上焦烦热益甚，两胁疼胀，便结囊缩，腹疼如故。病家甚觉惶恐，求为诊视。其脉弦而沉，两尺之沉尤甚，先用醋炒葱白熨其脐及脐下，腹中作响，大有开通之意，囊缩腹疼亦见愈，便仍未通。遂用赭石二两，乌附子五钱，当归、苏子各一两，煎汤饮下，即觉药力下行，过两点钟俾煎渣饮之，有顷，降下结粪若干，诸病皆愈。(《医学衷中参西录·赭石解》)

代赭石干姜葱白醋方

内科便秘医案

○ 一人，年四十许，素畏寒凉。愚俾日服生硫黄，如黑豆粒大两块，大见功效，已年余矣。偶因暑日劳碌，心中有火，恣食瓜果，又饱餐肉食，不能消化，肠中结而不行，且又疼痛，时作呕吐。医者用大黄附子细辛汤降之，不效。又用京都薛氏保赤万应散，三剂并作一剂服之，腹疼减去，而仍不通行。后愚诊视，其脉近和平，微弦无力。盖此时不食数日，不大便十日矣。遂治以葱白熨法（大葱白四斤、干米醋。将葱白切丝和醋炒至极热，分作两包，趁热熨脐上。凉则互换，不可间断。其凉者，仍可加醋少许再炒热。然炒葱时，醋之多少须加斟酌。以炒成布包后，不至有汤为度。熨至六点钟，其结自开。主治便秘。编者注），觉腹中松畅，且时作开通之声。而仍然恶心，欲作呕吐。继用赭石二两，干姜钱半，俾煎服以止其恶心。仍助以葱白熨法，通其大便。外熨内攻，药逾五点钟，大便得通而愈。

按：《金匮要略》大黄附子细辛汤，诚为开结良方。愚尝用以治肠结腹疼者甚效。即薛氏保赤万应散，三剂作一剂服之，以治大人，亦为开结良方。愚用过屡次皆效。而以治此证，二方皆不效者，以其证兼呕吐，二方皆不能止其呕吐故也。病患自言，从前所服之药，皆觉下行未至病所，即上逆吐出。独此次服药，则沉重下达，直抵病结之处，所以能攻下也。(《医学衷中参西录·治燥结方》)

代赭石人参当归干姜方

内科/呕吐医案

○ 友人李景南曾治一人，寒痰壅滞胃中，呕吐不受饮食，大便旬日未行。用人参八钱、干姜六钱、赭石一两，一剂呕吐即止。又加当归五钱，大便得通而愈（本案为他人所治，编者注）。(《医学衷中参西录·治喘息方·参赭镇气汤》)

代赭石人参当归肉苁蓉方

内科 / 呕吐医案

〇 又友人高夷清曾治一人，上焦满闷，不能饮食，常觉有物窒塞。医者用大黄、蒌实陷胸之品十余剂，转觉胸中积满，上至咽喉，饮水一口即溢出。夷清用赭石二两，人参六钱，俾煎服，顿觉窒塞之物降至下焦。又加当归、肉苁蓉，再服一剂，降下瘀滞之物若干，病若失（本案为他人所治，编者注）。(《医学衷中参西录·赭石解》)

当归山楂山药代赭石方

内科 / 瘀血医案

〇 后又变通此方（赭石、当归各一两，丹参六钱。编者注），去丹参加生山楂、生山药各一两，治邻村少年瘀血证，亦服后降下瘀血若干。用山药者，以其脉甚虚也。(《医学衷中参西录·诊余随笔·答萧介青书》)

党参山药生地山茱萸方

内科 / 血虚医案

〇 辽宁小南关，寇姓媪，年过六旬，得霍乱脱证。

［**病因**］孟秋下旬染霍乱，经医数人调治两日，病势垂危。

［**证候**］其证从前吐泻交作，至此吐泻全无。奄奄一息，昏昏似睡，肢体甚凉，六脉全无。询之犹略能言语，惟觉心中发热难受。

［**诊断**］此证虽身凉脉闭，而心中自觉发热，仍当以热论。其所以身凉脉闭者，因霍乱之毒菌窜入心脏，致心脏行血之机关将停，血脉不达于周身，所以内虽蕴热而仍身凉脉闭也。此当用药消其毒菌，清其内热，并以助心房之跳动，虽危险仍可挽回。

［**处方**］镜面朱砂钱半、粉甘草（细面）一钱、冰片三分、薄荷冰二分。

共研细末，分作三次服，病急者四十分钟服一次，病缓者一点钟服一次，开水送下。

复诊 将药末分三次服完，心热与难受皆愈强半。而脉犹不出，身仍发凉，知其年过花甲，吐泻两日，未进饮食，其血衰惫已极，所以不能鼓脉外出以温暖于周身。

［**处方**］野台参一两、生怀地黄一两、生怀山药一两、净萸肉八钱、甘草（蜜炙）三钱。

煎汤两大盅，分两次温服。

［**方解**］方中之义，用台参以回阳，生怀地黄以滋阴，萸肉以敛肝之脱（此证吐泻之始，肝木助邪侮土、至吐泻之极，而肝气转先脱），炙甘草以和中气之漓。至于生山药其味甘性温，可助台参回阳，其汁浆稠润又可助地黄滋阴。且此证胃中毫无谷气，又可惜之以培养脾胃，俾脾胃运化诸药有力也。

［**效果**］将药两次服完，脉出周身亦热，惟自觉心中余火未清，知其阴分犹亏不能潜阳也。又用玄参、沙参、生山药各六钱，煎汤服下，病遂痊愈。

［**说明**］此证初次所服之药末；原名急救回生丹。载在三期七卷霍乱门。因民纪八稔孟秋，霍乱盛行，时在辽宁立达医院，拟得此方，登报广告，凡用此方者皆愈。时桓仁友人袁霖普，为河北故城县尹，用此方施药二百六十剂，即救愈二百六十人。复将此方遍寄河北、山东各县署，又呈明省长，登于《北洋公报》。次年河北南半省又有霍乱证，复为寄去卫生防疫宝丹（甘草十两、细辛一两半、白芷一两、薄荷冰四钱、冰片二钱、朱砂三两。主治霍乱吐泻转筋，下痢腹痛及一切痧症。平素口含化服，能防一切厉疫传染。编者注），袁君按方施药六大料，救愈千人。又将其方传遍各处，呈明省长及警务处长，登之《北洋公报》，袁君可为好行其德者矣。大抵前方治霍乱阳证最宜，后方则无论阴阳证及阴阳参半之证用之皆效。（《医学衷中参西录·霍乱门·霍乱脱证》）

党参玄参二冬方

内科 / 虚损医案

○ 一人，年二十余。因力田劳苦过度，致胸中大气下陷。四肢懒动，饮食减少，自言胸中满闷。其实非满闷，乃短气也。粗人不善述病情，往往如此。医者不能自审病因，投以开胸理气之剂，服之增重。又改用半补半破之剂，两剂后，病又见重。又延他医，投以桔梗、当归、木香各数钱，病大见愈，盖全赖桔梗，升提气分之力也。医者不知病愈之由，再服时，竟将桔梗易为苏梗，升降异性，病骤反复。自此不敢服药，迟延二十余日，病势垂危，喘不能卧，昼夜倚壁而坐，假寐片时，气息即停，心下突然胀起，急呼醒之，连连喘息数口，始觉气息稍续，倦极偶卧片时，觉腹中重千斤，不能转侧，且不敢仰卧。延愚诊视，其脉乍有乍无，寸关尺三部，或一部独见，或两部同见，又皆一再动而止，此病之危，已至极点。因确知其为大气下陷，遂放胆投以生箭芪一两，柴胡、升麻、萸肉（去净核）各二钱。煎服片时，腹中大响一阵，有似昏聩苏息，须臾恍然醒悟，自此呼吸复常，可以安卧，转侧轻松。其六脉皆见，仍有雀啄之象。自言百病皆除，惟觉胸中烦热。遂将方中升麻、柴胡，皆改用钱半，又加知母、玄参各六钱，服后脉遂复常。惟左关参伍不调，知其气分之根蒂犹未实也。遂改用野台参一两，玄参、天冬、麦冬（带心）各三钱，两剂痊愈。

［**或问**］喘者皆系气上逆，而不能下达。此证系胸中大气下陷，何以亦作喘乎？答曰：人之胸中大气，实司肺脏之呼吸，此证因大气下陷过甚，呼吸之机关将停，遂勉强鼓舞肺脏，努力呼吸以自救，其迫促之形有似乎喘，而实与气逆之喘有天渊之分。观此证假寐之时，肺脏不能努力呼吸，气息即无，其病情可想也。设以治气逆作喘者治此证，以治此证之喘者治气逆作喘，皆凶危立见。临证者当细审之。

按：大气下陷之甚者，其努力呼吸，迫促异常之状，与喘之剧者，几无以辨。然喘证无论内伤外感，其剧者必然肩息（《内经》谓喘而肩动者为肩息）；大气下陷者，虽至呼吸有声，必不肩息。盖肩息者，因喘者之吸气难；不肩息者，因大气下陷者之呼气难也。欲辨此证，可作呼气难与吸气难之状，以默自体验，临证自无差谬。又喘者之脉多数，或有浮滑之象，或尺弱寸强；大气下陷之脉，皆与此成反比例，尤其明征也。（《医学衷中参西录·治大气下陷方·升陷汤》）

地黄白芍山药甘草方

内科 / 温病医案

○ 地黄之性，入血分不入气分，而冯楚瞻谓其大补肾中元气，论者多訾其说，然亦未可厚非也。

癸巳秋，应试都门，曾在一部郎家饮酒，其家有女仆年三十许，得温病十余日，势至垂危，将于舁外。同坐贾佩卿谓愚知医，主家延为诊视。其证昼夜泄泻，昏不知人，呼之不应，其脉数至七至，按之即无。遂用熟地黄二两，生山药、生杭芍各一两，甘草三钱，煎汤一大碗，趁温徐徐灌之，尽剂而愈。(《医学衷中参西录·地黄解》)

干姜桂枝当归胡椒方

内科 / 神昏医案

○ 又在本邑治一媪，年五旬，于仲冬之时忽然昏倒不知人，其胸中似有痰涎，大碍呼吸。诊其脉，微细欲无，且甚迟缓。其家人谓其平素常觉心中发凉，咳吐黏涎。知其胸中素有寒饮，又感冬日严寒之气，其寒饮愈凝结阻塞也。急用胡椒三钱捣碎，煎两三沸，取浓汁多半杯灌下，呼吸顿形顺利。继用干姜六钱，桂枝尖、当归各三钱，连服三剂，可作呻吟，肢体渐能运动，而左手足仍不能动。继治以助气消痰活络之剂，左手足亦渐复旧。此痰瘀能成痿废之明征也。(《医学衷中参西录·论肢体痿废之原因及治法》)

桂圆山药白术椒目方

内科 / 泄泻医案

○ 一妇人年四十许，初因心中发热，气分不舒，医者投以清火理气之剂，遂泄泻不止。更延他医投以温补之剂，初服稍轻，久服则泻仍不止，一日夜四五次，迁延半载以为无药可医。后愚为诊视，脉虽濡弱而无弦数之象，知犹可治。但泻久身弱，虚汗淋漓，心中怔忡，饮食减少，踌躇再四，为拟方用龙眼肉、生山药、炒白术各一两，补脾兼补心肾，数剂泻止，而汗则加多。遂于方中加生龙骨、生牡蛎各六钱，两剂汗止，又变为漫肿。盖从前泻时小便短少，泻止后小便仍少，水气下无出路，故蒸为汗，汗止又为漫肿也，斯非分利小便使水气下行不可。特其平素常觉腰际凉甚，利小便之药，凉者断不可服，遂去龙骨、牡蛎，加椒目三钱，连服十剂痊愈。(《医学衷中参西录·龙眼肉解》)

桂圆山药熟地硫黄方

内科 / 痢疾医案

○ 曾治一人，因久居潮湿之地，致下痢，三月不愈。所下者紫血杂以脂膜，腹疼后重。或授以龙眼肉包鸭蛋子方，服之，下痢与腹疼益剧。后愚诊视，其脉微弱而沉，左部几不见。俾用生硫黄研细，掺熟面少许，作丸。又重用生山药、熟地、龙眼肉煎浓汤送服。连服十余剂，共计服生硫黄两许，其痢始愈。

由是观之，即纯系赤痢，亦诚有寒者，然不过百中之二三耳。且尝实验痢证，若因寒者，虽经久不愈，犹可支持。且其后重、腹疼，较因热者亦轻也。且《伤寒论》有桃花汤，治少阴病下利、便脓血者，原赤石脂与干姜并用，此为以热药治寒痢之权舆。注家不知，谓少阴之火伤阴络所致，治以桃花汤，原系从治之法。又有矫诬药性，谓赤石脂性凉，重用至一斤，干姜虽热，止用一两，其方仍以凉论者。今试取其药十分之一，煎汤服之，果凉乎？热乎？此皆不知《伤寒论》此节之义，而强为注解者也。(《医学衷中参西录·治痢方·三宝粥》)

桂圆山药熟地硫黄方

内科 / 痢疾医案

○ 辽宁陆军连长何阁臣，年三十许，因初夏在外地多受潮湿，下痢脓血相杂，屡治不愈。后所下者渐变紫色，有似烂炙，杂以脂膜，腹中切痛，医者谓此因肠中腐败，故所下如此，若不能急为治愈，则肠将断矣。阁臣闻之惧甚，遂乘火车急还辽宁，长途辛苦，至家病益剧，下痢无度，而一日止食稀粥少许，时愚应辽宁军政两界之聘，在所建立达医院中施诊。阁臣遂来院求为诊治，其脉微弱而沉，左三部几不见，问其心中自觉饮食不能消化，且觉上有浮热，诸般饮食皆懒下咽，下痢一昼夜二十余次，每欲痢时，先觉腹中坠而且疼，细审病因，确系寒痢无疑，其所下者如烂炙，杂以脂膜者，是其肠中之膜，诚然腐败随痢而下也。西人谓此证为肠溃疡，乃赤痢之坏证，最为危险，所用之药有水银基制品，而用于此证实有不宜。即愚平素所遇肠溃疡证，亦恒治以金银花、旱三七、鸭胆子诸药，对于此证亦不宜。盖肠溃疡证多属于热，而此证独属于寒，此诚肠溃疡证之仅见者也。遂俾用生硫黄细末，掺熟面少许为小丸，又重用生山药、熟地黄、龙眼肉，煎浓汤送服，连服十余剂，共服生硫黄二两半（日服药一剂，头煎次煎约各送服生硫黄八分许），其痢始愈。

按：此证脉微弱而沉，少阴之脉也，下者如烂炙兼脂膜，较下脓血为尤甚矣。使其初得下脓血时，投以桃花汤不即随手可愈乎？乃至病危已至极点，非桃花汤所能胜任，故仍本桃花汤之义，以硫黄代干姜（上焦有浮热者忌干姜不忌硫黄），用生山药、熟地黄、龙眼肉以代石脂（病入阴虚，石脂能固下不能滋阴，山药诸药能固下兼能滋阴），如此变通，仍不失桃花汤之本义，是以多服十余剂亦能奏效也。至此节之下节，下利不止，下脓血，又添腹痛，小便不利证，亦桃花汤主之。盖小便不利因寒者亦恒有之，故投以桃花汤亦能愈也。(《医学衷中参西录·少阴病桃花汤证》)

胡椒炮姜肉桂丁香方

儿科 / 惊风医案

○ 族侄荫霖六岁时，曾患此证（指惊风，编者注）。饮食下咽，胸膈格拒，须臾吐出。如此数日，昏睡露睛，身渐发热。投以逐寒荡惊汤原方（胡椒、炮姜、肉桂各一钱，丁香十粒，共捣成细渣，灶心土三两煮汤。编者注），尽剂未吐。欲接服加味理中地黄汤，其吐又作。恍悟，此药取之乡间小药坊，其胡椒必陈，且只用一钱，其力亦小。遂于食料铺中，买胡椒二钱，炮姜、肉桂、丁香，仍按原方，煎服一剂。而寒痰开豁，可以受食。继服加味理中地黄汤（熟地五钱，焦白术三钱，当归、党参、炙黄芪、补骨脂、酸枣仁、枸杞子各二钱，炮姜、山茱萸、甘草、肉桂各一钱，生姜三片，大枣三枚，胡桃二个，灶心土。编者注），一剂而愈。

又方中所用灶心土，须为变更。凡草木之质，多含碱味。草木烧化，其碱味皆归灶心土中。若取其土煎汤，碱味浓浓，甚是难服，且与脾胃不宜。以灶圹内周遭火燎红色之土代之，则无碱味，其功效远胜于灶心土。(《医学衷中参西录·治小儿风证方·镇风汤》)

黄芪柴胡川芎干姜

内科 / 半身下坠医案

○ 邑六间房庄王氏女，年二十余，心中寒凉，饮食减少，延医服药，年余无效，且益羸瘦。后愚诊视，其左脉微弱不起，断为肝虚证。其父知医，疑而问曰："向延医诊治，皆言脾胃虚弱，相火衰损，故所用之方皆健脾养胃，补助相火，曾未有言及肝虚者，先生独言肝虚，但因左脉之微弱乎？抑别有所见而云然乎？"答曰："肝脏之位置虽居于右，而其气化实先行于左，试问病人，其左半身必觉有不及右半身处，是其明征也。"询之，果觉坐时左半身下坠，卧时不敢向左侧，其父方信愚言，求为疏方。遂用生黄芪八钱，柴胡、川芎各一钱，干姜三钱，煎汤饮下，须臾左侧即可安卧，又服数剂，诸病皆愈。

惟素有带证尚未除，又于原方加牡蛎数钱，服数剂带证亦愈。其父复疑而问曰："黄芪为补肺脾之药，今先生用以补肝，竟能随手奏效，其义何居？"答曰："同声相应，同气相求，孔子之言也。肝属木而应春令，其气温而性喜条达，黄芪之性温而上升，以之补肝原有同气相求之妙用。愚自临证以来，凡遇肝气虚弱不能条达，用一切补肝之药皆不效，重用黄芪为主，而少佐以理气之品，服之覆杯即见效验，彼谓肝虚无补法者，原非见道之言也。"

《本经》谓黄芪主大风者，诚见其效（《医学衷中参西录·治大气下陷方·醒脾升陷汤》也录有本案：曾治一少妇，心中寒凉，饮食减少，坐时觉左半身下坠，寝时不敢向左侧，服温补兼理气之药，年余不效。后愚诊视，左脉微弱不起，知其肝气虚也。治以生黄芪八钱，柴胡、川芎各一钱，干姜三钱，煎汤饮下，须臾左侧即可安卧，又服数剂，诸病皆愈。是知谓肝虚无补法者，非见道之言也。编者注）。（《医学衷中参西录·黄芪解》）

黄芪当归升柴方

妇科 / 产后小便不利医案

○ 又邻村李边务庄李晶波之夫人，产后小便不利，遣人询方，俾用生化汤加白芍治之不效。复来询方，言时或恶心呕吐，小便可通少许，恍悟此必因产时努力太过，或撑挤太甚，以致胞系了戾，是以小便不通，恶心呕吐，则气机上逆，胞系有提转之势，故小便可以稍通也。为拟方用生黄芪五钱，当归四钱，升麻、柴胡各二钱，煎汤服一剂而愈。此因黄芪协同升、柴，大能升举气化，胞系之了戾者，可因气化升举而转正也。（《医学衷中参西录·黄芪解》）

黄芪当归知母丹参方

内科 / 发热医案

○ 黄芪不但能补气，用之得当，又能滋阴。

本村张媪年近五旬，身热痨嗽，脉数至八至，先用六味地黄丸加减煎汤服不效，继用左归饮加减亦不效。踌躇再四忽有会悟，改用生黄芪六钱，知母八钱，煎汤服数剂，见轻；又加丹参、当归各三钱，连服十剂痊愈。

盖人禀天地之气化以生，人身之气化即天地之气化。天地将雨之时，必阳气温暖上升，而后阴云四合，大雨随之。黄芪温升补气，乃将雨时上升之阳气也。知母寒润滋阴，乃将雨时四合之阴云也，二药并用，大具阳升阴应、云行雨施之妙。膏泽优渥，烦热自退，此不治之治也。况虚劳者多损肾，黄芪能大补肺气以益肾水之上源，使气旺自能生水，而知母又大能滋肺中津液，俾阴阳不至偏胜，而生水之功益普也。至数剂后，又加丹参、当归者，因血痹虚劳《金匮》合为一门，治虚劳者当防其血有痹而不行之处，故加丹参、当归以流行之也。(《医学衷中参西录·黄芪解》)

黄芪桂枝当归没药方

妇科 / 痛经医案

○ 在妇女又恒有行经时腰疼者。

曾治一人，年过三旬，居恒呼吸觉短气，饮食似畏寒凉。当行经时觉腰际下坠作疼。其脉象无力，至数稍迟。知其胸中大气虚而欲陷，是以呼吸气短，至行经时因气血下注大气亦随之下陷，是以腰际觉下坠作疼也。为疏方用生箭芪一两，桂枝尖、当归、生明没药各三钱。连服七八剂，其病遂愈。(《医学衷中参西录·论腰疼治法》)

黄芪山茱萸升柴方

内科 / 喘证医案

○ 或疑大气下陷者，气不上达也，喘者，气不下降也，何以历述大气下陷之病状，竟有努力呼吸有似乎喘者？答曰：此理不易骤解，仍宜以治愈之案征之。

一少年因力田劳苦过度，致胸中大气下陷，四肢懒动，饮食减少，自言胸中满闷，其实非满闷乃短气也，粗人不善述病情，往往如此。医者不能自审病因，投以开胸理气之剂，服之增重。又改用半补半破之剂，服两剂后，病又增重。又延他医，投以桔梗、当归、木香各数钱，病大见愈，盖全赖桔梗升提气分之力也。医者不知病愈之由，再服时竟将桔梗易为苏梗，升降易性，病骤反复。自此不敢服药。迟延二十余日，病势垂危，喘不能卧，昼夜倚壁而坐，假寐片时，气息即停，心下突然胀起，急呼醒之，连连咱息数口，气息始稍续，倦极偶卧片时，觉腹中重千斤，不能转侧，且不敢仰卧，其脉乍有乍无，寸关尺或一部独见，或两部同见，又皆一再动而止，此病之危已至极点。因确知其为大气下陷，遂放胆投以生箭芪一两，柴胡、升麻、净萸肉各二钱。煎服片时，腹中大响一阵，有似昏聩，苏息片时，恍然醒悟。自此呼吸复常，可以安卧，转侧轻松，其六脉皆见，仍有雀啄之象。自言百病皆除，惟觉胸中烦热，遂将方中升麻、柴胡皆改用钱半，又加知母、玄参各六钱，服后脉遂复常。惟左关三五不调，知其气分之根蒂犹未实也，遂用野台参一两，玄参、天冬、带心麦冬各三钱，两剂痊愈。(《医学衷中参西录·大气诠》)

黄芪知母桔梗桂枝

内科/虚损医案

○ 一人，年三十余。常觉胆怯，有时心口或少腹瞤动后，须臾觉有气起自下焦，上冲胸臆，郁而不伸，连作呃逆，脖项发热，即癫狂唱呼。其夹咽两旁内，突起若瘰疬，而不若瘰疬之硬。且精气不固，不寐而遗，上焦觉热，下焦觉凉。其脉左部平和，微嫌无力，右部直上直下（李士材《脉诀》云直上直下冲脉昭昭），仿佛有力，而按之非真有力。从前屡次医治皆无效。此肾虚，致冲气挟痰上冲，乱其心之神明也。投以此汤（龙蚝理痰汤，编者注）厚朴之半，加山萸肉(去净核)五钱，数剂诸病皆愈，惟觉短气。知系胸中大气下陷，投以拙拟升陷汤（生箭芪六钱、知母三钱、柴胡一钱五分、桔梗一钱五分、升麻一钱。主治胸中大气下陷，气短不足以息，或努力呼吸，有似乎喘；或气息将停，危在顷刻。编者注），去升麻、柴胡，加桂枝尖二钱，两剂而愈。盖此证，从前原有逆气上干，升麻、柴胡能升大气，恐兼升逆气，桂枝则升大气，兼降逆气，故以之代升、柴也。(《医学衷中参西录·治痰饮方·龙蚝理痰汤》)

姜枣桂枝面饼

内科 / 痞满医案

○ 表叔高福亭先生，年过五旬，胃阳不足，又兼肝气郁结，因之饮食减少，时觉满闷，服药半载，毫无效验。适愚远游还里，觌面谈及，俾用大枣六斤，生姜一斤，切片，同在饭甑蒸熟，臼内捣如泥，加桂枝尖细末三两，炒熟麦面斤半，和匀捏成小饼，炉上炙干，随意当点心服之，尽剂而愈。(《医学衷中参西录·大枣解》)

金银花甘草知母牛蒡子方

内科 / 肺痈医案

○ 一人，年三十余，昼夜咳嗽，吐痰腥臭，胸中隐隐作疼，恐成肺痈，求为诊治。其脉浮而有力，右胜于左，而按之却非洪实。投以清金解毒汤(在前)，似有烦躁之意，大便又滑泻一次。自言从前服药，略补气分，即觉烦躁，若专清解，又易滑泻，故屡次延医无效也。遂改用粉甘草两半，金银花一两、知母、牛蒡子各四钱，煎汤一大碗，分十余次温饮下，俾其药力常在上焦，十剂而愈。(《医学衷中参西录·治肺病方·消凉华盖饮》)

莱菔子柴胡川芎麦芽方

内科 / 胁胀医案

○ 一人年五旬，当极忿怒之余，腹中连胁下突然胀起，服诸理气开气之药皆不效。俾用生莱菔子一两，柴胡、川芎、生麦芽各三钱，煎汤两盅，分三次温服下，尽剂而愈。(《医学衷中参西录·莱菔子解》)

羚羊角犀角石膏甘草方

内科 / 温病医案

○ 又外祖家观涛表弟，由过力而得温病，五六日竟热渴饮冷，谵语不识人。脉洪数有力，左寸尤甚。夫温病之脉，右盛于左者其常也，今则脉象如此，当系热邪传心，乱其神明，是以昏聩殊甚。急用犀角三钱，羚羊角二钱，生石膏二两，甘草钱半，煎汤一大碗，分三次温服，每次送服朱砂细末四分，尽剂而愈（本案为他人所治，编者注）。（《医学衷中参西录·董寿山来函》）

羚羊角玄参花粉连翘方

儿科 / 疹医案

○ 沧州中学书记张雅曾，河西纪家屯人，来院询方，言其家有周岁小儿出疹，延医调治数日，其疹倒靥皆黑斑，有危在旦夕之势，不知尚可救否。细询之，知毒热内陷，为开羚羊角一钱及玄参、花粉、连翘各数钱，俾将羚羊角另煎汤半茶盅，与余三味所煎之汤兑服，一剂而愈。（《医学衷中参西录·羚羊角辨》）

麻黄附子甘草鲤鱼方

内科 / 臌胀医案

○ 吴鞠通……又治臌胀，无汗，脉象沉弦而细。投以《金匮》麻黄附子甘草汤行太阳之阳，即以泻厥阴之阴。麻黄去节，重用二两，熟附子两六钱，炙甘草二钱，煎汤五饭碗。先服半碗得汗至眉；二次汗至眼；约每次其汗下出寸许。每次服药后，即啜鲤鱼热汤以助其汗。一昼夜饮完药二剂，鲤鱼汤饮一锅，汗出至膝上，未能过膝。脐以上肿尽消，其腹仍大，小便不利。改用五苓散。初服不效，将方中肉桂改用新鲜紫油安边青花桂四钱，又加辽人参三钱，服后小便大通，腹胀遂消（本案为他治医案，编者注）。（《医学衷中参西录·论用药以胜病为主不拘分量之多少》）

牛膝代赭六一散

五官科 / 牙痛医案

○ 王姓，年三十余，住天津东门里二道街，业商，得牙疼病。

［**病因**］商务劳心，又兼连日与友宴饮，遂得斯证。

［**证候**］其牙疼甚剧，有碍饮食，夜不能寐，服一切治牙疼之药不效，已迁延二十余日矣。其脉左部如常，而右部弦长，按之有力。

［**诊断**］此阳明胃气不降也。上牙龈属足阳明胃，下牙龈属手阳明大肠。究之，胃气不降肠中之气亦必不降，火随气升，血亦因之随气上升并于牙龈而作疼，是以牙疼者牙龈之肉多肿热也。宜降其胃气兼引其上逆之血下行，更以清热之药辅之。

［**处方**］生赭石（轧细）一两、怀牛膝一两、滑石六钱、甘草一钱。煎汤服。

［**效果**］将药煎服一剂，牙疼立愈，俾按原方再服一剂以善其后。

［**说明**］方书治牙疼未见有用赭石牛膝者，因愚曾病牙疼以二药治愈，后凡遇胃气不降致牙疼者，方中必用此二药。其阳明胃腑有实热者，又恒加生石膏数钱。（《医学衷中参西录·头部病门·牙疼》）

人参益元散

内科 / 呕吐泄泻医案

○ 门人高如璧，曾治一少妇。吐泻一昼夜，甚是困惫，浓煎人参汤，送服益元散（滑石、甘草、朱砂。编者注）而愈。盖独参汤能回阳，益元散能滋阴，又能和中（滑石、甘草能和中以止吐泻）解毒（甘草、朱砂能解毒），且可引毒气自小便出，是以应手奏效。此亦拙拟急救回阳汤（潞党参八钱、生山药一两、生杭芍五钱、山萸肉八钱、炙甘草三钱、赭石研细四钱、朱砂研细五分。先用童便半盅炖热，送下朱砂，继服汤药。主治霍乱吐泻已极，精神昏昏，气息奄奄，至危之候。编者注）之意也。

此证之转筋者，多因吐泻不已，肝木乘脾气之虚而侮土。故方书治转筋多用木瓜，以其酸能敛肝，即所以平肝也。然平肝之药，不必定用木瓜。壬寅秋际，霍乱流行，曾单用羚羊角三钱治愈数人。因羚羊角善解热毒，又为平肝之妙药也。又曾有一人，向愚询治泄泻之方，告以酸石榴连皮捣烂，煎汤服之。后值霍乱发生，其人用其方治霍乱初起之泄泻者，服之泻愈，而霍乱亦愈。由是观之，石榴亦为敛肝之要药，而敛肝之法，又实为治霍乱之要着也（本案为他人所治，编者注）。（《医学衷中参西录·治霍乱方·急救回阳汤》）

山药白芍六一散

一、内科医案

痢疾医案

○ 一人，年五十余，于暑日痢而且泻，其泻与痢俱带红色，下坠腹疼，噤口不食。医治两旬，病势浸增，精神昏聩，气息奄奄。诊其脉，细数无力，周身肌肤发热。询其心中亦觉热，舌有黄苔，知其证夹杂暑温。暑气温热，弥漫胃口，又兼痢而且泻，虚热上逆，是以不能食也。遂用生山药两半、滑石一两、生杭芍六钱、粉甘草三钱，一剂诸病皆见愈，可以进食。又服一剂痊愈。此证用滑石不用石膏者，以其证兼泻也。为不用石膏，即不敢用人参，故倍用山药以增其补力。此就通变之方，而又为通变也。(《医学衷中参西录·治痢方》)

二、儿科医案

泄泻医案

○ 寒温之证，上焦燥热、下焦滑泻者，皆属危险之候。因欲以凉润治燥热，则有碍于滑泻，欲以涩补治滑泻，则有碍于燥热。愚遇此等证，亦恒用生山药，而以滑石辅之，大抵一剂滑泻即止，燥热亦大轻减。若仍有余热未尽除者，可再徐调以凉润之药无妨。

奉天大东关旗人号崧宅者，有孺子，年四岁，得温病，邪犹在表，医者不知为之清解，遽投以苦寒之剂，服后连四五日滑泻不止，上焦燥热，闭目而喘，精神昏聩。延为诊治，病虽危险，其脉尚有根蒂，知可挽回。遂用生山药、滑石各一两，生杭芍四钱，甘草三钱（方载三期五卷名滋阴清燥汤），煎汤一大茶杯，为其幼小，俾徐徐温饮下，尽剂而愈。然下久亡阴，余有虚热，继用生山药、玄参各一两以清之，两剂热尽除。(《医学衷中参西录·山药解》)

○ 天津一区钱姓幼男，年四岁，于孟秋得温热兼泄泻，病久不愈。

［**病因**］季夏感受暑温，服药失宜，热留阳明之腑，久则灼耗胃阴，嗜凉且多嗜饮水，延至孟秋，上热未清，而下焦又添泄泻。

［**证候**］形状瘦弱已极，周身灼热，饮食少许则恶心欲呕吐。小便不利，大便一昼夜十余次，多系稀水，卧不能动，哭泣无声，脉数十至且无力（四岁时，当以七至为正脉），指纹现淡红色，已透气关。

［**诊断**］此因外感之热久留耗阴，气化伤损，是以上焦发热懒食，下焦小便不利而大便泄泻也。宜治以滋阴、清热、利小便兼固大便之剂。

［**处方**］生怀山药一两五钱、滑石一两、生杭芍六钱、甘草三钱。

煎汤一大盅，分数次徐徐温服下。

［**方解**］此方即拙拟滋阴清燥汤也。原方生山药是一两，今用两半者，因此幼童瘦弱已极，气化太虚也。方中之义，山药与滑石同用，一利小便，一固大便，一滋阴以退虚热，一泻火以除实热。芍药与甘草同用，甘苦化合，味近人参，能补益气化之虚损。而芍药又善滋肝肾以利小便，甘草又善调脾胃以固大便，是以汇集而为一方也。

［**效果**］将药连服两剂，热退泻止，小便亦利，可进饮食，惟身体羸瘦不能遽复。俾用生怀山药细末七八钱许，煮作粥，调以白糖，作点心服之。且每次送西药百布圣一瓦，如此将养月余始胖壮。

［**附记**］此钱姓幼男之舅，系西医杨秀章君，为愚在陆军充军医正时之从事。见愚治愈此病，深叹中药若用之得法，有挽回造化之权。于斯从愚兼习中医，今已深窥医理之奥，中西并用而为救世之良医矣。（《医学衷中参西录·温病门·温热泄泻》）

山药硫黄熟桂圆方

内科 / 痢疾医案

○ 又奉天陆军连长何阁臣，年三十许，因初夏在郑州驻防多受潮湿，患痢数月不愈。至季秋还奉，病益加剧，下多紫血，杂以脂膜，间似烂炙，腹中时时切疼。或授以龙眼肉包鸦胆子仁方，服之益增重，来院求为诊治。其脉微弱而沉，左脉几不见。俾用生硫黄细末搀熟麦面少许作丸，又重用生山药、熟地黄、龙眼肉煎汤送服，日两次，每次服硫黄约有七八分，服至旬余始愈。此纯系赤痢而竟若是之寒也。（《医学衷中参西录·论痢证治法》）

山药人参熟地山茱萸方

内科 / 喘证医案

○ 邻村泊庄高氏女，年十六七，禀赋羸弱，得外感痰喘证，投以《金匮》小青龙加石膏汤，一剂而愈。至翌日忽似喘非喘，气短不足以息，诊其脉如水上浮麻，不分至数，按之即无。愚骇曰："此将脱之证也。"乡屯无药局，他处取药无及，适有生山药两许，系愚向在其家治病购而未服者，俾急煎服之，下咽后气息既能接续，可容取药，仍重用生山药，佐以人参、萸肉、熟地诸药，一剂而愈。(《医学衷中参西录·山药解》)

山茱萸当归丹参柏子仁方

内科 / 腹痛医案

○ 门生万泽东，曾治一壮年男子，因屡经恼怒之余，腹中常常作疼。他医用通气、活血、消食、祛寒之药，皆不效。诊其脉左关微弱，知系怒久伤肝，肝虚不能疏泄也。遂用净萸肉二两，佐以当归、丹参、柏子仁各数钱，连服数剂，腹疼遂愈。后凡遇此等证，投以此方皆效（本案为他人所治，编者注）。(《医学衷中参西录·山萸肉解》)

石膏白芍连翘薄荷方

儿科 / 惊风医案

○ 壬戌季秋，有奉天北陵旁艾姓孺子患痉证，一日数发，其发时痉挛甚剧，知觉全无，来院求为诊治。脉象数而有力，左部尤甚，右部兼有浮滑之象知其肝有积热，胃有痰饮，又兼受外感之热以激动之，则痰火相并上冲，扰其脑部而发痉也，与以臭素加里三瓦，作三次服，为一日之量。又为疏方用生石膏二两，生杭芍八钱，连翘三钱，薄荷叶钱半，煎汤两盅，分三次饮下。每服臭素加里一次，即继服汤药一次。一日夜间，病未反复。翌晨再诊，脉已和平。又与以西药一瓦，将汤药煎法再服，病遂痊愈。盖臭素加里及抱水格鲁拉儿，皆盐基之药，平和无毒，故可与中药并用也。(《医学衷中参西录·论小儿痉病治法》)

石膏半夏牛蒡子阿司匹林方

儿科 / 发热医案

○ 小儿悦生，今年秋夏之交，陡起大热，失常神呆，闭目不食，家慈见而骇甚。锡光因胸有成竹定见，遂曰："此无忧。"即用书中石膏阿司匹林汤，照原方服法，服后即神清热退。第二日午际又热，遂放胆再用原方，因其痰多而咳，为加清半夏、牛蒡子，服之痊愈（本案为他人所治，编者注）。(《医学衷中参西录·王锡光来函》)

石膏大黄芩连方

内科 / 发热医案

○ 濮依云曰：家君于壬午夏病热，喜立日中，且恶凉饮，脉则皆伏。群医咸谓三阴证，慈未之敢信，质于师陆九芝（指清代名医陆懋修，编者注）先生。先生惊曰：此温热之大证，阳极似阴也。误用辛热必殆。乃迭进芩、连、膏、黄，热象大显。石膏用至斤许，热乃渐退。窃思此疾，当畏寒脉伏时，谁知其为大热者？若非家君早令习医，受吾师至教，笃信吾师之说，必为群医所误矣（本案为他人所治，编者注）。(《医学衷中参西录·治伤寒温病同用方·仙露汤》)

石膏代赭石瓜蒌芒硝方

内科 / 温病医案

○ 一人，年三十余，初则感冒发颐，数日颔下颈项皆肿，延至膺胸渐肿而下。其牙关紧闭，惟自齿缝可进稀汤，而咽喉肿疼又艰于下咽。延医调治，服清火解毒之药数剂，肿势转增。时当中秋节后，淋雨不止，因病势危急，冒雨驱车迎愚。既至见其颔下连项壅肿异常，状类时毒（疮中有时毒症），抚之硬而且热，色甚红，纯是一团火毒之气，下肿已至心口，自牙缝中进水半口，必以手掩口，十分努力始能下咽，且痰涎壅滞胸中，上至咽喉，并无容水之处，进水少许必换出痰涎一口，且觉有气自下上冲，常作呃逆，连连不止。诊其脉洪滑而长，重按有力，兼有数象。愚谓病家曰：此世俗所称虾蟆瘟也。毒热炽盛，盘踞阳明之府，若火之燎原，必用生石膏清之乃可缓其毒热之势。从前医者在座，谓曾用生石膏一两毫无功效。愚曰：石膏乃微寒之药，《本经》原有明文，如此热毒仅用两许何能见效？遂用生石膏四两，清半夏四钱，金线重楼三钱，连翘、蝉蜕各一钱，煎服后，觉药停胸间不下，其热与肿似有益增之势，知其证兼结胸，火热无下行之路，故益上冲也。幸药坊即在本村，复急取生石膏四两，赭石三两，又煎汤徐徐温饮下，仍觉停于胸间。又急取赭石三两，蒌仁二两，芒硝八钱，又煎汤饮下，胸间仍不开通。此时咽喉益肿，再饮水亦不能下。病家惶恐无措，愚晓之曰：我所以亟亟连次用药者，正为此病肿势浸长，恐稍迟缓则药不能进。今其胸中既贮如许多药，断无不下行之理。药下行则结开便通，毒火随之下降，而上焦之肿热必消矣。时当晚十点钟，至夜半觉药力下行，黎明下燥粪数枚，上焦肿热觉轻，水浆可进，晨饭时牙关亦微开，服茶汤一碗。午后肿热又渐增，抚其胸热犹烙手，脉仍洪实，意其燥结必未尽下，遂投以大黄四钱，芒硝五钱，又下燥粪兼有溏粪，病遂大愈，而肿处之硬者仍不甚消，胸间抚之犹热，脉象亦仍有余热，又用生石膏三两，金银花、连翘、金线重楼各数钱，煎汁一大碗，分数次温饮下，日服一剂，三日痊愈（按此证两次用石膏、赭石之时即宜加大黄、芒硝）。（《医学衷中参西录·治瘟疫瘟疹方·青盂汤》）

石膏党参山药甘草方

内科／温病医案

○ 忆愚年三旬时，曾病伏气化热，五心烦热，头目昏沉，舌苔白厚欲黄，且多芒刺，大便干燥，每日用生石膏数两煮水饮之，连饮数日，热象不退，因思或药轻不能胜病，乃于头午用生石膏五两煮水饮下，过午又用生石膏五两煮水饮下，一日之间共服生石膏十两，而心中分毫不觉凉，大便亦未通下。踌躇再四，精思其理，恍悟此必伏气之所入甚深，原当补助正气，俾吾身之正气壮旺，自能逐邪外出也。于斯欲仿白虎加人参汤之义，因无确实把握，犹不敢遽用大剂，就已所预存之药，用生石膏二两，野台参二钱，甘草钱半，适有所轧生怀山药粗渣又加少许，煎汤两盅，分三次温饮下，饮完晚间即觉清爽，一夜安睡，至黎明时少腹微疼，连泻三次，自觉伏气之热全消，再自视舌苔，已退去一半，而芒刺全无矣。

夫以常理揆之，加人参于白虎汤中，必谓能减石膏之凉力，而此次之实验乃知人参反能助石膏之凉力，其理果安在乎？盖石膏煎汤，其凉散之力皆息息由毛孔透达于外，若与人参并用，则其凉散之力，与人参补益之力互相化合，能旋转于脏腑之间，以搜剔深入之外邪使之净尽无遗，此所以白虎加人参汤，清热之力远胜于白虎汤也（张锡纯于本案前阐发说，推广白虎加人参汤

之用法，不必其人身体虚弱，或有所伤损也。编者注）。(《医学衷中参西录·续申白虎加人参汤之功用》)

熟地白芍山药甘草方

内科/泄泻医案

○ 岁在癸巳，应试都门，曾谒一部郎，其家有女仆，年三十余。得温病十余日，势至垂危，将异于外，问还有治否？因为诊视，其证昼夜泄泻，昏不知人，呼之不应，其脉数至七至，按之即无，而却无大热。遂用熟地二两，生山药、生杭芍各一两，甘草三钱，煎汤一大碗，趁热徐徐灌之，尽剂而愈。(《医学衷中参西录·治伤寒温病同用方·白虎加人参以山药代粳米汤》)

熟地玄参山药枸杞方

内科/温病医案

○ 若阴分虚损者，可用滋阴之药助之出汗。

曾治邻村高姓少年，因孟夏长途劳役得温病，医治半月无效。其两目清白，竟无所见，两手循衣摸床，乱动不休，谵语不省人事，其大便从前滑泻，此时虽不滑泻，每日仍溏便一两次，脉象浮数，右寸之浮尤甚，两尺按之即无。因思此证目清白无见者，肾阴将竭也；手循衣摸床者，肝风已动也。病热已危至极点。幸喜脉浮为病有还表之机，右寸浮尤甚，为将汗之势。其所以将汗而不汗者，人身之有汗如天地之有雨，天地阴阳和而后雨，人身亦阴阳和而后汗此证尺脉甚弱，阳升而阴不应，汗何由作。当用大润之剂峻补真阴，济阴以应其阳，必能自汗。遂用熟地、玄参、生山药、枸杞之类约六七两，煎汤一大碗，徐徐温饮下，一日连进二剂，即日大汗而愈。(《医学衷中参西录·伤寒风温始终皆宜汗解说》)

四逆汤加人参方

内科/伤寒医案

○ 喻嘉言曰：徐国桢伤寒六七日，身热目赤，索水到前，复置不饮。异常烦躁，将门牖洞启，身卧地上，展转不快，更求入井。一医急以承气与服。余诊其脉，洪大无伦，按之无力。谓医者曰：此用人参、附子、干姜之证，奈何认为下证？医曰：身热目赤，有余之邪，躁急如此，再以人参、附子、干姜服之，踰垣上屋矣。余曰：阳欲暴脱，外显假热，内有真寒，以姜、附投之，尚恐不能胜回阳之任，况敢用纯阴之药，重劫其阳乎！观其得水不欲咽，情已大露。岂水尚不欲咽，而可用大黄，芒硝乎？天地燠蒸，必有大雨，此证顷刻一身大汗，不可救矣。惟用姜、附，可谓补中有发，并可以散邪退热，一举两得，至稳至当之法，何可致疑？吾在此久坐，如有差误，吾任其咎。于是以附子、干姜各五钱，人参三钱，甘草二钱，煎汤冷服，服后寒战，嘎齿有声。以重绵和头复之，缩手不肯与诊，阳微之状始著。再与前药一剂，微汗热退而安。

上所录医案，皆阴极似阳也。然其证百中不一见。愚临证数十年，亦未尝见，其证之少可知。至阳极似阴，外面虽见大寒之状，仍须投以大剂寒凉者，愚曾治过数次。前哲医案中，亦多有之。今复登数则于下，可与上列之案对观，庶可分辨阴阳于毫厘之间也（本案为他人所治，编者注）。（《医学衷中参西录·治伤寒温病同用方·仙露汤》）

小承气汤加白芍方

内科 / 痢疾医案

○ 表弟刘昌绪，年二十四岁，于中秋下痢，脓血稠黏，一日十五六次，腹疼后重甚剧。治以化滞汤（生杭芍一两、当归五钱、山楂六钱、莱菔子五钱、甘草二钱、生姜二钱。主治下痢赤白，腹疼，里急后重初起者。编者注），连服两剂，下痢次数似少减，而后重腹疼如旧。细诊其脉，尺部重按甚实，疑其肠有结粪，投以小承气汤加生杭芍数钱，下燥粪长约四寸，后重腹疼顿愈十之八九。再与以化滞汤一剂，病若失。（《医学衷中参西录·论痢证治法》）

玄参代赭石白芍连翘方

妇科 / 产后呕吐医案

○ 至寒温之证，不至结胸及心下满闷，惟逆气挟胃热上冲，不能饮食，并不能受药者，宜赭石与清热之药并用。

曾治奉天大东关安家靴铺安显之夫人，年四十余，临产双生，异常劳顿，恶心呕吐，数日不能饮食，服药亦恒呕吐，精神昏聩，形势垂危，群医辞不治。延愚诊视，其脉洪实，面有火色，舌苔黄厚，知系产后温病，其呕吐若是者，阳明腑热已实，胃气因热而上逆也。遂俾用玄参两半，赭石一两，同煎服，一剂即热退呕止，可以受食。继用玄参、白芍、连翘以清其余热，病遂痊愈。至放胆用玄参而无所顾忌者，以玄参原宜于产乳，《本经》有明文也[《医学衷中参西录·治伤寒温病同用方·荡胸汤》也录有本案。编者注]。(《医学衷中参西录·赭石解》)

玄参杏仁瓜蒌仁牛蒡子方

内科 / 咳嗽医案

○ 奉天车站，经理矿务钱慕韩，愚之同乡也。其妇人于仲冬得伤寒证，四五日间，喘不能卧，胸中烦闷异常，频频呼唤，欲自开其胸。诊其脉浮洪而长，重按未实，舌苔白厚。知其证虽入阳明，而太阳犹未罢也（胸中属太阳）。此时欲以小青龙汤治喘，则失于热。欲以白虎汤治其烦热，又遗却太阳之病，而喘不能愈。踌躇再三，为拟此方（馏水石膏饮：生石膏二两、甘草三钱、麻黄二钱。上药三味，用蒸汽水煎二三沸，取消汤一大碗，分六次温服下。前三次，一点钟服一次，后三次，一点半钟服一次。病愈则停服，不必尽剂。下焦觉凉者，亦宜停服。僻处若无汽水，可用甘澜水代之。作甘澜水法：用大盆盛水，以杓扬之，扬久水面起有若干水泡，旁有人执杓逐取之，即甘澜水。若以治温病中似此证者，不宜用麻黄，宜用西药阿司匹林一瓦，融化于汤中以代之。若僻处药房无阿司匹林，又可代以薄荷叶二钱。主治胸中先有蕴热，又受外感，胸中烦闷异常，喘息迫促，其脉浮洪有力，按之未实，舌苔白而未黄者。编者注），取汽水轻浮之力，能引石膏上升，以解胸中之烦热。甘草甘缓之性，能逗留石膏不使下趋，以专其上行之力。又少佐以麻黄解散太阳之余邪，兼借以泻肺定喘，而胸中满闷可除也。汤成后，俾徐徐分六次服之。因病在上焦，若顿服，恐药力下趋，则药过病所，而病转不愈也。服至三次，胸间微汗，病顿见愈，服至尽剂，病愈十之八九。再诊其脉，关前犹似浮洪，喘息已平。

而从前兼有咳嗽未愈。继用玄参一两，杏仁（去皮）二钱，蒌仁、牛蒡

子各三钱，两剂痊愈。(《医学衷中参西录·治伤寒方·馏水石膏饮》)

罂粟杏仁五味子枯矾方

内科 / 咳嗽医案

〇 又一方，家母年五十时患咳嗽，百药不效，严冬时，卧不安枕。遇一老医，传授一方，系米壳四两，北五味三钱，杏仁（去皮）炒熟五钱，枯矾二钱，共为细末，炼蜜为丸，梧桐子大，每服二十丸，白糖开水送下。吞服数日，病若失，永不复发。家母生于甲辰，现年八十有六，貌若童颜。以后用此丸疗治咳嗽痊愈者，笔难悉述（本案为他人所治，编者注）。(《医学衷中参西录·治伤寒温病同用方·仙露汤》)

知母黄芪当归丹参方

内科 / 虚损医案

〇 后治一妇人，年近五旬。身热痨嗽，脉数几至八至。先用六味地黄丸加减作汤服不效，继用左归饮加减亦不效。愚忽有会悟，改用生黄芪六钱、知母八钱为方，数剂见轻，又加丹参、当归各三钱，连服十剂痊愈。

以后凡遇阴虚有热之证，其稍有根蒂可挽回者，于方中重用黄芪、知母，莫不随手奏效。始知叔和脉法谓数至七八至为不治之脉者，非确论也。盖人禀天地之气以生，人身之气化即天地之气化，天地将雨之时，必阳气温暖上升，而后阴云会合大雨随之。黄芪温升补气，乃将雨时上升之阳气也；知母寒润滋阴，乃将雨时四合之阴云也。二药并用，大具阳升阴应云行雨施之妙。膏泽优渥烦热自退，此不治之治也。况痨瘵者多损肾，黄芪能大补肺气，以益肾水之源，使气旺自能生水，而知母又大能滋肺中津液，俾阴阳不至偏胜，即肺脏调和，而生水之功益普也（黄芪、知母虽可并用以退虚热，然遇阴虚热甚者，又必须加生地黄八钱或至一两，方能服之有效）。(《医学衷中参西录·治阴虚劳热方·十全育真汤》)

第五章　五味药方剂

安肺宁嗽丸

［**组成**］嫩桑叶一两　儿茶一两　硼砂一两　苏子炒捣，一两　粉甘草一两

［**主治**］治肺郁痰火及肺虚热作嗽，兼治肺结核。

［**用法**］上药五味为细末，蜜作丸三钱重，早晚各服一丸，开水送下。

［**方论**］肺脏具阖辟之机，治肺之药，过于散则有碍于阖，过于敛则有碍于辟。桑得土之精气而生（根皮甚黄燧应夏季是其明征），故长于理肺家之病，以土生金之义也。至其叶凉而宣通，最解肺中风热，其能散可知。又善固气化，治崩带脱肛（肺气旺自无诸疾），其能敛可知。敛而且散之妙用，于肺脏阖辟之机尤投合也。硼砂之性凉而滑，能通利肺窍，儿茶之性凉而涩，能安敛肺叶。二药并用，与肺之阖辟亦甚投合。又佐以苏子之降气定喘，甘草之益土生金，蜂蜜之润肺清燥，所以治嗽甚效也。

按：硼砂、儿茶，医者多认为疮家专药。不知其理痰宁嗽，皆为要品。且二药外用，能解毒化腐生肌，故内服亦治肺结核，或肺中损烂，亦甚有效验。

［**或问**］《本经》谓桑根白皮主五劳、六极。此方治痨嗽，不用皮而用叶，且不用霜桑叶，而用橔叶者何居？答曰：树之有叶，犹人之有肺，是故人以肺为呼吸，植物即以叶为呼吸（化学家谓叶能吸碳气吐氧气）。以其叶治肺，实有同声相应，同气相求之妙也。且桑根白皮，虽有补益之力，而与嗽之夹杂外感者，实有不宜。吴鞠通曾详论之，其言固不可废也。至桑叶必用嫩者，因嫩叶含有蛋白质（嫩叶采下叶蒂必出白浆），故能于人有所补益。若霜桑叶，乃干枯腐败之物，作柴用之尚可，岂可以之为药乎。（《医学衷中参西录·治肺病方·安肺宁嗽丸》）

白虎承气汤

［组成］生石膏捣细，八钱　大潞党参三钱　知母八钱　甘草二钱　粳米二钱，药共五味。

［加减］将后四味煎汤一盅半，分两次将生石膏细末用温药汤送下。服初次药后，迟两点钟，若腹中不见行动，再服第二次。若腹中已见行动，再迟点半钟大便已下者，停后服。若仍未下者，再将第二次药服下。

［用法］至若其脉虽数而洪滑有力者，用此方时亦可不加党参。

［方论］然愚临证实验以来，知阳明病既当下，其脉迟者固可下，即其脉不迟而亦不数者亦可下。惟脉数及六至则不可下，即强下之病必不解，或病更加剧。而愚对于此等证，原有变通之下法，即白虎加人参汤，将石膏不煎入汤中，而以所煎之汤将石膏送服者是也。愚因屡次用此方奏效，遂名之为白虎承气汤，爰详录之于下，以备医界采用。

愚从前遇寒温证之当下而脉象数者，恒投以大剂白虎汤，或白虎加人参汤，其大便亦可通下。然生石膏必须用至四五两，煎一大碗，分数次温服，大便始可通下。间有服数剂后大便仍不通下者，其人亦恒脉净身凉，少用玄明粉二三钱和蜜冲服，大便即可通下。然终不若白虎承气汤用之较便也。

按：生石膏若服其研细之末，其退热之力一钱可抵煎汤者半两。若以之通其大便，一钱可抵煎汤者一两。是以方中只用生石膏八钱，而又慎重用之。必分两次服下也。

寒温阳明病，其热甚盛者，投以大剂白虎汤，其热稍退，翌日恒病仍如故。如此反复数次，病家遂疑药不对证，而转延他医，因致病不起者多矣。愚后拟得此方，凡遇投以白虎汤见效旋又反复者，再为治时即用石膏为末送服。其汤剂中用五六两者，送服其末不过一两，至多至两半，其热即可全消失。(《医学衷中参西录·〈伤寒论〉大承气汤病脉迟之研究及脉不迟转数者之变通下法》)

白虎加人参汤方

［组成］知母六两　石膏碎绵裹，一斤　甘草炙，二两　粳米六合　人参二两

［用法］上五味，以水一斗，煮米熟汤成，去滓，温服一升，日三服。

［方论］白虎汤之外，又有白虎加人参汤，以辅白虎汤之所不逮，其方五见于《伤寒论》，今试约略录其数节以为研究之资料。

《伤寒论》原文：服桂枝汤，大汗出后，大烦渴不解，脉洪大者，白虎加人参汤主之。

服桂枝汤原取微似有汗，若汗出如水流漓，病必不解，此谓服桂枝汤而致大汗出，是汗出如水流漓也。因汗出过多，大伤津液，是以大烦大渴，脉洪大异常，以白虎汤解其热，加人参以复其津液而病可愈矣。

又伤寒，若吐若下后，七八日不解，热结在里，表里俱热，时时恶风，大渴，舌上干燥而烦，欲饮水数升者白虎加人参汤主之。

按：所谓若吐若下者，实因治失其宜，误吐误下，是以吐下后而病不愈也。且误吐则伤其津液，误下则伤其气分，津液伤损可令人作渴，气分伤损，不能助津液上潮更可作渴，是以欲饮水数升也。白虎汤中加人参，不但能生津液，且能补助气分以助津液上潮，是以能立建奇功也。

又伤寒，脉浮，发热无汗，其表不解者，不可与白虎汤；渴欲饮水无表证者，白虎加人参汤主之。

凡服白虎汤之脉，皆当有滑象，脉滑者中有热也，此节之脉象但浮，虽曰发热不过其热在表，其不可与以白虎汤之实际，实在于此。乃因节中有无汗及表不解之文，而后世之治伤寒者，或谓汗不出者，不可用白虎汤，或谓表不解者，不可用白虎汤，至引此节之文以为证据，而不能连上数句汇通读之以重误古人。独不思太阳篇中白虎汤证，其脉浮滑，浮非连于表乎？又不思白虎汤证三见于《伤寒论》，惟阳明篇白虎汤证，明言汗出，而太阳篇与厥阴篇之所载者，皆未言有汗乎？至于其人欲饮水数升，且无寒束之表证，是其外感之热皆入于里，灼耗津液，令人大渴，是亦宜急救以白虎加人参汤而无可迟疑也。

按：白虎加人参汤所主之证，或渴、或烦、若舌干，故由内陷之热邪所伤，实亦由其人真阴亏损也。人参补气之药非滋阴之药，而加于白虎汤中，实能于邪火炽盛之时立复真阴，此中盖有化合之妙也。

推广白虎加人参汤之用法，不必其人身体虚弱，或有所伤损也。忆愚年三旬时，曾病伏气化热，五心烦热，头目昏沉，舌苔白厚欲黄，且多芒刺，大便干燥，每日用生石膏数两煮水饮之，连饮数日，热象不退，因思或药轻不能胜病，乃于头午用生石膏五两煮水饮下，过午又用生石膏五两煮水饮下，一日之间共服生石膏十两，而心中分毫不觉凉，大便亦未通下。踌躇再四，精思其理，恍悟此必伏气之所入甚深，原当补助正气，俾吾身之正气壮旺，自能逐邪外出也。于斯欲仿白虎加人参汤之义，因无确实把握，犹不敢遽用大剂，就已所预存之药，用生石膏二两，野台参二钱，甘草钱半，适有所轧生怀山药粗渣又加少许，煎汤两盅，分三次温饮下，饮完晚间即觉清爽，一夜安睡，至黎明时少腹微疼，连泻三次，自觉伏气之热全消，再自视舌苔，已退去一半，而芒刺全无矣。夫以常理揆之，加人参于白虎汤中，必谓能减石膏之凉力，而此次之实验乃知人参反能助石膏之凉力，其理果安在乎？盖石膏煎汤，其凉散之力皆息息由毛孔透达于外，若与人参并用，则其凉散之力，与人参补益之力互相化合，能旋转于腑脏之间，以搜剔深入之外邪使之净尽无遗，此所以白虎加人参汤，清热之力远胜于白虎汤也。

愚生平治寒温实热，用白虎加人参汤时，恒多于用白虎汤时，而又恒因证制宜，即原方少有通变，凡遇脉过六至者，恒用生怀山药一两以代方中粳米。盖以山药含蛋白质甚多，大能滋阴补肾，而其浓郁之汁浆又能代粳米调胃也。若遇阳明之热既实，而其人又兼下痢者，恒用生杭芍一两以代方中知母，因芍药善清肝热以除痢疾之里急后重，而其凉润滋阴之性又近于知母也。若妇人产后患寒温实热者，亦以山药代粳米，又必以玄参八钱以代方中知母，因山药既可补产后之肾虚，而玄参主产乳余疾，《本经》原有明文也（《本经》中石膏、玄参皆主产乳，知母未言治产乳，不敢师心自用，轻以苦寒之药施于产后也）。且玄参原非苦寒之品，实验之原甘而微苦（《本经》谓其味苦者，当系后世传写之误），是以虽在产后可放胆用之无碍也。

有外感之实热日久不退，致其人气血两亏，危险迫于目前，急救以白虎加人参汤，其病只愈一半，必继服他种补益之药始能痊愈者，今试详述一案以征明之。

而愚治产后寒温之实热，则用白虎加人参汤，以玄参代知母。盖退寒温之实热，知母不如石膏，而其性实寒于石膏，当为产后所忌。故竹皮大丸中不用知母。至玄参则宜于产乳余疾，《本经》有明文也。用白虎汤之例，汗吐下后，皆加人参，以其虚也。产后较汗吐下后更虚，故必加之方妥。（《医学衷中参西录·治伤寒温病同用方·仙露汤》）

白虎汤及白虎加人参汤两方，皆治足阳明有实热者也。至热入手阳明之府，致大便因热燥结，其燥结愈甚者，蕴蓄之热必愈深，此非开其燥结其热固不能消也。若斯则攻下之剂，若承气汤诸方在所必需矣。（《医学衷中参西录·阳明病三承气汤证》）

［**说明**］愚用白虎加人参汤，或以玄参代知母产后寒温证用之、或以芍药代知母寒温兼下痢者用之、或以生地黄代知母寒温兼阴虚者用之、或以生山药代粳米寒温热实下焦气化不固者用之、产后寒温证用之，又恒于原方之外，加生地黄、玄参、沙参诸药以生津液，加鲜茅根、芦根、生麦芽诸药以宣通气化，初未有加莱菔子者，惟此证之气分虚而且郁，白虎汤中加人参可补其气分之虚，再加莱菔子更可理其气分之郁也。至于莱菔子必须生用者，取其有升发之力也。又须知此证不治以白虎汤而必治以白虎加人参汤者，不但为其气分虚也，凡人外感之热炽盛，真阴又复亏损，此乃极危险之证，此时若但用生地黄、玄参诸滋阴之品不能奏效，即将此等药加于白虎汤中亦不能奏效，惟生石膏与人参并用，独能于邪热炽盛之时立复真阴，此所以伤寒汗吐下后与渴者治以白虎汤时，仲圣不加他药而独加人参也。(《医学衷中参西录·温病门·温病兼气虚气郁》)

按：治此证（指一叟年六旬余，于孟冬得伤寒证，脉洪滑按之亦似有力，表里俱觉发热，间作呻吟，又兼喘逆，然不甚剧。投以白虎汤，一剂大热稍减。再诊其脉，或七八动一止，或十余动一止，两手皆然，而重按无力。编者注）时，愚习用白虎汤，而犹未习用白虎汤加参也。自此以后，凡年过六旬之人，即脉甚洪实，用白虎汤时，亦必少加人参二三钱。(《医学衷中参西录·治伤寒温病同用方·白虎加人参以山药代粳米汤》)

伤寒定例，汗、吐、下后，用白虎汤者加人参，渴者用白虎汤亦加人参。而愚临证品验以来，知其人或年过五旬，或壮年在劳心劳力之余，或其人素有内伤，或禀赋羸弱，即不在汗、吐、下后与渴者，用白虎汤时，亦皆宜加人参。(《医学衷中参西录·石膏解》)

［**说明**］按伤寒定例，凡用白虎汤若在汗吐下后及渴者，皆宜加人参。细询此证之经过始知曾发大汗一次，此次所服之药虽非白虎汤原方，实以山药代粳米，又以石膏如此服法，其力之大，可以不用知母是其方亦白虎汤也。若早加党参数钱、与山药、甘草同煎汤以送服石膏，当即安然病愈。乃因一时疏忽，并未见及，犹幸病者自知医理以挽回于末路。此虽白虎汤与人参前后分用之，仍不啻同时并用之也。

又按：此证加人参于白虎汤中其益有三：发汗之后人之正气多虚，人参大能补助正气，俾正气壮旺自能运化药力以胜邪，其为益一也；又发汗易伤津液，津液伤则人之阴分恒因之亏损。人参与石膏并用，能于邪热炽盛之时滋津液以复真阴，液滋阴复则邪热易退，其为益二也；又用药之法，恒热因凉用凉因热用，《内经》所谓伏其所因也。此证用山药、甘草煎汤送服石膏之后，病则纯热，药则纯凉，势若冰炭不兼容，是以其热益激发而暴动。加人参之性温者以为之作引，此即凉因热用之义，为凉药中有热药引之以消热，而后热不格拒转与化合，热与凉药化合则热即消矣，此其为益三也。统此三益观之，可晓然于此病之所以愈，益叹仲圣制方之妙。即约略用之，亦可挽回至险之证也。（《医学衷中参西录·温病门·温病》）

［**说明**］医者救危险将脱之证喜用人参，而喻嘉言谓气若上脱，但知重用人参转令人气高不返，必重用赭石辅之始能奏效，此诚千古不磨之论也。此方（生石膏二两轧细、野台参三钱、生怀地黄一两、净萸肉一两、生怀山药六钱、甘草二钱；共煎汤两大盅，分三次温饮下，每次调入生鸡子黄一枚。编者注）中之用人参原非用其救脱，因此证真阴大亏，惟石膏与人参并用，独能于邪火炽盛之时立复真阴，此白虎加人参汤之实用也。至于萸肉，其补益气分之力远不如参，而其挽救气分之上脱则远胜于参。诚以肝主疏泄，人之元气甚虚者，恒因肝之疏泄过甚而上脱，重用萸肉以敛肝使之不复疏泄，则元气之欲上脱者即可不脱，此愚屡次用之奏效而确知其然者也。（《医学衷中参西录·温病门·温病兼大气下陷》）

［**或问**］伏气化热，原可成温，即无新受之外感，而忽然成温病者是也。此证伏气所化之热，何以不成温病而成肺病？答曰：伏气之侵入，伏于三焦脂膜之中，有多有少，多者化热重，少者化热轻，化热重者当时即成温病，化热轻者恒循三焦脂膜而窜入各脏腑。愚临证五十年，细心体验，知有窜入肝胆病目者，窜入肠中病下痢者，有窜入肾中病虚劳者，窜入肺中病咳嗽久而成肺病者，有窜入胃中病吐衄而其热上熏亦可成肺病者，如此证是也。是以此证心中初发热时，医者不知其有伏气化热入胃，而泛以凉药治之，是以不效，而投以白虎加人参汤即随手奏效。至于不但用白虎汤而必用白虎加人参汤者，诚以此证已阅数月，病久气化虚损，非人参与石膏并用，不能托深陷之热外出也。（《医学衷中参西录·虚劳喘嗽门·肺病咳吐脓血》）

寒温之证，最忌舌干。至舌苔薄而干，或干而且缩者，尤为险证。而究其原因，却非一致，有因真阴亏损者，有因气虚不上潮者，有因气虚更下陷者，皆可治以白虎加人人参汤，更以生山药代方中粳米，无不效者。盖人参之性，大能补气，元气旺而上升，自无下陷之虞。而与石膏同用，又大能治外感中之真阴亏损。况又有山药、知母以濡润之呼？若脉象虚数者，又宜多用人参，再加玄参、生地滋阴之品，煎汤四五茶盅，徐徐温饮下。一次只饮一大口，防其寒凉下侵，致大便滑泻，又欲其药力感息上达，升元气以生津液，饮完一剂，再煎一剂，使药力昼夜相继，数日火退舌润，其病自愈。(《医学衷中参西录·石膏解》)

痢证，又有肝胆肠胃先有郁热，又当暑月劳苦于烈日之中，陡然下痢，多带鲜血，脉象洪数，此纯是一团火气。宜急用大苦大寒之剂，若芩、连、知、柏、胆草、苦参之类，皆可选用。亦可治以白虎汤，方中生石膏必用至二两，再加生白芍一两。若脉大而虚者，宜再加人参三钱。若其脉洪大甚实者，可用大承气汤下之，而佐以白芍、知母。(《医学衷中参西录·治痢方·通变白虎加人参汤》)

痢证身热不休，服一切清火之药，而热仍不休者，方书多诿为不治。夫治果对证，其热焉有不休之理？此乃因痢证夹杂外感，其外感之热邪，随痢深陷，弥漫于下焦经络之间，永无出路，以致痢为热邪所助，日甚一日而永无愈期。夫病有兼证，即治之宜有兼方也，斯非重用生石膏更助以人参以清外感之热不可。(《医学衷中参西录·石膏解》)

或问《伤寒论》用白虎汤之方定例，汗吐下后加人参，渴者加人参。此案（指天津一区橘街，张氏妇，年近三旬，怀妊，受温病兼下痢；用白虎加人参汤合白头翁汤治愈案，编者注）之证非当汗吐下后，亦未言渴，何以案中两次用白虎皆加人参乎？答曰：此案证兼下痢，下痢亦下之类也。其舌苔干黄毫无津液，舌干无液亦渴之类也。且其温病之热，不但入胃，更随下痢陷至下焦永无出路。惟人参与石膏并用，实能升举其下陷之温热而清解消散之，不至久留下焦以耗真阴。况此证温病与下痢相助为虐，实有累于胎气，几至于莫能支，加人参于白虎汤中，亦所以保其胎气使无意外之虞也。(《医学衷中参西录·妇女科·怀妊得温病兼下痢》)

在女子有因外感之热内迫，致下血不止者，亦可重用白虎加人参汤治之。(《医学衷中参西录·石膏解》)

至于妊妇外感热实，大便燥结者，承气汤亦不妨用,《内经》所谓“有故无殒，亦无殒也。”然此中须有斟酌，以上所列方中诸药，芒硝断不可用，至赭石则三月以前可用，三月以后不可用，其余虽皆可用，然究宜先以白虎汤

或白虎加人参汤代承气，即不能完全治愈，后再用承气时亦易奏效也。(《医学衷中参西录·阳明病三承气汤证》)

［案例］

一、内科医案

伤寒医案

○ 曾治一人，患伤寒热入阳明之府，脉象有力而兼硬，时作谵语，按此等脉原宜投以白虎加人参汤，而愚时当少年，医学未能深造，竟与以大剂白虎汤，俾分数次温饮下，翌日视之热已见退，而脉搏转数，谵语更甚，乃恍然悟会，改投以白虎加人参汤煎一大剂，分三次徐徐温饮下，尽剂而愈。

盖白虎汤证其脉宜见滑象，脉有硬象即非滑矣，此中原有阴亏之象，是以宜治以白虎加人参汤，而不可但治以白虎汤也。

自治愈此案之后，凡遇其人脉数或弦硬，或年过五旬，或在劳心劳力之余，或其人身形素羸弱，即非在汗吐下后，渴而心烦者，当用白虎汤时，皆宜加人参，此立脚于不败之地，战则必胜之师也。(《医学衷中参西录·续申白虎加人参汤之功用》)

○ 吕沧洲云：一人，伤寒十余日，身热而静，两手脉尽伏。医者以为坏证弗与药。余诊之，三部脉举按皆无。舌苔滑，两颧赤如火，语言不乱。因告之曰：此子必大发赤斑，周身如锦纹。夫血脉之波澜也，今血为邪热所搏，掉而为斑，外现于皮肤，呼吸之气无形可倚，犹沟渠之水虽有风不能成波澜也，斑消则脉出矣。及揭其衾，而赤斑烂然。与白虎加人参汤化其斑，脉乃复常。

按：发斑至于无脉，其证可谓险矣。即遇有识者，细诊病情，以为可治，亦必谓毒火郁热盘踞经络之间，以阻塞脉道之路耳。而沧洲独断为发斑则伤血，血伤则脉不见。是诚沧洲之创论，然其言固信而有征也（本案为他人所治，编者注）。(《医学衷中参西录·治瘟疫瘟疹方·青盂汤》)

○ 一人，年四十许。二便不通，呕吐甚剧，不受饮食，倩人询方，疑系外感之热所致，问其心中发热否，言来时未尝言及。遂为约略疏方，以赭石二两以止其呕吐，生杭芍一两以通小便，芒硝三钱，以通大便。隔日，其人复来，言服后呕吐即止，二便亦通，此时心中发热且渴如故。既曰如故，是其从前原有热渴之病，阳明之腑证已实，特其初次遣人未尝详言也。投以大剂白虎加人参汤，一剂而愈。

按：此证亦镇逆承气汤证（寒温阳明腑实，大便燥结，当用承气下之，而呕吐不能受药者。编者注），因其证两次始述明，遂致将方中药品前后两次分用之，其病亦即前后两次而愈矣。（《医学衷中参西录·治伤寒温病同用方·白虎加人参以山药代粳米汤》）

○ 同邑友人李曰纶，悬壶津门，曾治一阳明腑实证，其脉虽有力而数逾六至，曰纶先投以白虎汤不效，继因其脉数加玄参、沙参以滋其阴分仍不效，询方于愚。答曰：此白虎加人参汤证也。曰纶谓，此证非在汗吐下后，且又不渴不烦，何为用白虎加人参汤？愚曰：用古人之方，当即古人立方之意而推广变通之，凡白虎汤所主之证，其渴与烦者，多因阴分虚损，而脉象数者独非阴分虚损乎？曰纶闻愚言而心中会悟，改投以白虎加人参汤一剂而愈（本案为他人所治，编者注）。（《医学衷中参西录·续申白虎加人参汤之功用》）

○ 又载治一年过七旬之媪，得伤寒七八日间，其脉洪长有力，表里俱热，烦渴异常，大便自病后未行。因其年高且烦渴太甚，不敢递用降药，投以白虎加人参汤。二剂，大便随通，一日降下三次。病稍见愈，而脉仍洪长。

细审病因，当有结粪未下，遂单用大黄三钱，煮数沸服之。下结粪四五枚，病从此遂愈（本案为他人所治，编者注）。（《医学衷中参西录·复相臣哲嗣毅武书》）

温病医案

○ 曾治一室女得温病，七八日间衄血甚多，衄后身益热，且怔忡，脉甚虚数。投以大剂白虎加人参汤，生石膏重用三两，煎汤一大碗，分三次温饮下，热遂退。隔半日复衄血，病家惧甚，诊其脉甚平和，日无须用药即愈矣，果须臾而愈。

此证若于初次衄后，不急用白虎加人参汤，清热兼补其虚，其身热脉数，心复怔忡之状况，犹堪再衄乎！（《医学衷中参西录·治伤寒方·小青龙汤解》）

○ 曾治一叟，年近六旬，因外感之热过甚，致大便旬日未通，其脉数逾六至，心中烦热，延医数人，皆不敢用降下之剂。然除降下外，又别无治法，愚诊其脉象虽数，重按甚实，遂先投以大剂白虎加人参汤，每剂分三次温服下，连服两剂，壮热全消，脉已不数，大便犹未通下。继用净芒硝细末三钱，蜂蜜一两，开水冲服，大便通下，病遂愈。(《医学衷中参西录·阳明病三承气汤证》)

○ 邻村龙潭庄张叟，年过七旬，于孟夏得温病，四五日间烦热燥渴，遣人于八十里外致冰一担，日夜放量食之，而烦渴如故。其脉洪滑而长，重按有力，舌苔白厚，中心微黄。

投以白虎加人参汤，方中生石膏重用四两，煎汤一大碗，分数次温饮下，连进二剂，烦热燥渴痊愈（张氏在医案前论述说，西药有安知歇貌林，又名退热冰。究其退热之效，实远不如石膏。盖石膏之凉，虽不如冰，而其退热之力，实胜冰远甚。编者注）。(《医学衷中参西录·石膏解》)

○ 一媪，年六十余。得温病三四日，胸膈烦满，甚觉短气，其脉滑而有力。投以小青龙汤，加生石膏一两，胸次豁然，仍觉表里发热。继投以大剂白虎加人参汤，方中生石膏用三两，煎汤一大碗，分三次温饮下，尽剂而愈（张氏在医案前论述说，小青龙汤，治外感挟水气，凡证由于外感痰饮者，用之皆有捷效，以痰饮即水之所结也。编者注）。(《医学衷中参西录·治伤寒方·小青龙汤解》)

谵语医案

○ 曾治一人，患伤寒热入阳明之府，脉象有力而兼硬，时作谵语，按此等脉原宜投以白虎加人参汤，而愚时当少年，医学未能深造，竟与以大剂白虎汤，俾分数次温饮下，翌日视之热已见退，而脉搏转数，谵语更甚，乃恍然悟会，改投以白虎加人参汤煎一大剂，分三次徐徐温饮下，尽剂而愈。盖白虎汤证其脉宜见滑象，脉有硬象即非滑矣，此中原有阴亏之象，是以宜治以白虎加人参汤，而不可但治以白虎汤也。自治愈此案之后，凡遇其人脉数或弦硬，或年过五旬，或在劳心劳力之余，或其人身形素羸弱，即非在汗吐下后，渴而心烦者，当用白虎汤时，皆宜加人参，此立脚于不败之地，战则必胜之师也。(《医学衷中参西录·续申白虎加人参汤之功用》)

呕吐泄泻医案

○ 又丁卯季夏，天气炎热非常，愚临睡时偶食西瓜数块，睡至黎明，觉心中扰乱恶心，连吐三次，继又作泻。急服急救回生丹钱许，心中稍安。须臾病又如旧，且觉心中发热，火气上腾，右腿转筋，而身不凉，脉不闭。自知纯系热证。《千金方》治霍乱用治中汤（即理中汤），转筋者加石膏，是霍乱之兼热者原可重用石膏也。遂煎白虎加人参汤一大剂，服后病又稍愈。须臾仍然反复，心中热渴，思食冰。遂买冰若干，分作小块吞之，阅点半钟，约食冰二斤，热渴、吐泻俱止，而病若失矣。此虽因食凉物激动伏暑之热，然吐泻转筋非霍乱而何也？（《医学衷中参西录·论霍乱治法》）

中风医案

○ 忆五年前，族家姊，年七旬有三，忽得瘫痪证。迎愚诊视，既至见有医者在座，用药一剂，其方系散风补气理痰之品，甚为稳善。愚亦未另立方。翌日，脉变洪长，知其已成伤寒证。先时愚外祖家近族有病者，订于斯日迎愚，其车适至。息将行，谓医者曰：此证乃瘫痪基础预伏于内，今因伤寒而发，乃两病偕来之证。然瘫痪病缓，伤寒病急。此证阳明实热，已现于脉，非投以白虎加人参汤不可，君须放胆用之，断无差谬。……急取白虎加人参汤一剂，方中生石膏用三两，煎汤两盅，分二次温饮下，病稍愈。又单取生石膏四两，煮汁一大碗，亦徐徐饮下，至亭午尽剂而愈（《医学衷中参西录·治肢体痿废方·补偏汤》中也录有本案。编者注）。（《医学衷中参西录·治伤寒温病同用方·仙露汤》）

血证医案

○ 一叟，年过六旬，大便下血，医治三十余日病益进，日下血十余次，且多血块，精神昏聩。延为诊视，其脉洪实异常，至数不数，惟右部有止时，其止无定数乃结脉也。其舌苔纯黑，知系外感大实之证，从前医者但知治其便血，不知治其外感实热可异也。投以白虎加人参汤，方中生石膏重用四两，为其下血日久，又用生山药一两以代方中粳米，取其能滋阴补肾，兼能固元气也。煎汤三盅，分三次温服下，每次送服广三七细末一钱，如此日服一剂，两日血止，大便犹日行数次，脉象之洪实大减，而其结益甚，且腹中觉胀。

询其病因，知得于恼怒之后，遂改用生莱菔子五钱，而佐以白芍、滑石、天花粉、甘草诸药（外用鲜白茅根切碎四两煮三四沸，取其汤以代水煎药），服一剂胀消，脉之至数调匀，毫无结象而仍然有力，大便滑泻已减半，再投以拙拟滋阴清燥汤（方系生怀山药、滑石各一两，生杭芍六钱，甘草三钱），一剂泻止，脉亦和平。（《医学衷中参西录·太阳病炙甘草汤证》）

鼠疫医案

○ 民国十年，黑龙江哈尔滨一带鼠疫盛行，奉天防范甚严，未能传染入境。惟中国银行与江省银行互相交通，鼠疫之毒菌因之有所传染。其行中经理施兰孙者，浙江人，年三十余，发生肺炎性鼠疫，神识时明时聩，恒作谵语，四肢逆冷，心中发热，思食凉物，小便短赤，大便数日未行。其脉沉细而迟，心虽发热而周身肌肤之热度无异常人，且闭目昏昏似睡，呼之眼微开，此诚《伤寒论》少阴篇所谓但欲寐之景象也。其舌上无苔，干亮如镜，喉中亦干甚，且微觉疼，时作干咳，此乃因燥生热，肾气不能上达，阴阳不相接续，故证象、脉象如此，其为鼠疫无疑也。此证若燥热至于极点，肺叶腐烂，咳吐血水，则不能治矣。犹幸未至其候，急用药调治，尚可挽回。其治之之法，当以润燥清热为主，又必须助其肾气，使之上达，与上焦之阳分相接续而成坎离相济之实用，则脉变洪大，始为吉兆。爰为疏方于下：

生石膏（捣细）三两、知母八钱、生怀山药六钱、野台参五钱、甘草三钱。共煎汤三茶盅，分三次温饮下。

按：此方即拙著《衷中参西录》三期六卷中白虎加人参汤以山药代粳米而又加玄参也。方中之意，用石膏以清外感之实热；用山药、知母、玄参以下滋肾阴、上润肺燥；用人参者，诚以热邪下陷于少阴，遏抑肾气不能上达，而人参补而兼升之力既能助肾气上达，更能助石膏以逐除下陷之热邪，使之上升外散也。且凡阴虚兼有实热者，恒但用白虎汤不能退热，而治以白虎加人参汤始能退热，是人参与石膏并用，原能立复真阴于邪热炽盛之时也。

将药三次服完，身热，脉起，舌上微润，情神亦明了，惟大便犹未通下，内蕴之热犹未尽清。俾即原方再服一剂，其大便遂通下，余热亦遂尽消矣。为此证无结核败血之现象，而有肺燥、舌干、喉疼之征，故可名之为肺炎性鼠疫也。(《医学衷中参西录·论鼠疫之原因及治法》)

二、儿科医案

伤寒医案

○ 人参之性，虽长于补而有时善通。

曾治邻村毛姓少年，伤寒已过旬日，阳明火实，大便燥结，原是承气汤证。然下不妨迟，愚对于此证，恒先用白虎汤清之，多有因服白虎汤大便得通而愈者。于是投以大剂白虎汤，一日连进二剂，至晚九点钟，火似见退而精神优饱，大便亦未通行。诊其脉变为弛象，夫弦主火衰，亦主气盛，知共证清解已过，而其大便仍不通者，因其气分亏损，不能运行白虎汤凉润之力也。遂单用人参五钱，煎汤俾服之，须臾大便即通，病亦遂愈。

受业张方舆按：此段所谓人参普通，乃气足而大便自下也，非具有开破之力也。盖肺与大肠为表里，其化机斡运之气贯通，肺气不降者，大便多不通畅，而肺气虚弱不能斡旋运行，大便亦不通。此证热已清，而大便又不下者，气盛故也。故得人参之补气，而大便遂通。

按：凡服白虎汤后，大热已退，其大便犹未通者，愚恒用大黄细末一钱，或芒硝细末二钱，蜜水调服，大便即通，且通下即愈，断无降后不解之虞。而此证不用硝黄通其大便，转用人参通其大便，此《内经》所谓“塞因塞用”也。审脉无误，投药即随手奏效，谁谓中法之以脉断病者不足凭乎？又按：此证气分既虚，初次即宜用白虎加人参汤，因火盛之时，辨脉未真，遂致白虎与人参前后分用，幸而成功。因此，自咎脉学之疏，益叹古人制方之精矣［《医学衷中参西录·治伤寒温病同用方·仙露汤》也录有本案：曾治一少年，伤寒已过旬日，阳明火实，大便燥结，投一大剂白虎汤，一日连进二剂，共用生石膏六两，至晚九点钟，火似见退，而精神恍惚，大便亦未通行；再诊其脉，变为弦象，夫弦主火衰，亦主气虚。知此证清解已过，而其大便仍不通者，因其元气亏损，不能运行白虎汤凉润之力也。遂单用人参五钱，煎汤俾服之，须臾大便即通，病亦遂愈。盖治此证的方，原是白虎加人参汤。因临证时审脉不确，但投以白虎汤，遂致病有变更。幸迷途未远，犹得急用人参，继所服白虎汤后以成功。诚以日间所服白虎汤尽在腹中，得人参以助之，始能运化。是人参与白虎汤，前后分用之，亦无异于一时同用之也。益叹南阳（指张机，编者注）制方之神妙，诚有令人不可思议者也。吴又可谓，如人方肉食而病适来，以致停积在胃，用承气下之，惟是臭水稀粪而已；于承气汤中，单加人参一味，虽三四十日停积之物于是方下。盖承气借人参之力鼓舞胃气，宿物始动也。又可此论，亦即愚用人参于白虎汤后，以通大便之理也。本案是湖北省潜江红十字分会张港义务医院院长崔兰亭用其方所治疗的医案，张锡纯在其医案前论述说，重用石膏以退火之后，大便间有不通者，即可少用通利之药通之。此固愚常用之法，而随证制宜，又不可拘执成见。编者注］。(《医学衷中参西录·人参解》)

治一少年伤寒，已过旬日，阳明热实，大便燥结，原是承气汤证。因脉数，恐降后不解，投以白虎汤（石膏、知母、甘草、粳米，编者注），一日连进二剂，冀其大便因凉润自通也。至晚九点钟，火似见退，而精神恍惚，大便仍未通下。再诊其脉，变为弦象。

夫弦主火衰，亦主气盛；知此证清解已过而大便仍不通者，因气分虚弱，不能运行白虎汤凉润之力也。遂俾单用野台参五钱，煎汤服之，须臾大便即通，病亦遂愈（本案为他人所治，编者注）。（《医学衷中参西录·复相臣哲嗣毅武书》）

温病医案

○ 丁卯中秋，曾治天津西广开俾姓少年，患温证，胃热气逆，无论饮食药物下咽即吐出。延医治疗，皆因此束手。弟忽忆《医学衷中参西录》温病门载治毛姓媪医案，曾用此方以止呕吐，即以清胃腑之大热，遂仿而用之。食梨一颗，蘸生石膏细末七钱余，其吐顿止，可以决食。然心中犹觉热，再投以白虎加人参汤，一剂痊愈。以兹小小便方，能挽回人命于顷刻，即名之为夺命金丹，亦不为过也（李曰纶在本案前阐发说，至诸方之中效而且奇者，用鲜梨片蘸生石膏细末，以止寒温证之呕吐是也。编者注）。（《医学衷中参西录·李曰纶来函》）

白虎加人参以山药代粳米汤

［**组成**］生石膏捣细，三两　知母一两　人参六钱　生山药六钱　粉甘草三钱

［**主治**］治寒温实热已入阳明之府，燥渴嗜饮凉水，脉象细数者。

［**用法**］上五味，用水五盅，煎取清汁三盅，先温服一盅，病愈者，停后服。若未痊愈者，过两点钟，再服一盅。至其服法详细处，与仙露汤同。

［**方论**］按：伤寒法，白虎汤用于汗吐下后，当加人参。究之脉虚者，即宜加之，不必在汗吐下后也。愚自临证以来，遇阳明热炽，而其人素有内伤，或元气素弱，其脉或虚数，或数微者，皆投以白虎加人参汤。实验既久，知以生山药代粳米，则其方愈稳妥，见效亦愈速。盖粳米不过调和胃气，而山药兼能固摄下焦元气。使元气素虚者，不至因服石膏、知母而作滑泻。且山药多含有蛋白之汁，最善滋阴，白虎汤得此，既祛实火又清虚热，内伤外感，须臾同愈。愚用此方救人多矣。略列数案于下，以资参考。

又寒温证表里皆虚，汗出淋漓，阳明胃腑仍有实热者，用此汤（白虎加人参以山药代粳米汤，编者注）时，宜加龙骨、牡蛎。（《医学衷中参西录·治伤寒温病同用方·白虎加人参以山药代粳米汤》）

又仲景治伤寒脉结代者，用炙甘草汤，诚佳方也。愚治寒温，若其外感

之热不盛，遇此等脉，即遵仲景之法。若其脉虽结代，而外感之火甚实者，亦用白虎加人参以山药代粳米汤。

按：治此证时，愚习用白虎汤，而犹未习用白虎汤加参也。自此以后，凡年过六旬之人，即脉甚洪实，用白虎汤时，亦必少加人参二三钱。(《医学衷中参西录·治伤寒温病同用方·白虎加人参以山药代粳米汤》)

寒温之证，最忌舌干，至舌苔薄而干，或干而且缩者，尤为险证。而究其原因，却非一致。有因真阴亏损者，有因气虚不上潮者，有因气虚更下陷者，皆可治以白虎加人参以山药代粳米汤。

盖人参之性，大能补气，元气旺而上升，自无下陷之虞，而与石膏同用，又大能治外感中之真阴亏损。况又有山药、知母以濡润之乎！若脉象虚数者，又宜多用人参，减石膏一两再加玄参、生地滋阴之品。煎汁三四茶盅，徐徐温饮下，一次只饮一大口，防其寒凉下侵，致大便滑泻，又欲其药力息息上达，助元气以生津液。饮完一剂，再煎一剂，使药力昼夜相继，数日舌润火退，其病自愈。

脉虚数而舌干者，大便虽多日不行，断无可下之理，即舌苔黄而且黑亦不可下。惟按上所载治法，使其大便徐徐自通，方为稳善。若大便通后，而火犹炽，舌仍干者，可用潞参一两，玄参二两煮汁，徐徐饮之，以舌润火退为度。若或因服药失宜，大便通后，遂滑泻，其虚火上逆，舌仍干者，可用拙拟滋阴固下汤（滋阴固下汤：生山药两半、怀熟地两半、野台参八钱、滑石五钱、生杭芍五钱、甘草二钱、酸石榴连皮捣烂一个。上药七味，用水五盅，先煎酸石榴十余沸，去滓再入诸药，煎汤两盅，分二次温饮下。若无酸石榴，可用煅牡蛎一两代之。汗多者，加山萸肉六钱。主治前证服药后，外感之火已消，而渴与泻仍未痊愈，或因服开破之药伤其气分，致滑泻不止；其人或兼喘逆，或兼咳嗽，或自汗，或心中怔忡者，皆宜急服此汤。编者注）去滑石，加沙参数钱。若其为日既久，外感之火全消，而舌干神昏，或呼吸之间，常若气不舒，而时作太息者，此大气因服药下陷，病虽愈而不能自复也。宜单用人参两许煎汤服之，或少加柴胡亦可。若微有余热，可加玄参佐之。

寒温下后不解，医者至此，恒多束手。不知《伤寒论》原有治此证的方，即白虎加人参汤也。其一百六十八节云：“伤寒病，若吐若下后，七八日不解，热结在里，表里俱热，时时恶风，大渴，舌上干燥而烦，欲饮水数升者，白虎加人参汤主之。”愚生平治寒温，未有下后不解者，于仙露汤后曾详论之。

然恒有经他医下后不解，更延愚为诊治者。其在下后多日，大便未行，脉象不虚弱者，即按《伤寒论》原方。若在甫下之后，或脉更兼虑弱即以山药代粳米，或更以生地代知母，莫不随手奏效。盖甫下之后，大便不实，骤用寒凉，易至滑泻。而山药收涩，地黄黏润，以之代粳米、知母，实有固下之力，而于脉之兼虚弱者，则尤宜也。况二药皆能滋真阴，下后不解，多系阴分素虚之人，阴分充足，自能胜外感之余热也。寒温之证，过十余日大热已退，或转现出种种危象，有宜单治以人参，不必加人参于白虎汤中者。王宇泰（指明代著名医学家王泰林，编者注）曰：余每治伤寒温热等证，为庸医妄汗误下，已成坏证，危在旦夕者，以人参二两，童子小便煎之，水浸冰冷，饮之立效。又张致和曾治一伤寒坏证，势近垂危，手足俱冷，气息将断。用人参一两，附子一钱，于石铫内煎至一碗，新汲水浸之冰冷，一服而尽。少顷病人汗出，鼻梁尖上涓涓如水。盖鼻梁应脾，若鼻端有汗者可救。以土在人身之中周遍故也。白虎汤加人参，又以山药代粳米，既能补助气分托邪外出，更能生津止渴，滋阴退热，询为完善之方。间有真阴太虚，又必重用滋阴之药以辅翼之，始能成功者。(《医学衷中参西录·治伤寒温病同用方·白虎加人参以山药代粳米汤》)

仲景治伤寒脉结代者，用炙甘草汤，诚佳方也。愚治寒温，若其外感之热不盛，遇此等脉，即遵仲景之法。若其脉虽结代，而外感之热甚实者，宜用白虎加人参汤，若以山药代粳米，生地代知母更佳。有案详人参解中，可参观。

［**说明**］白虎汤中以石膏为主药，重用至三两，所以治上脉之洪实也；于白虎汤中加人参更以玄参代知母，生山药代粳米，退热之中大具滋阴之力。石膏、人参并用，能于温寒大热之际，立复真阴，所以治左脉之弦硬也。用药如用兵，料敌详审，步伍整齐，此所以战则必胜也。至于脉象兼浮，知其表证未罢，犹可由汗而解，遂佐以阿司匹林之善透表者以引之出汗，此所谓因其病机而利导之也。若无阿司匹林之处，于方中加薄荷叶一钱、连翘二钱，亦能出汗。若疑二药如此少用，似不能出汗者，观三期五卷寒解汤后之全语自明。(《医学衷中参西录·温病门·温病兼劳力过度》)

从来产后之证，最忌寒凉。而果系产后温病，心中燥热，舌苔黄厚，脉象洪实，寒凉亦在所不忌。然所用寒凉之药，须审慎斟酌，不可漫然相投也。愚治产后温证之轻者，其热虽入阳明之府，而脉象不甚洪实，恒重用玄参一两，或至二两，辄能应手奏效。若系剧者，必用白虎加人参汤方能退热。然用时须以生山药代粳米、玄参代知母，方为稳妥。处方编中白虎加人参以山药代粳米汤下附有验案可参观。盖以石膏、玄参,《本经》皆明言其治产乳，至知母条下则未尝言之，不敢师心自用也。(《医学衷中参西录·石膏解》)

至产后之证，忌用寒凉。而果系产后温证，心中燥热，舌苔黄厚，脉象洪实，亦宜投以白虎加人参以山药代粳米汤，而更以玄参代知母则尤妥善。盖愚于产后温证之轻者，其热虽入阳明之府，脉象不甚洪实，恒重用玄参一两或至二两，辄能应手奏效；若系剧者，必白虎加人参以山药代粳米汤，而更以玄参代知母方能有效。诚以石膏、玄参《本经》皆明载其治产乳。故于产后温病之轻者，可单用玄参，至温病之剧者，不妨石膏、玄参并用也。然用石膏必须佐以人参，因其时当产后，其热虽实，而体则虚也。不用知母者，《本经》未载其治产乳，不敢师心自用，漫以凉药治产后也。(《医学衷中参西录·治伤寒温病同用方·白虎加人参以山药代粳米汤》)

［**案例**］

一、内科医案

感冒医案

〇 一叟年六旬余。素吸鸦片，羸弱多病，于孟冬感冒风寒，其脉微弱而浮。愚用生黄芪数钱，同表散之药治之，得汗而愈。间日，因有紧务事，冒寒出门，汗后重感，比前较剧。病卧旅邸，不能旋里。因延彼处医者延医，时身热饮水，病在阳明之府。医者因其脉微弱，转进温补，病益进。更延他医，以为上有浮热，下有实寒，用附子、吴茱萸，加黄连治之。服后，齿龈尽肿，且甚疼痛，时觉烦躁，频频饮水，不能解渴。不得已复来迎愚。至诊其脉细而数，按之略实。遂投以此汤（白虎加人参以山药代粳米汤：生石膏捣细三两、知母一两、人参六钱、生山药六钱、粉甘草三钱。上五味，用水五盅，煎取清汁三盅，先温服一盅，病愈者，停后服。若未痊愈者，过两点钟，再服一盅。主治寒温实热已入阳明之府，燥渴嗜饮凉水，脉象细数者。编者注），加玄参六钱，以散其浮游之热。一剂牙疼即愈，烦躁与渴亦见轻。翌日用原方去玄参，将药煎成，调入生鸡子黄三枚，作三次温饮下，大便得通而愈。(《医学衷中参西录·治伤寒温病同用方·白虎加人参以山药代粳米汤》)

伤寒医案

○ 曾治一媪，年七十余，季冬得伤寒证七八日间，延愚诊视。其脉洪长有力，表里俱热，烦渴异常，大便自病后未行。投以白虎加人参汤二剂，大便遂通，一日降下三次，病稍见愈，而脉仍洪长。细审病情，当有结粪未下，遂单用大黄三钱，煮数沸服之，下结粪四五枚，病遂见愈，仍非脉净身凉，又用拙拟白虎加人参以山药代粳米汤，服未尽剂而愈。

然此乃百中之一二也。临证者，不可因此生平仅遇之证，遂执为成法，轻视白虎，而重视承气也（张氏在医案前论述说，间有用白虎汤润下大便，病仍不解，用大黄降之而后解者，以其肠中有匿藏之结粪也。编者注）。

又按：石膏用于外感之阳证，虽不当其时，亦无大患。惟用于阴盛格阳，真寒假热证，则危不旋踵。然此等证，即误用他凉药，其害亦同。此非石膏之过，而医者审证不确之过也。今录古人治此等证验案数则于下，以备参观。庶不至误用寒凉之药，以治阴证也。(《医学衷中参西录·治伤寒温病同用方·仙露汤》)

○ 一人，年二十余。伤寒六七日，头疼恶寒，心中发热，咳吐黏涎。至暮尤寒热交作，兼眩晕，心中之热亦甚。其脉浮弦，重按有力，大便五日未行。投以此汤（通变大柴胡汤：柴胡三钱，薄荷三钱，知母四钱，大黄四钱。主治伤寒温病，表证未罢，大便已实者。此方若治伤寒，以防风易薄荷。编者注），加生石膏六钱，芒硝四钱，下大便二次。上半身微见汗，诸病皆见轻，惟心中犹觉发热，脉象不若从浮弦，而重按仍有力。拟投以白虎加人参汤，恐当下后，易作滑泻，遂以生山药代粳米，连服两剂痊愈。(《医学衷中参西录·治温病方·通变大柴胡汤》)

○ 一叟年近六旬。素羸弱痨嗽，得伤寒证，三日，昏聩不知人。诊其脉甚虚数，而肌肤烙手，确有实热。知其脉虚证实，邪火横恣，元气又不能支持，故传经犹未深入，而即昏聩若斯也。踌躇再四，乃放胆投以此汤（白虎加人参以山药代粳米汤，编者注）。将药煎成，趁热徐徐灌之，一次只灌下两茶匙。阅三点钟，灌药两盅，豁然顿醒。再尽其余，而病愈矣。(《医学衷中参西录·治伤寒温病同用方·白虎加人参以山药代粳米汤》)

○ 一叟年六旬。素亦羸弱多病，得伤寒证，绵延十余日。舌苔黄厚而干，心中热渴，时觉烦躁。其不烦躁之时，即昏昏似睡，呼之，眼微开，精神之衰惫可知。脉象细数，按之无力。投以凉润之剂，因其脉虚，又加野台参佐之。大便忽滑泻，日下数次。因思此证，略用清火之药，即滑泻者，必其下焦之气化不固。先用药固其下焦，再清其上焦、中焦未晚也。遂用熟地黄二两，酸石榴一个，连皮捣烂，同煎汤一大碗。分三次温饮下，大便遂固。间日投以此方（白虎加人参以山药代粳米汤，编者注），将山药改用一两，以生地黄代知母，煎汤成，徐徐温饮下，一次只饮药一大口。阅八点钟，始尽剂，病愈强半。翌日又按原方，如法煎服，病又愈强半。第三日又按其方服之，尽剂而愈。

按：熟地黄原非治寒温之药，而病至极危时，不妨用之，以救一时之急。故仲景治脉结代，有炙甘草汤，亦用干地黄，结代亦险脉也。如无酸石榴时，可用龙骨（煅捣）、牡蛎（煅捣）各五钱代之。（《医学衷中参西录·治伤寒温病同用方·白虎加人参以山药代粳米汤》）

○ 一童子年十六，于季冬得伤寒证。因医者用发表药太过，周身时时出汗，仍表里大热，心中怔忡，精神恍惚。脉象洪数，按之无力。遂用此汤（白虎加人参以山药代粳米汤，编者注）时，宜加龙骨、牡蛎（皆不煅）各一两，煎汁一大碗，分数次温饮下，尽剂而愈（张氏在医案前论述说，又寒温证表里皆虚，汗出淋漓，阳明胃腑仍有实热者，用此汤时，宜加龙骨、牡蛎。编者注）。（《医学衷中参西录·治伤寒温病同用方·白虎加人参以山药代粳米汤》）

○ 愚在奉，曾治中国银行施兰孙，浙江人，患鼠疫，肢冷，脉沉迟，舌干亮如镜，精神时明时聩，恒作谵语。知其热郁在中，兼肾中真阴不能上达，投以《衷中参西录》白虎加人参以山药代粳米汤，又以玄参代知母（玄参不但补肾，其中心白而空，其味甘胜于苦，有为清补肺脏之要药）。一剂手不凉而脉起，再剂而愈。及观冉君所论鼠疫，肢冷脉沉迟则热进，厥回脉浮数则热退，与弟所治者若合符节，冉君诚近世医界之翘楚也。楚国有才，其信然乎。（《医学衷中参西录·复宗弟相臣书》）

温病医案

○ 安东尉之凤，年二十余。时觉有热，起自下焦，上冲脑部。其脑部为热冲激，头巅有似肿胀，时作眩晕，心中亦时发热，大便干燥小便黄涩。经医调治，年余无效。求其处医士李亦泉寄函来问治法，其开来病案如此。且其脉象洪实，饮食照常，身休亦不软弱。知其伏有外感热邪，因其身体不弱，俾日用生石膏细末四两，煮水当茶饮之，若觉凉时即停服。后二十余日，其人忽来奉，言遵示服石膏六七斤，上冲之热见轻，而大便微溏，因停药不服。诊其脉仍然有力，问其心中仍然发热，大便自停药后即不溏矣。为开白虎加人参汤，方中生石膏重用三两，以生怀山药代粳米，连服六七剂，上冲之热大减，因出院还家。嘱其至家，按原方服五六剂，病当除根矣（张氏在医案前论述说，又有伏气下陷于奇经诸脉中，久而化热，其热亦不能外发为温，有时随奇经之脉上升者；在女子又有热入血室而子宫溃烂者，爰录两案于下以证之。编者注）。（《医学衷中参西录·石膏解》）

○ 隔数日，其（指一媪，年过七旬，于孟夏得温证。编者注）夫年与相等，亦受温病。四五日间，烦热燥渴。遣人于八十里外致冰一担，日夜食之，烦渴如故。复迎愚诊治，其脉洪滑而长，重按有力，舌苔白厚，中心微黄。知其年虽高而火甚实也。遂投以白虎加人参以山药代粳米汤，将方中石膏改用四两，连进两剂，而热渴俱愈。其家人疑而问曰：此证从前日食冰若干，热渴分毫不退，今方中用生石膏数两，连进两剂而热渴俱愈，是石膏之性凉于冰远矣。愚曰：非也。石膏原不甚凉，然尽量食冰不愈而重用生石膏即愈者，因石膏生用能使寒温之热有出路也。西人不善治寒温，故遇寒温实热证最喜用冰，然多有不愈者。至石膏生用，性能发汗，其热可由汗解。即使服后无汗，亦可宣通内蕴之热，由腠理毛孔息息达出，人自不觉耳。

按：此证与前证，年岁同，受病之时亦同。而一则辅以熟地、枸杞之类，以滋真阴；一则重加生石膏，以清大热。此乃随病、脉之虚实，活泼加减，所以投之辄效也（本案患者年过七旬，其妻前几日患温病，张氏用白虎加人参以山药代粳米汤配熟地黄、生山药、枸杞子、阿胶、生鸡子黄治愈；是否由其妻传染有待探讨。编者注）。（《医学衷中参西录·治伤寒温病同用方·白虎加人参以山药代粳米汤》）

○ 一媪年近七旬，素患漫肿，愚为调治，余肿虽就愈而身体未复。忽于季春得温病，上焦烦热，病家自剖鲜地骨皮煮汁饮之，稍愈，又饮数次遂滑泻，数日不止，而烦热益甚。延为诊视，脉浮滑而数，重按无力。病家因病者年高，又素有疾病，惴端惟恐不愈，而愚毅然许为治愈。遂治以山药、滑石、白芍、甘草方，山药、滑石皆重用一两，为其表证犹在，加连翘、蝉蜕各三钱（方载三期五卷名滋阴宣解汤），一剂泻止，烦热亦觉轻。继用拙拟白虎加人参以山药代粳米汤（方载三期六卷），煎汁一碗，一次止温饮一大口，防其再滑泻也，尽剂而愈。（《医学衷中参西录·山药解》）

喘证医案

○ 曾治奉天中街内宾升靴铺中学徒，年十四五，得劳热喘嗽证。初原甚轻，医治数月，病势浸增，医者诿谓不治。遂来院（指张锡纯在沈阳创办的立达中医院，编者注）求为诊视，其人羸弱已甚，而脉象有力，数近六至，疑其有外感伏热，询之果数月之前，曾患瘟病，经医治愈。乃知其决系外感留邪，问其心中时觉发热，大便干燥，小便黄涩，遂投以白虎加人参汤，去粳米加生怀山药一两，连服数刘，病若失。见者讶为奇异，不知此乃治其外感，非治其内伤，而能若是之速效也［张氏在医案前论述说，寒温阳明腑病，原宜治以白虎汤，医者畏不敢用，恒以甘寒之药清之，遇病之轻者，亦可治愈，而恒至稽留余热（其寒药滞泥，故能闭塞外感热邪），变生他证。迨至病久不愈，其脉之有力者，仍可用白虎汤治之，其脉之有力而不甚实者，可用白虎加人参汤治之。编者注］。（《医学衷中参西录·石膏解》）

心悸医案

○ 曾治邑城西傅家庄傅寿朋，年二十。身体素弱，偶觉气分不舒。医者用三棱、延胡等药破之，自觉短气，遂停药不敢服。隔两日忽发喘逆，筋惕肉动，精神恍惚。脉数至六至，浮分摇摇，按之若无。肌肤甚热，上半身时出热汗。自言心为热迫，甚觉怔忡。其舌上微有白苔，中心微黄。统观此病情状，虽陡发于一日，其受外感已非一日，盖其气分不舒时，即受外感之时，特其初不自觉耳。为其怔忡太甚，不暇取药，急用生鸡子黄四枚，温开水调和，再将其碗置开水盆中，候温服之，喘遂止，怔忡亦见愈。继役以大剂白虎加人参汤，方中生石膏用三两，人参用六钱，更以生怀山药代方中粳米，煎汤一大碗，仍调入生鸡子黄三枚，徐徐温饮下，尽剂而愈（张氏在医案前论述说，伤寒定例，汗、吐、下后，用白虎汤者加人参，渴者用白虎汤亦加人参。而愚临证品验以来，知其人或年过五旬，或壮年在劳心劳力之余，或其人素有内伤，或禀赋羸弱，即不在汗、吐、下后与渴者，用白虎汤时，亦皆宜加人参。编者注）。（《医学衷中参西录·石膏解》）

便秘医案

○ 一人年二十余，素劳力太过，即觉气分下陷。一岁之间，为治愈三次。至秋杪感冒时气，胸中烦热满闷，燥渴引饮，滑泻不止，微兼喘促。舌上无苔，其色鲜红，兼有砂粒。延医调治，投以半补半破之剂。意欲止其滑泻兼治其满闷也。服药二剂，滑泻不止。后愚为诊视，其脉似有实热，重按无力。遂先用拙拟加味天水散（生山药一两、滑石六钱、甘草三钱。编者注）止其滑泻。方中生山药用两半、滑石用一两，一剂泻止。继服滋阴清火之剂，数剂喘促亦愈，火亦见退。唯舌干连喉几不能言，频频饮水，不少濡润，胸中仍觉满闷。愚恍悟曰：此乃外感时气，挟旧病复发，故其脉象虽热，按之不实。其舌干如斯者，津液因气分下陷而不上潮也。其胸中满闷者，气分下陷，胸中必觉短气，病患不善言病情，故漫言满闷也。此时大便不行已五日。遂投以白虎加人参以山药代粳米汤，一剂病愈十之七八，而舌之干亦减半。又服一剂，大便得通，病觉痊愈。

舌上仍无津液，又用潞参一两、玄参两半，日服一剂，三日后舌上津液滋润矣（张氏在本案前论述说，寒温之证，最忌舌干，舌苔薄而干，或干而且缩者尤为险证。原因不一，或因真阴亏损，或因气虚不上潮，或因气虚更下陷，皆可用白虎加人参以山药代粳米汤。盖人参之性，大能补气，元气旺而上升，自无下陷之虞。而与石膏同用，又大能治外感中之真阴亏损，况又有山药、知母，以濡润之乎。若脉象虚数者，又宜多用人参，减石膏一两，再加玄参、生地滋阴之品。煎汁三四茶盅，徐徐温饮下，一次只饮一大口，防其寒凉下侵致大便滑泻。又欲其药力息息上达，助元气以生津液，饮完一剂，再煎一剂，使药力昼夜相继，数日舌润火退，其病自愈。编者注）。(《医学衷中参西录·治伤寒温病同用方·白虎加人参以山药代粳米汤》)

二、妇科医案

产后出血医案

○ 一妇人，年二十余。小产后数日，恶露已尽，至七八日，忽又下血。延医服药，二十余日不止。诊其脉洪滑有力，心中热而且渴。疑其夹杂外感，询之身不觉热，又疑其血热妄行，遂将方中生地改用一两，又加知母一两，服后血不止，而热渴亦如故。因思此证，实兼外感无疑。遂改用白虎加人参汤，以山药代粳米。方中石膏重用生者三两。煎汤两盅，分两次温饮下。外感之火遂消，血亦见止。

仍与安冲汤（炒白术六钱、生黄芪六钱、生龙骨捣细六钱、生牡蛎捣细六钱、大生地六钱、生杭芍三钱、海螵蛸捣细四钱、茜草三钱、川续断四钱。主治月经量多、崩漏、月经淋漓不断。编者注）一剂，遂痊愈。又服数剂，以善其后［《医学衷中参西录·石膏解》也录有本案：邻村泊北庄李氏妇，产后数日，恶露已尽，至七八口，忽又下血。延医服药二十余日不止，其脉洪滑有力，心中热而且渴，疑其夹杂外感，询之身不觉热，舌上无苔，色似微白，又疑其血热妄行，投以凉血兼止血之药，血不止而热渴亦如故。因思此证实夹杂外慈无疑，遂改用白虎加人参汤，方中生石膏重用二两，更以生山药代粳米，煎汤三盅，分三次温饮下，热渴遂愈，血亦见止，又改用凉血兼止血之药而愈（张氏在医案前论述说，在女子有因外感之热内迫，致下血不止者，亦可重用白虎加人参汤治之。编者注）］。（《医学衷中参西录·治女科方·安冲汤》）

产后温病医案

○ 又铁岭门生杨鸿恩，曾治其本村张氏妇，得温病继而流产。越四五日，其病大发。遍请医生，均渭温病流产，又兼邪热太甚，无方可治。有人告以鸿恩自奉天新归，其夫遂延为诊治。见病人目不识人，神气恍惚，渴嗜饮水，大便滑泻，脉数近八至，且微细无力、舌苔边黄中黑，缩不能伸，其家人泣问："此病尚可愈否？"鸿恩答曰："按常法原在不治之例，然予受师传授，竭吾能力，或可挽问。"为其燥热，又兼滑泻，先投以《医学衷中参西录》滋阴清燥汤（滑石二两、甘草三钱、生杭白芍四钱、生山药一两。主治感冒久在太阳，致热蓄膀胱，小便赤涩，或因小便秘而大便滑泻。或温病，太阳未解，渐入阳明。其人胃阴素亏，阳明腑证证未实，已燥渴多饮。饮水过多，不能运化，遂成滑泻，而燥渴益甚。或喘，或自汗，或小便秘。温疹中多有类此证者，尤属危险之候，用此汤亦宜。此乃胃腑与膀胱同热，又兼虚热之证也。或外表已解，其人或不滑泻，或兼喘息，或兼咳嗽，频吐痰涎，却有外感实热，而脉象虚数者。滑石性近石膏，能清胃腑之热，淡渗利窍，能清膀胱之热，同甘草生天一之水，又能消阴虚之热，一药而三善备，故为之为君。而重用山药之大滋真阴，大固元气者，以为之佐使。且山药生用，则汁浆稠黏，同甘草之甘缓者，能逗留滑石于胃中，使之由胃输脾，由脾达肺，水精四布，循三焦而下通膀胱，则烦热除，小便利，而滑泻止矣。方见治《温病方》，编者注）一剂泻止，热稍见愈。继投以大剂白虎加人参汤，为其舌缩，脉数，真阴大亏，又加枸杞、玄参、生地之类，煎汤一大碗，调入生鸡子黄三枚，分数次徐徐温饮下。精神清爽，舌能伸出，连服三剂痊愈。

众人皆曰“神医”。鸿思曰：“此皆遵于师之训也，若拘俗说，产后不敢用白虎汤，庸有幸乎？特用白虎汤，须依汗、吐、下后之例加人参耳。予师《医学衷中参西录》中论之详矣（《医学衷中参西录·杨鸿恩来函》也录有本案：自离函丈，每怀救诲，时时无忘。生刻下所医之病，俱用《衷中参西录》方，莫不立竿见影，大起沉疴。本村张氏妇，得温病，继而小产，犹不以为意。越四五日，其病大发。遍请医生，均谓温病小产，又兼邪热太甚，无方可治。有人告以生自奉天新归，共夫遂造门求为诊治。生至其家，见病人目不识人，神气恍惚，渴嗜饮水，大便滑泻，脉数近八至，且微细无力，舌苔边黄中黑，缩不能伸。举家泣问：“此病尚可救否？”答曰：“此病按常法原在不治之例。然余受名师传授，竭吾能力，或可挽回。”为其燥热，又兼滑泻，先投以《衷中参西录》滋阴清燥汤。一剂泻止，热稍见愈。继投以大剂白虎加人参以山药代粳米汤，为其产后，以玄参代知母，为其舌缩脉数，阴分大亏，又加枸杞、生地。煎汤一大碗，调入生鸡子黄三枚，分数次徐徐温饮下。精神清爽，舌能伸出。连服三剂痊愈。众人皆口神医。生曰：“此皆遵余师之训也。若拘俗说，产后不敢用石膏，庸有幸乎。特是用石膏必须仿白虎加人参汤之义，而以参佐之耳，余师所著《衷中参西录》中论之详矣。”本案为他人所治，编者注）。（《医学衷中参西录·石膏解》）

三、儿科医案

伤寒医案

○ 一童子年十三，于孟冬得伤寒证。七八日间，喘息鼻煽动，精神昏聩，时作谵语，所言者皆劳力之事。其脉微细而数，按之无力。欲视其舌，干缩不能外伸，启齿探视，舌皮有瘢点作黑色，似苔非苔，频饮凉水，毫无濡润之意。愚曰：此病必得之劳力之余，胸中大气下陷，故津液不能上潮，气陷不能托火外出，故脉道瘀塞。不然何以脉象若是，恣饮凉水而不滑泻乎？遂治以白虎加人参以山药代粳米汤（生石膏三两、知母一两、人参六钱、生山药六钱、粉甘草三钱。主治寒温实热已入阳明之府，燥渴嗜饮凉水，脉象细数者。编者注），煎汁一大碗，徐徐温饮下，一昼夜间连进二剂，其病遂愈。

又按：脉虚数而舌干者，大便虽多日不行，断无可下之理，即舌苔黄而且黑亦不可下。惟按上所载治法，使其大便徐徐自通，方为稳善。若大便通后，而火犹炽，舌仍干者，可用潞参一两，玄参二两煮汁，徐徐饮之，以舌润火退为度。若或因服药失宜，大便通后，遂滑泻，其虚火上逆，舌仍干者，可用拙拟滋阴固下汤（生山药两半、怀熟地两半、野台参八钱、滑石五钱、生杭芍五钱、甘草二钱、酸石榴连皮捣烂一个。上药七味，用水五盅，先煎酸石榴十余沸，去滓再入诸药，煎汤两盅，分二次温饮下。若无酸石榴，可用煅牡蛎一两代之。汗多者，加山萸肉六钱。主治前证服药后，外感之火已消，而渴与泻仍未痊愈，或因服开破之药伤其气分，致滑泻不止；其人或兼喘逆，或兼咳嗽，或自汗，或心中怔忡者，皆宜急服此汤。编者注）去滑石，加沙参数钱。若其为日既久，外感之火全消，而舌干神昏，或呼吸之间，常若气不舒，而时作太息者，此大气因服药下陷，病虽愈而不能自复也。宜单用人参两许煎汤服之，或少加柴胡亦可。若微有余热，可加玄参佐之(《医学衷中参西录·石膏解》中也录有本案，文字有较大差别：寒温之证，最忌舌干。至舌苔薄而干，或干而且缩者，尤为险证。而究其原团，却非一致，有因真阴亏损者，有因气虚不上潮者，有因气虚更下陷者，皆可治以白虎加入人参汤，更以生山药代方中粳米，无不效者。盖人参之性，大能补气，元气旺而上升，自无下陷之虞。而与石膏同用，又大能治外感中之真阴亏损。况又有山药、知母以濡润之呼？若脉象虚数者，又宜多用人参，再加玄参、生地滋阴之品，煎汤四五茶盅，徐徐温饮下。一次只饮一大口，防其寒凉下侵，致大便滑泻，又欲其药力感息上达，升元气以生津液，饮完一剂，再煎一剂，使药力昼夜相继，数日火退舌润，其病自愈。曾治一邻村刘姓童子，年十三岁，于孟冬得伤寒证，七八日间，喘息鼻煽动，精神昏聩，时作谵语，所言皆劳力之事。其脉微细而数，按之无力。欲视其舌，干缩不能外伸。启齿视舌皮若瘢点作黑色，似苔非苔，频饮凉水毫无濡润之意。愚曰：此病必得之劳力之余，胸中大气下陷，故津液不能上潮，气陷不能托火外出，故脉道瘀塞，不然何以脉象若是，恣饮凉水而不滑泻乎。病家曰：先生之言诚然，从前延医服药分毫无效，不知尚可救否。曰：此证按寻常治法一日只服药一剂，即对证亦不能见效，听吾用药勿阻，定可挽回。遂用生石膏四两，党参、知母、生山药各一两，甘草二钱，煎汤一大碗，徐徐温饮下，一昼夜间，连进二剂，其病遂愈。编者注)。(《医学衷中参西录·治伤寒温病同用方·白虎加人参以山药代粳米汤》)

白通加猪胆汁汤方

［组成］葱白四茎　干姜一两　附子生用、去皮、破八片，一枚　人尿五合　猪胆汁一合

［**用法**］以上五味，以水三升，煮取一升，去滓，纳胆汁、人尿，和令相得，分温再服，若无胆汁，亦可用。

［**方论**］《伤寒论》原文：少阴病，下利，脉微者，与白通汤；利不止，厥逆无脉，干呕烦者，白通加猪胆汁汤主之。服汤脉暴出者死，微续者生。编者注）。

张令韶曰：脉始于足少阴肾，主于手少阴心，生于足阳明胃。少阴下利脉微者，肾中之生阳不升也，与白通汤以启下陷之阳，若利不止、厥逆无脉、干呕烦者，心无所主、胃无所生、肾无所始也。白通汤三面俱到，加猪胆汁、人尿，调和后入，生气俱在，为效倍速，苦咸合为一家，人咽之顷，苦先人心，即随咸味而直交于肾，肾得心君之助，则生阳之气升。又有附子在下以启之，干姜从中以接之，葱白在上以通之，利止厥回，不烦不呕，脉可微续，危证必仗此大力也。若服此汤后，脉不微续而暴出，灯光回焰，药亦无如之何矣。

按：此节较前节所言之病为又重矣。而于白通汤中加人尿、猪胆汁，即可挽回者，此中原有精微之理在也。人尿原含有脏腑自然之生气，愚友毛仙阁之侄病霍乱，六脉皆闭，两目已瞑，气息已无，舁诸床上，仙阁以手掩其口鼻觉仿佛仍有呼吸，灌水少许，似犹知下咽。乃急用现接之童便，和朱砂细末数分灌之，须臾顿醒，则人尿之功效可知矣。至于猪胆汁，以人之生理推之，原少阳相火之所寄生，故其味甚苦，此与命门相火原有先后天之分，当此元阳衰微、命门相火将绝之时，而以后天助其先天，西人所谓脏器疗法也。且人尿与猪胆汁之性皆凉，加于热药之中以为引导，则寒凉凝聚之处自无格拒，此又从治之法也。

其脉暴出者，提纲中以为不治，以其将脱之脉象已现也。而愚临证数十年，于屡次实验中，得一救脱之圣药，其功效远过于参芪，而自古至今未有发明，其善治脱者其药非他，即山萸肉一味大剂煎服也。盖无论上脱、下脱、阴脱、阳脱、奄奄一息，危在目前者，急用生净萸肉（药局中恒有将酒浸萸肉蒸熟者，用之无效）三两，急火煎浓汁一大碗，连连温饮之，其脱即止，脱回之后，再用萸肉二两，生怀山药一两，真野台参五钱煎汤一大碗，复徐徐温饮之，暴脱之证约皆可救愈。想此节所谓脉暴出者用之亦可愈也。夫以愚之管窥蠡测，较之仲师何异萤火之比皓月！然吾人生古人之后，贵发古人所未发，不可以古人之才智囿我，实贵以古人之才智启我，然后能于医学有进步

也。(《医学衷中参西录·少阴病白通汤证及白通加猪胆汁汤证》)

薄荷连翘苍术黄芩木通方

（方名为编者所加，编者注）

［组成］薄荷叶三钱　连翘三钱　小苍术三钱　黄芩三钱　木通二钱

［加减］若小便不利者，于用药之外，用鲜白茅根六两，去皮切碎，水煎四、五沸，取其清汤以之当茶，渴则饮之。

若其人肌肤发热，心中亦微觉热者，宜去苍术加滑石八钱。

有温病初得作喘者，其肌肤不恶寒而发热，心中亦微觉发热，脉象浮而长者，此乃肺中先有痰火，又为风邪所袭也。宜用《伤寒论》麻杏甘石汤，而更定其分量之轻重。

［用法］上药五味，先将后四味水煎十余沸，再入薄荷煎七、八沸，取清汤一大盅，温服之。(《医学衷中参西录·附温病遗方》)

荡痰汤

［组成］生赭石轧细，二两　大黄一两　朴硝六钱　清半夏三钱　郁金三钱

［主治］治癫狂失心，脉滑实者。(《医学衷中参西录·治癫狂方·荡痰汤》)

定风丹

［组成］生明乳香三钱　生明没药三钱　朱砂一钱　全蜈蚣大者，一条　全蝎一钱

［主治］治初生小儿绵风，其状逐日抽掣，绵绵不已，亦不甚剧。

［用法］共为细末，每小儿哺乳时，用药分许，置其口中，乳汁送下，一日约服药五次。

［案例］

儿科/惊风医案

○ 津寓献县刘姓之婴孩，抽绵风不已，夜半询方。知病危急，适存有沧州敝号春和堂按小儿风证门所制定风丹（生明乳香三钱、生明没药三钱、朱砂一钱、大蜈蚣一条、全蝎一钱。共为细末，每小儿哺乳时，用药分许，置其口中，乳汁

送下，一日约服药五次。主治初生小儿绵风，其状逐日抽掣，绵绵不已，亦不甚剧。编者注），与以少许。服之立止，永未再犯。后屡用此方皆效，真保赤之良方也。凡药局中皆宜照《衷中参西录》所载原方，预制此丹，以备不时之需（本案为他人所治，编者注）。（《医学衷中参西录·宗弟相臣来函》）

○ 一小儿，生后数日即抽绵风。一日数次，两月不愈。为拟此方（指定风丹，编者注），服药数日而愈。所余之药，又治愈小儿三人。

按：此方以治小儿绵风或惊风，大抵皆效。而能因证制宜，再煮汤剂以送服此丹，则尤效。

○ 宗弟相臣，青县之名医也。喜用此丹以治小儿惊风。又恒随证之凉热虚实，作汤剂以送服此丹。其所用之汤药方，颇有可采。（《医学衷中参西录·治小儿风证方·定风丹》）

附子汤方

［**组成**］附子炮、去皮、破八片，二枚　茯苓二两　人参二两　白术四两　芍药三两

［**用法**］上五味，以水八升，煮取三升，去滓，温服一升，日三服。

［**方论**］《伤寒论》原文：少阴病得之一二日，口中和，其背恶寒者，当灸之，附子汤主之。又原文：少阴病，身体痛，手足寒，骨节痛，脉沉者，附子汤主之。

陈古愚曰：论云少阴病得之一二日，口中和，其背恶寒者当灸之，宜此汤，此治太阳之阳虚，不能与少阴之君火相合也。又云，少阴病，身体疼，手足寒，骨节痛，脉沉者，宜此汤，此治少阴君火内虚神机不转也。方中君以生附子二枚，益下焦水中之生阳以达于上焦之君火也。臣以白术者，以心肾藉中土之气而交合也。佐以人参者，取其甘润以济生附子之大辛。又佐以芍药者，取其苦降以泄生附子之大毒也。然参、芍皆阴分之药，虽能化生附子之暴，又恐其掣生附子之肘，当此阳气欲脱之顷，杂一点阴柔之品，便足害事，故又佐以茯苓之淡渗，使参、芍成功之后，从小便而退于无用之地，不遗余阴之气以妨阳药也。师用此方，一以治阳虚，一以治阴虚，时医开口辄言此四字，其亦知阳指太阳，阴指少阴，一方统治之理乎。

张拱端曰：此方中最妙是人参一味，生于阴林湿地，味甘苦而质润，本于阴也。而发出之苗叶三丫五加，悉为阳数，可知此物从阴出阳，宛如肾水中生阳，用于附子汤中，一则济附子之热，一则助附子以生阳，圣方奇妙，不可思议也。前辈将人参或只解为化附子之大辛或解为补中土，此皆未知仲师用药之妙义也。

按：古之人参，即今之党参，其性原温，而《本经》谓其微寒者，因神农尝百草时原采取其鲜者尝之，含有自然之鲜浆汁，是以其性微寒，至蒸熟晒干则变为温矣。此犹如鲜地黄、熟地黄之性各殊也。即古时用人参，亦恒多剖取鲜者用之，是以古方中之用人参，亦多取其微寒之性，与他药配合，而后世之笃信《本经》者，犹以人参为微寒，岂未尝单用人参以试其性之寒热乎？夫人参原为救颠扶危挽回人命之大药，医界同人尚其于人参之性细研究之。(《医学衷中参西录·少阴病当灸及附子汤证》)

桂枝汤方

［**组成**］桂枝去皮，三两　芍药三两　炙甘草二两　生姜三两　大枣擘，十二枚

［**用法**］上五味㕮咀，以水七升，微火煮取三升，去滓，适寒温，服一升。服已须臾，啜热稀粥一升余，以助药力，温复令一时许，遍体漐漐微似有汗者益佳，不可令如水流漓，病必不除。若一服汗出病瘥（愈也），停后服，不必尽剂；若不汗，更服，依前法。又不汗，后服当小促其间，半日许，令三服尽；若病重者，一日一夜服，周时观之。服一剂尽，病证犹在者，更作服。若汗不出者，乃服至二三剂。禁生冷、黏滑、肉面、五辛、酒酪、臭恶等物。

［**方论**］古用桂枝，但取新生枝之嫩尖，折视之皮骨不分，若见有皮骨可分者，去之不用，非去枝上之皮也。

陈古愚曰：桂枝辛温阳也，芍药苦平阴也。桂枝又得生姜之辛同气相求，可恃之以调周身之阳气；芍药而得大枣、甘草之甘，则甘苦化合可恃之以滋周身之阴液，即取大补阴阳之品，养其汗源为胜邪之本，又啜粥以助之，取水谷之津以为汗，汗后毫不受伤，所谓立身有不败之地以图万全也。

人之营卫皆在太阳部位，卫主皮毛，皮毛之内有白膜一层名为腠理，腠理之内遍布微丝血管即营也。其人若卫气充盛，可为周身之外围，即受风不

能深入（此受风，不可名为中风），其人恒多汗闭不出，迨其卫气流通，其风自去，原可不药而愈也。至桂枝汤所主之证，乃卫气虚弱，不能护卫其营分，外感之风直透卫而入营，其营为风邪所伤，又乏卫之保护，是以易于出汗。其发热者，因营分中之微丝血管原有自心传来之热，而有风以扰之，则更激发其热也。其恶风者，因卫虚无御风之力，而病之起点又由于风也。推原其卫气不能卫护之故，实由于胸中大气之虚损。《灵枢·五味》曰："谷始入于胃，其精微者，先出于胃之两焦，以溉五脏，别出两行营卫之道，其大气之抟而不行者，积于胸中，命曰气海。"由斯观之，营卫原与胸中大气息息相通，而大气实为营卫内部之大都会，愚临证实验以来，见有大气虚者，其营卫即不能护卫于外而汗出淋漓，夫大气原赖水谷之气时时培养，观服桂枝汤者当啜热粥以助药力，此不惟助其速于出汗，实兼欲助胸中大气以固营卫之本源也。

［**或问**］桂枝汤提纲中，原谓阴弱者汗自出，未尝言阳弱者汗自出也。夫关后为阴主血，关前为阳主气，桂枝汤证，其弱脉惟见于关后，至关前之脉则见有浮象，未见其弱，而先生竟谓桂枝汤证之出汗，实由于胸中大气之弱，不显与提纲中之言相背乎？答曰：凡受风之脉多见于关前，提纲中所谓阳浮者，其关前之脉因受风而浮也，所谓阴弱者，知其未病之先其脉原弱，至病后而仍不改其弱也。由斯而论，其未病之先，不但关后之脉弱，即关前之脉亦弱，既病之后，其关前脉之弱者转为浮脉所掩，而不见其弱耳。然其脉虽浮，必不任重按，是浮中仍有弱也，特古人立言尚简，未尝细细明言耳。孟子谓："读古人之书，不过文害辞，不以辞害志，以意逆志，是为得之。"至吾人之读古人之医书，亦当遵斯道也。是以愚用桂枝汤时，恒加黄芪以补其胸中大气，加薄荷以助其速于出汗，不至若方后所云，恒服药多次始汗也。又宜加天花粉助芍药以退热（但用芍药退热之力恒不足），即以防黄芪服后能助热也（黄芪、天花粉等份并用，其凉热之力相敌，若兼用之助芍药清热，分量又宜多用）。若遇干呕过甚者，又宜加半夏以治其呕，惟此时药局所鬻之半夏，多制以矾（虽清半夏亦有矾），若用以止呕，必须用微温之水淘净矾味，用之方效。

或疑《伤寒论》方中未有用薄荷者，想薄荷之性或于伤寒有所不宜，是以仲景于治伤寒诸方中未尝一用。不知论古人之方，当先知古人所处之世，当仲景时，论药之书惟有《本经》，是以仲景所用药品不外《本经》，而薄荷古名为苛，菜蔬中或有用者，而《本经》未载，是以仲景不用也。且薄荷之性凉而能散，能发出人之凉汗，桂枝汤证，原挟有外感之热，发出凉汗即愈矣。惟不宜过煎以存其辛凉之性，则用之必有效也。

愚治桂枝汤证，又有屡用屡效之便方，较用桂枝汤殊为省事，方用生怀山药细末两半或一两，凉水调和煮成稀粥一碗，加白糖令适口，以之送服西药阿司匹林一瓦（合中量二分六里四毫），得汗即愈。

山药富有蛋白质，人皆知其为补肾润肺之品，而实具有人参性质，能培养全身气化，兼能固摄全身气化，服之能补助胸中大气，使卫气外护之力顿强。阿司匹林之原质，存于杨柳皮液中，而少加硫酸制之，为洞悉其原质及制法，故敢与中药并用。杨柳皮中之津液其性原清凉，且有以皮达皮之用，又少制以硫酸则其透表之力最速，少少用之即可发出周身凉汗，而外感之风热可因之而顿解矣。

男荫潮按：有服阿司匹林不能得汗者，必其人素有蕴寒，其脉之迟，阿司匹林之性原凉，故服之不能得汗，若煎生姜汤送服，其内蕴之寒得姜之辛温透表，与阿司匹林相济，必能得汗，屡用屡效，故附录之。

桂枝汤证之出汗，不过间有出汗之时，非时时皆出汗也，故必用药再发其汗，始能将外感之风邪逐出。然风邪去后，又虑其自汗之病不愈，故方中山药与阿司匹林并用，一发汗、一止汗也，至于发汗与止汗之药并用而药力两不相妨者，此中原有深义。盖药性之入人脏腑，其流行之迟速原迥异，阿司匹林之性其发汗最速，而山药止汗之力则奏效稍迟，是以二药虽一时并用，而其药力之行则一先一后，分毫不相妨碍也。（《医学衷中参西录·太阳病桂枝汤证》）

［**案例**］

内科 / 肌肤麻痹医案

赵晴初曰：族侄柏堂，二十一岁时，酒后寐中受风，遍身肌肤麻痹，搔之不知疼痒，饮食如常。时淮阴吴鞠通适寓伊芳家，投以桂枝汤，桂枝五钱、白芍四钱、甘草三钱、生姜三片、大枣两枚，水三杯，煎二杯，先服一杯，得汗止后服，不汗再服。并嘱弗夜膳，临睡腹觉饥，服药一杯，须臾啜热稀粥一碗，覆被取汗。柏堂如其法，只一服，便由头面至足，遍身得微汗，汗到处以手搔之，辄知疼痒，次日病若失。观此医案，知欲用桂枝汤原方发汗者，必须啜粥，若不啜粥，即能发汗，恐亦无此功效（本案为他人所治，编者

注）。(《医学衷中参西录·治伤寒方·加味桂枝代粥汤》)

按：凡服桂枝汤原方，欲其出汗者，非啜粥不效。

寒淋汤

［**组成**］生山药一两　小茴香炒捣，二钱　当归三钱　生杭芍二钱　椒目炒捣，二钱

［**主治**］治寒淋。

［**方论**］上所论五淋，病因不同而证皆兼热外，此实有寒热凝滞，寒多热少之淋。其证喜饮热汤，喜坐暖处，时常欲便，便后益抽引作疼，治以此汤（寒淋汤，编者注）服自愈。(《医学衷中参西录·治淋浊方·寒淋汤》)

和解汤

［**组成**］连翘五钱　蝉蜕去足土，二钱　生石膏捣细，六钱　生杭芍五钱　甘草一钱

［**主治**］治温病表里俱热，时有汗出，舌苔白，脉浮滑者。

［**加减**］若脉浮滑，而兼有洪象者，生石膏当用一两。(《医学衷中参西录·治温病方·和解汤》)

黄连阿胶汤

［**组成**］黄连四两　黄芩一两　芍药二两　鸡子黄二枚　阿胶三两

［**用法**］上五味，以水五升，先煮三味，取二升，去滓，纳胶烊尽，小冷，纳鸡子黄，搅令相得，温取七合，日三服。

［**方论**］《伤寒论》原文：少阴病得之二、三日以上，心中烦，不得卧，黄连阿胶汤主之。二三日以上，即一日也，合一二三日而浑言之即初得也。细绎其文，是初得即为少阴病，非自他经传来也。其病既非自他经来，而初得即有热象者，此前所谓伏气化热而窜入少阴者也。盖凡伏气化热之后，恒因薄受外感而猝然发动，至其窜入之处，又恒因其脏腑素有虚损，伏气即乘虚而入。由斯而论，则此节之所谓少阴病，乃少阴病中之肾虚兼热者也。夫大易之象，坎上离下为既济，坎为肾而在上者，此言肾当上济以镇心也，离

为心而在下者，此言心当下济以暖肾也。至肾素虚者，其真阴之气不能上济以镇心，心火原有摇摇欲动之机，是以少阴之病初得，肾气为伏气所阻，欲上升以济心尤难，故他病之现象犹未呈露，而心中已不胜热象之烦扰而不能安卧矣。是以当治以黄连阿胶汤也。。

黄连味苦入心，性凉解热，故重用之以解心中发烦，辅以黄芩，恐心中之热扰及于肺也，又肺为肾之上源，清肺亦所以清肾也。芍药味兼苦酸，其苦也善降，其酸也善收，能收降浮越之阳，使之下归其宅，而性凉又能滋阴，兼能利便，故善滋补肾阴，更能引肾中外感之热自小便出也。阿胶为济水之伏流通于阿井，取其水以煎黑色之驴皮成胶，其性善滋阴，又善潜伏，能直入肾中以生肾水。鸡子黄中含有副肾髓质之分泌素，推以同气相求之理，更能直入肾中以益肾水，肾水充足，自能胜热逐邪以上镇心火之妄动，而心中发烦自愈矣。

［**或问**］提纲明言心中烦而不能卧，夫心与肾共为少阴，使其心之本体热而生烦，其人亦恒不能安卧，此虽为手少阴，亦可名为少阴病也，何先生独推本于肾，由肾病而累及于心乎？答曰：凡曰少阴病者，必脉象微细，开端提纲中已明言之矣。若谓其病发于心，因心本体过热而发烦，则其脉必现浮洪之象，今其心虽有热，而脉象仍然微细（若脉非微细而有更改者，本节提纲中必言明此定例也），则知其病之源不在于心而在于肾可知，其心中发烦不得卧，实因肾病而累及于心，更可知也。

按：此节所言之病，原系少阴病初得无大热者，故治以黄连阿胶汤已足清其热也。若其为日既久，而热浸加增，或其肾经素有蕴热，因有伏气之热激发之则其热益甚，以致心肾皆热，其壮热充实于上下，又非此汤所能胜任矣。愚遇此等证，则恒用白虎加人参汤，以玄参代知母、山药代粳米，又加鲜茅根、生鸡子黄，莫不随手奏效，用之救人多矣，因名之为坎离互根汤，详录其方之分量及煎法于下。(《医学衷中参西录·少阴病黄连阿胶汤证》)

回阳升陷汤

［**组成**］生黄芪八钱　干姜六钱　当归身四钱　桂枝尖三钱　甘草一钱

［**主治**］治心肺阳虚，大气又下陷者。其人心冷、背紧、恶寒，常觉短气。

［**方论**］周身之热力，借心肺之阳，为之宣通，心肺之阳，尤赖胸中大气，为之保护。大气一陷，则心肺阳分素虚者，至此而益虚，欲助心肺之阳，不知升下陷之大气，虽日服热药无功也。(《医学衷中参西录·治大气下陷方·回阳升陷汤》)

［**案例**］

一、内科医案

神昏医案

○ 曾治一赵姓媪，年近五旬，忽然昏倒不语，呼吸之气大有滞碍，几不能息，其脉微弱而迟。询其生平，身体羸弱，甚畏寒凉，恒觉胸中满闷，且时常短气。即其素日资察及现时病状以互勘病情，其为大气下陷兼寒饮结胸无疑。然此时形势将成痰厥，住在乡村取药无及，遂急用胡椒二钱，捣碎煎两三沸，澄取清汤灌下。须臾胸中作响，呼吸顿形顺利。继用干姜八钱，煎汤一盅，此时已自能饮下。须臾气息益顺，精神亦略清爽，而仍不能言，且时作呵欠，十余呼吸之顷必发太息，知其寒饮虽开，大气之陷者犹未复也。遂投以拙拟回阳升陷汤（生黄芪六钱、知母三钱、柴胡一钱五分、桔梗一钱五分、升麻一钱；主治胸中大气下陷，气短不足以息。编者注）。服数剂，呵欠与太息皆愈，渐能言语。

按：此证初次单用干姜开其寒饮，而不敢佐以储、朴诸药以降下之者，以其寒饮结胸又兼大气下陷也。设若辨证不清而误用之，必至凶危立见，此审证之当细心也。(《医学衷中参西录·论结胸治法》)

○ 赵姓媪，年近五旬，忽然昏倒不语，呼吸之气大有滞碍，几不能息，其脉微弱而迟。询其生平，身体羸弱，甚畏寒凉，恒觉胸中满闷，且时常短气。即其素日资禀及现时病状以互戡病情，其为大气下陷兼寒饮结胸无疑。然此时情势将成痰厥，住在乡村取药无及，遂急用胡椒二钱捣碎煎两三沸，澄取清汤灌下。须臾胸中作响，呼吸顿形顺利。继用干姜八钱煎汤一盅，此时已自能饮下。须臾气息益顺，精神亦略清爽，而仍不能言，且时作呵欠，十余呼吸之顷必发太息，知其寒饮虽开，大气之陷者犹未复也。遂投以拙拟回阳升陷汤（生黄芪六钱、知母三钱、柴胡一钱五分、桔梗一钱五分、升麻一钱；主治胸中大气下陷，气短不足以息。编者注）。服数剂，呵欠与太息皆愈，渐能言语。

按：此证初次单用干姜开其寒饮，而不敢佐以赭朴诸药以降下之者，以其寒饮结胸又兼大气下陷也。设若辨证不清而误用之，必至凶危立见，此审证之当细心也。(《医学衷中参西录·治大气下陷方·回阳升陷汤》)

虚损医案

〇 一人，年五十余。大怒之后，下痢月余始愈。自此胸中常觉满闷，饮食不能消化。数次延医服药，不外通利气分之品，即间有温补脾胃者，亦必杂以破气之药，愈服病愈增重。后愚诊视，其脉沉细微弱，至数甚迟。询其心中，常有觉凉之时，知其胸中大气下陷，兼上焦阳分虚损也。遂投以此汤(回阳升陷汤：生黄芪八钱、干姜六钱、当归身四钱、桂枝尖三钱、甘草一钱。主治心肺阳虚，大气又下陷者。编者注)，十剂痊愈。后因怒病又反复，医者即愚方加厚朴二钱，服后少腹下坠作疼，彻夜不能寐，复求为诊治，仍投以原方而愈。(《医学衷中参西录·治大气下陷方·回阳升陷汤》)

二、儿科医案

虚损医案

〇 一童子，年十三四，心身俱觉寒凉，饮食不化，常常短气，无论服何热药，皆分毫不觉热。其脉微弱而迟，右部兼沉。知其心肺阳分虚损，大气又下陷也。为制此汤(回阳升陷汤：生黄芪八钱、干姜六钱、当归身四钱、桂枝尖三钱、甘草一钱。主治心肺阳虚，大气又下陷者。编者注)，服五剂，短气已愈，身心亦不若从前之寒凉。遂减桂枝之半，又服数剂痊愈。俾停药，日服生硫黄分许，以善其后。(《医学衷中参西录·治大气下陷方·回阳升陷汤》)

解毒生化丹

[**组成**] 金银花一两　生杭芍六钱　粉甘草三钱　三七捣细，二钱　鸭蛋子去皮拣成实者，六十粒

[**主治**] 治痢久郁热生毒，肠中腐烂，时时切疼，后重，所下多似烂炙，且有腐败之臭。

[**用法**] 上药五味，先将三七、鸭蛋子，用白砂糖化水送服。次将余药煎汤服。病重者，一日须服两剂始能见效。

[**方论**] 按：此证，乃痢之最重者。若初起之时，气血未亏，用拙拟化滞

汤（生杭芍一两、当归五钱、山楂六钱、莱菔子五钱、甘草二钱、生姜二钱。主治下痢赤白，腹疼，里急后重初起者。编者注），或加大黄、朴硝下之即愈。

若未痊愈，继服燮理汤（生山药八钱、金银花五钱、生杭芍六钱、牛蒡子二钱、甘草二钱、黄连钱半、肉桂一钱半。主治下痢服前药未痊愈者。若下痢已数日，亦可迳服此汤。又治噤口痢。编者注）数剂，亦可痊愈。

若失治迁延日久，气血两亏，浸至肠中腐烂，生机日减，致所下之物，色臭皆腐败，非前二方所能愈矣。此方则重在化腐生肌，以救肠中之腐烂，故服之能建奇效也。（《医学衷中参西录·治痢方·解毒生化丹》）

［案例］

内科 / 痢疾医案

○ 一妇人，年五十许，素吸鸦片。又当恼怒之余，初患赤痢，滞下无度。因治疗失宜，渐至血液腐败，间如烂炙，恶心懒食，少腹切疼。其脉洪数，纯是热象。亦治以此汤（解毒生化丹：金银花一两、生杭芍六钱、粉甘草三钱、三七二钱、鸭蛋子六十粒。主治痢久郁热生毒，肠中腐烂，时时切疼，后重，所下多似烂炙，且有腐败之臭。上药五味，先将三七、鸭蛋子，用白砂糖化水送服。次将余药煎汤服。编者注），加知母、白头翁各四钱，煎汤服。又另取鸭蛋子六十粒、三七二钱，送服。每日如此服药两次，三日痊愈。（《医学衷中参西录·治痢方》）

内科 / 血证医案

○ 一人，年五十二，因大怒之后，中有郁热，又寝于冷屋之中，内热为外寒所束，愈郁而不散，大便下血。延医调治，医者因其得于寒凉屋中，谓系脾寒下陷，投以参、芪温补之药，又加升麻提之。服药两剂，病益增重，腹中切疼，常常后重，所便之物，多如烂炙。更延他医，又以为下元虚寒，而投以八味地黄丸，作汤服之，病益加重。后愚诊视，其脉数而有力，两尺愈甚。确知其毒热郁于肠中，以致肠中腐烂也。为拟此方（解毒生化丹，编者注），两剂而愈。（《医学衷中参西录·治痢方》）

劳淋汤

［组成］生山药一两　生芡实三钱　知母三钱　真阿胶不用炒，三钱　生杭芍三钱

［主治］治劳淋。

［**方论**］劳淋之证，因劳而成。其人或劳力过度、或劳心过度、或房劳过度，皆能暗生内热，耗散真阴。阴亏热炽，熏蒸膀胱，久而成淋，小便不能少忍，便后仍复欲便，常常作疼。故用滋补真阴之药为主，而少以补气之药佐之，又少加利小便之药作向导。然此证得之劳力者易治，得之劳心者难治，得之房劳者尤难治。又有思欲无穷，相火暗动而无所泄，积久而成淋者，宜以黄柏、知母以凉肾，泽泻、滑石以泻肾，其淋自愈。

［**或问**］以上治淋四方中，三方以山药为君，将山药之性与淋证最相宜乎？答曰：阴虚小便不利者，服山药可利小便。气虚小便不摄者，服山药可摄小便。盖山药为滋阴之良药，又为固肾之良药，以治淋证之淋涩频数，诚为有一无二之妙品。再因证而加以他药辅佐之，所以投之辄效也。(《医学衷中参西录·治淋浊方·劳淋汤》)

连翘蝉蜕地肤子六一散

（方名为编者所加，编者注）

［**组成**］滑石一两　连翘三钱　蝉蜕去土足，三钱　地肤子三钱　甘草二钱

［**用法**］上药五味，共煎一大盅，温服。

［**方论**］有温病旬日不解，其舌苔仍白，脉仍浮者，此邪入太阳之府也，其小便必发黄。宜于发表清热药中，加清膀胱之药，此分解法也。今拟二方于下，以便用者相热之轻重而自斟酌用之。(《医学衷中参西录·附温病遗方·太阳经》)

麻黄加知母汤

［**组成**］麻黄四钱　桂枝尖二钱　甘草一钱　杏仁去皮炒，二钱　知母三钱

［**主治**］治伤寒无汗。

［**用法**］先煮麻黄五六沸，去上沫，纳诸药，煮取一茶盅。温服，覆被取微似汗，不须啜粥，余如桂枝法将息。(《医学衷中参西录·治伤寒方·麻黄加知母汤》)

磨翳水

［**组成**］生炉甘石一两　硼砂八钱　胆矾二钱　薄荷叶三钱　蝉蜕带全足去翅土，

三钱

［**主治**］治目翳遮睛。

［**用法**］上药五味，将前三味药臼捣细，再将薄荷、蝉蜕煎水一大盅，用其水和所捣药末，入药钵内研至极细，将浮水者随水飞出，连水别贮一器，待片时，将浮头清水，仍入钵中，和所余药渣研细，仍随水飞出，如此不计次数，以飞净为度。若飞过者还不甚细，可再研再飞，以极细为度。制好连水贮瓶中，勿令透气。用时将瓶中水药调匀，点眼上，日五六次。若目翳甚厚，已成肉螺者，加真藏硇砂二分，另研调和药水中。此方效力全在甘石生用，然生用则质甚硬，又恐与眼不宜，故必如此研细水飞，然后可以之点眼。(《医学衷中参西录·治眼科方·磨翳水》)

［**方论**］磨翳药水：生炉甘石一两（轧细过罗），硼砂八钱，胆矾二钱，薄荷叶三钱，蝉蜕（带全足去翅土）三钱。先将薄荷叶、蝉蜕煎水一茶盅，和甘石、硼砂、胆矾同入药钵，研至数万遍，所研之药皆可随水飞出，连水贮瓶中用时连水带药点眼上，日六七次。(《医学衷中参西录·论目疾由于脑充血者治法》)

五官科 / 目翳遮睛医案

○ 愚在奉时，有高等检察厅书记官徐华亭，年逾四旬，其左目红胀肿疼，入西人所设施医院中治数日，疼胀益甚。其疼连脑，彻夜不眠。翌晨视之，目上已生肉螺，严遮目睛。其脉沉部有力，而浮部似欠舒畅，自言胸中满闷且甚热。投以调胃承气汤加生石膏两半，柴胡二钱，下燥粪若干，闷热顿除，而且之胀疼如故。再诊其脉，变为洪长，仍然有力。恍悟其目之胀疼连其脑中亦觉胀疼者，必系脑部充血，因脑而病及于目也。急投以拙拟建瓴汤（生怀山药一两、怀牛膝一两、生赭石八钱、生龙骨六钱、生牡蛎六钱、生怀地黄六钱、生杭芍四钱、柏子仁四钱。若大便不实者去赭石，加建莲子三钱。若畏凉者，以熟地易生地。编者注），服一剂，目脑之疼胀顿愈强半。又服二剂，痊愈。

至其目中所生肉螺，非但服药所能愈。点以拙拟磨翳药水，月余其肉螺消无芥蒂。(《医学衷中参西录·论目疾由于脑充血者治法》)

神授普济五行妙化丹

［**组成**］火硝八两　皂矾二两　明雄黄一两　辰砂三钱　真梅片二钱

［**主治**］治外伤甚重，其人呼息已停，或因惊吓而猝然罔觉，甚至气息已断。

并治一切暴病、霍乱、痧证、小儿痉痫、火眼、牙疳、红白痢疾等证，皆效，爰录其方于下。

［**用法**］共为极细末，瓶贮勿令泄气。急用此丹一厘，点大眼角，男左女右；再用三分，以开水吞服。其不知服者，开水冲药灌之，须臾即可苏醒。

［**案例**］

一、内科医案

神昏医案

○ 又民国六年四月中旬，潜邑张淮一妇人，二十余岁，因割麦争界，言语不周，被人举足一踢，仆地而死。经数医生，有用吹鼻者，有用鹅换气者，有用乌梅擦牙者，百方千方，种种无效，求为往视。其身冷如冰，牙关紧闭，一日有余矣，而其胸犹微温。急用妙化丹点其大眼角；用食盐二斤炒热，作两包，熨其丹田，轮流更换，得暖气以助生气。二炷香之久，牙关已开，遂用红糖冲开水服之，即活。(《医学衷中参西录·外伤甚重救急方》)

二、儿科医案

外伤医案

○ 戊辰冬，本镇有吴姓幼童，年六岁，由牛马厂经过，一牛以角入幼童口中，破至耳边，血流不止，幼童已死。此童无祖无父，其祖母及其母闻之，皆吓死，急迎为挽救。即取食盐炒热熨丹田，用妙化丹点大眼角，幼童即活。再用妙化丹点其祖母及其母大眼角，须臾亦活。再用灰锰氧将幼童伤处内外洗净，外以胶布贴之，加绑扎。

内食牛乳，三日后视之，已生肌矣。又每日用灰锰氧冲水洗之，两旬痊愈，愈后并无瘢痕。(《医学衷中参西录·外伤甚重救急方》)

升陷汤

［**组成**］生黄芪六钱　知母三钱　柴胡一钱五分　桔梗一钱五分　升麻一钱

［**主治**］治胸中大气下陷，气短不足以息，或努力呼吸，有似乎喘；或气息将停，危在顷刻。其兼证，或寒热往来，或咽干作渴，或满闷怔忡，或神

昏健忘，种种病状，诚难悉数。其脉象沉迟微弱，关前尤甚。其剧者，或六脉不全，或参伍不调。

［**加减**］气分虚极下陷者，酌加人参数钱，或再加山萸肉（去净核）数钱，以收敛气分之耗散，使升者不至复陷更佳。若大气下陷过甚，至少腹下坠，或更作疼者，宜将升麻改用钱半，或倍作二钱。（《医学衷中参西录·治大气下陷方·升陷汤》）

［**方论**］大气者，充满胸中，以司肺呼吸之气也。人之一身，自飞门以至魄门，一气主之。然此气有发生之处，有培养之处，有积贮之处。天一生水，肾脏先成，而肾系命门之中（包肾之膜油，连于脊椎自下上数七节处），有气息息萌动，此乃乾元资始之气，《内经》所谓“少火生气”也。此气既由少火发生，以徐徐上达。培养于后天水谷之气，而磅礴之势成；绩贮于膺胸空旷之府，而盘踞之根固。是大气者，原以元气为根本，以水谷之气为养料，以胸中之地为宅窟者也。夫均是气也，至胸中之气，独名为大气者，诚以其能撑持全身，为诸气之纲领，包举肺外，司呼吸之枢机，故郑而重之曰大气。夫大气者，内气也。呼吸之气，外气也。人觉有呼吸之外气与内气不相接续者，即大气虚而欲陷，不能紧紧包举肺外也。医者不知病因，犹误认为气郁不舒，而开通之。其剧者，呼吸将停，努力始能呼吸，犹误认为气逆作喘，而降下之，则陷者益陷，凶危立见矣。其时作寒热者，盖胸中大气，即上焦阳气，其下陷之时非尽下陷也，亦非一陷而不升也。当其初陷之时阳气郁而不畅则作寒，既陷之后阳气蓄而欲宣则作热，迨阳气蓄极而通，仍复些些上达，则又微汗而热解；其咽干者，津液不能随气上潮也；其满闷者，因呼吸不利而自觉满闷也；其怔忡者，因心在膈上，原悬于大气之中，大气既陷，而心无所附丽也；其神昏健忘者，大气因下陷，不能上达于脑，而脑髓神经无所凭借也。其证多得之力小任重，或枵腹力作，或病后气力未复勤于动作，或因泄泻日久，或服破气药太过，或气分虚极自下陷，种种病因不同，而其脉象之微细迟弱，与胸中之短气，实与寒饮结胸相似。然诊其脉似寒凉，而询之果畏寒凉，且觉短气者，寒饮结胸也；诊其脉似寒凉，而询之不畏寒凉，惟觉短气者，大气下陷也。且即以短气论，而大气下陷之短气，与寒饮结胸之短气，亦自有辨。寒饮结胸短气，似觉有物压之；大气下陷短气，常觉上气与下气不相接续。临证者当细审之（寒饮结胸详第三卷理饮汤下）。（《医学衷中参西录·治大气下陷方·升陷汤》）

升陷汤，以黄芪为主者，因黄既善补气，又善升气。且其质轻松，中含氧气，与胸中大气有同气相求之妙用。惟其性稍热，故以知母之凉润者济之。柴胡为少阳之药，能引大气之陷者自左上升。升麻为阳明之药，能引大气之陷者自右上升。桔梗为药中之舟楫，能载诸药之力上达胸中，故用之为向导也。至其气分虚极者，酌加人参，所以培气之本也。或更加萸肉，所以防气之涣也。至若少腹下坠或更作疼，其人之大气直陷至九渊，必需升麻之大力者以升提之，故又加升麻五分或倍作二钱也。方中之用意如此，至随时活泼加减，尤在临证者之善变通耳。(《医学衷中参西录·治大气下陷方·升陷汤》)

肺司呼吸，人之所共知也。而谓肺之所以能呼吸者，实赖胸中大气，不惟不业医者不知，即医家知者亦鲜，并方书亦罕言及，所以愚初习医时，亦未知有此气。迨临证细心体验，始确知于肺气呼吸之外，别有气贮于胸中，以司肺脏之呼吸。而此气且能撑持全身，振作精神，以及心思脑力、官骸动作，莫不赖乎此气。此气一虚，呼吸即觉不利，而且肢体酸懒，精神昏聩，脑力心思为之顿减。若其气虚而且陷，或下陷过甚者，其人即呼吸顿停，昏然罔觉。愚既实验得胸中有此积气与全身有至切之关系，而尚不知此气当名为何气。涉猎方书，亦无从考证。惟《金匮》水气门，桂枝加黄芪汤下，有"大气一转，其气乃散"语之。后又见喻嘉言《医门法律》谓："五脏六腑，大经小络，昼夜循环不息，必赖胸中大气，斡旋其间"，始知胸中所积之气，当名为大气。因忆向读《内经》热论篇有"大气皆去病日已矣"之语，王氏注大气，为大邪之气也。若胸中之气，亦名为大气，仲景与喻氏果何所本。且二书中亦未尝言及下陷。于是复取《内经》挨行逐句细细研究，乃知《内经》所谓大气，有指外感之气言者，有指胸中之气言者。且知《内经》之所谓宗气，亦即胸中之大气。并其下陷之说，《内经》亦尝言之。煌煌圣言，昭如日星，何数千年著述诸家，不为之大发明耶。(《医学衷中参西录·治大气下陷方·升陷汤》)

今试取《内经》之文释之。《灵枢》五味篇曰："谷始入于胃，其精微者，先出于胃之两焦，以溉五脏，别出两行荣卫之道。其大气之抟而不行者，积于胸中，命曰气海。出于肺，循喉咽，故呼则出，吸则入。天地之精气，其大数常出三入一，故谷不入半日则气衰，一日则气少矣。"愚思肺悬胸中，下无透窍。胸中大气，包举肺外，上原不通于喉，亦并不通于咽，而曰出于肺，循喉咽，呼则出，吸则入者，盖谓大气能鼓动肺脏使之呼吸，而肺中之气，遂因之出入也。所谓天地之精气常出三入一者，盖谓吸入之气，虽与胸中不相通，实能膈肺膜透过四分之一以养胸中大气，其余三分吐出，即换出脏腑中浑浊之气，此气化之妙用也。然此篇专为五味养人而发，故第言饮食能养胸中大气，而实未发明大气之本源。愚尝思之，人未生时，皆由脐呼吸。其胸中原无大气，亦无须乎大气。迨胎气日盛，脐下元气渐充，遂息息上达胸中而为大气。大气渐满，能鼓动肺膜使之呼吸，即脱离母腹，由肺呼吸而通天地之气矣（西人谓肺之呼吸延髓主之，胸中大气实又为延髓之原动力）。至大气即宗气者，亦尝深考《内经》而得之。《素问》平人气象论曰："胃之大络名虚里，出于左乳下，其动应衣，脉宗气也。"按虚里之络，即胃输水谷之气于胸中，以养大气之道路。而其贯膈络肺之余，又出于左乳下为动脉。是此动脉，当为大气之余波，而曰宗气者，是宗气即大气，为其为生命之宗主，故又尊之曰宗气。其络所以名虚里者，因其贯膈络肺游行于胸中空虚之处也。

又《灵枢》邪客篇曰："五谷入于胃，其糟粕、津液、宗气，分为三隧。故宗气积于胸中，出于喉咙，以贯心脉，而行呼吸焉。"观此书经文，则宗气即为大气，不待诠解。且与五味篇同为伯高之言，非言出两人，而或有异同。且细审"以贯心脉，而行呼吸"之语，是大气不但为诸气之纲领，并可为周身血脉之纲领矣。至大气下陷之说，《内经》虽无明文，而其理实亦寓于《内经》中。《灵枢》五色篇雷公问曰："人无病卒死，何以知之？"黄帝曰："大气入于脏腑者，不病而卒死。"夫人之膈上，心肺皆脏，无所谓腑也。经既统言脏腑，指膈下脏腑可知。以膈上之大气，入于膈下之脏腑，非下陷乎？大气既陷，无气包举肺外以鼓动其阖辟之机，则呼吸顿停，所以不病而猝死也。观乎此，则大气之关于人身者，何其重哉！（《医学衷中参西录·治大气下陷方·升陷汤》）

升陷汤一方，不但愚用之有效也，凡医界同人用此方以治大气下陷者，莫不随手奏效。安东医士李亦泉，连用此方治愈大气下陷者数证，曾寄函相告。即非医界中人用此方以治大气下陷者，亦能奏效。

[**案例**]

一、内科医案

咳嗽医案

○ 曾治一少年，泄泻半载方愈。后因劳力过度，觉喉中之气不舒，五六呼吸之间，必咳嗽一两声，而其气始舒。且觉四肢无力，饮食懒进。诊其脉

微弱异常，知其胸中大气下陷，投以拙拟升陷汤，数剂而愈。(《医学衷中参西录·治阴虚劳热方·醴泉饮》)

○ 一人，年二十四。胸中满闷，昼夜咳嗽，其咳嗽时，胁下疼甚。诊其脉象和平，重按微弦无力。因其胁疼，又兼胸满，疑其气分不舒，少投以理气之药；为其脉稍弱，又以黄芪佐之，而咳嗽与满闷益甚，又兼言语声颤动。乃细问病因，知其素勤稼穑，因感冒懒食，犹枵腹力作，以致如此。据此病因，且又服理气之药不受，其为大气下陷无疑。遂投以升陷汤（生箭芪六钱、知母三钱、柴胡一钱五分、桔梗一钱五分、升麻一钱。主治胸中大气下陷，气短不足以息，或努力呼吸，有似乎喘；或气息将停，危在顷刻。编者注）四剂，其病脱然。

按：此证之形状，似甚难辨，因初次未细诘问，致用药少有差错，犹幸迷途未远即能醒悟，而病亦旋愈。由斯观之，临证者甚勿自矜明察，而不屑琐琐细问也。(《医学衷中参西录·治大气下陷方·升陷汤》)

喘证医案

○ 又曾治一人，年近五旬，素有喘疾。因努力任重，旧证复发。延医服药罔效。后愚诊视其脉，数近六至，而兼有沉濡之象。愚疑其阴虚不能纳气，因其脉兼沉濡，不敢用降气之药。遂用熟地、生山药、枸杞、玄参大滋真阴之药，大剂煎汤，送下人参小块二钱，连服三剂脉即不数，仍然沉濡，喘虽见轻，仍不能愈。因思此证得之努力任重，胸中大气因努力而陷，所以脉现沉濡，且其背恶寒而兼发紧，此亦大气下陷之征也。亦治以升陷汤，方中升麻、柴胡、桔梗皆不敢用，以桂枝尖三钱代之。因其素有不纳气之证，桂枝能升大气，又能纳气归肾也。又外加滋阴之药，数剂痊愈。

按此二证之病因，与醴泉饮所主之病迥异，而其咳喘则同。必详观升陷汤后跋语，及所载诸案，始明治此二证之理。而附载于此者，恐临证者审证不确，误以醴泉饮治之也。(《医学衷中参西录·治阴虚劳热方·醴泉饮》)

心悸医案

○ 一妇人，年二十余。资禀素羸弱，因院中失火，惊恐过甚，遂觉呼吸短气，心中怔忡，食后更觉气不上达，常作太息。其脉近和平，而右部较沉。知其胸中大气，因惊恐下陷，《内经》所谓恐则气陷也。遂投以升陷汤，为心中怔忡，加龙眼肉五钱，连服四剂而愈。(《医学衷中参西录·治大气下陷方·升陷汤》)

〇 又五家嫂及内子两人，系因家务心力煎劳，自觉无日不病者。五家嫂怔忡异常，每犯此病，必数日不能起床，须人重按其心，终日面目虚浮，无病不有。而内子则不但怔忡，寒热往来，少腹重坠，自汗、盗汗，亦无定时，面目手足及右腿无日不肿。而两人丸药日不离口，不但无效，更渐加剧。后侄查《衷中参西录》大气下陷一切方案，确知两人皆系大气下陷无疑。服升陷汤数剂，并加滋补之味，而各病若失，现今均健壮如常矣（本案为他人所治，编者注）。(《医学衷中参西录·卢月潭来函》)

不寐医案

〇 西丰县张继昌，年十八九，患病数年不愈，来院诊治。其证夜不能寐，饮食减少，四肢无力，常觉短气。其脉关前微弱不起。知系胸中大气下陷，故现种种诸证。投以升陷汤，为其不寐，加熟枣仁、龙眼肉各四钱，数剂痊愈。(《医学衷中参西录·大气诠》)

腹痛医案

〇 开原史姓女子，在奉天女子师范读书。陡然腹中作痛，呻吟不止。其脉沉而微弱。疑系气血凝滞，少投以理气之品，其疼益剧，且觉下坠，呼吸短气。恍悟其腹中疼痛原系大气下陷，误理其气则下陷益甚，故疼加剧也。急投以升陷汤（生黄芪六钱、知母三钱、柴胡一钱五分、桔梗一钱五分、升麻一钱；主治胸中大气下陷，气短不足以息。编者注），一剂即愈。(《医学衷中参西录·大气诠》)

〇 一为奉天女师范史姓学生，少腹疼痛颇剧，脉左右皆沉而无力。疑为气血凝滞，治以当归、丹参、乳香、没药各三钱，莱菔子二钱，煎服后疼益甚，且觉短气。再诊其脉，愈形沉弱。遂改用升陷汤（生黄芪六钱、知母三钱、柴胡一钱五分、桔梗一钱五分、升麻一钱；主治胸中大气下陷，气短不足以息。编者注）一剂而愈。此亦大气下陷，迫挤少腹作疼，是以破其气则疼益甚，升举其气则疼自愈也。(《医学衷中参西录·答徐韵英问腹疼治法》)

头痛医案

〇 又族婶母，年四十余岁，身体素弱。因境遇不顺，又多抑郁。癸亥十月下旬，忽患头疼甚剧，已三日矣。族叔来舍，像生往诊。及至闻呻吟不已，卧床不起，言已针过百会及太阳两处，均未见效。其左脉微细如丝，按之即无，右脉亦无力，自言气息不接，胸闷不畅，不思饮食，自觉精神恍惚，似难支持，知其胸中之大气下陷也。其头疼者，因大气陷后，有他经之逆气乘虚上干也。遵用《衷中参西录》升陷汤原方，升提其下陷之大气，连服数剂痊愈（本案为他人所治，编者注）。(《医学衷中参西录·相臣哲嗣毅武来函》)

眩晕医案

○ 湖南教员席文介，因宣讲伤气，甚至话到舌边不能说出，看书两行即头昏目眩，自阅《衷中参西录》，服升陷汤（生黄芪六钱、知母三钱、柴胡一钱五分、桔梗一钱五分、升麻一钱；主治胸中大气下陷，气短不足以息。编者注）十余剂而愈，曾登于杭州《三三医报》致谢。凡我医界同人，尚其于大气下陷证加之意乎（本案为他人所治，编者注）。(《医学衷中参西录·大气诠》)

○ 寿甫夫子德鉴敬启者：介自幼小，身体羸弱，气力极不充足。民纪己未秋毕业于湖北省立荆南中学校，庚申夏即在家设立国民学校。因学童年幼不会听讲，每上堂必大声讲演，务使能住方休，如是三年，已觉劳苦。迨至今春，忝列为敝县模范高小学国文教员，兼高二年级主任，早起迟眠，疲惫异常，每上堂授课恒觉气短舌謇，讲解困难。有时话到舌边不能说出，因之不敢对人谈话。每看书不到两行，即头目眩晕，必倒床小睡，如此状况颇感苦痛。暑期归家读夫子《衷中参西录》至升陷汤，始知其病为胸中大气下陷。遂用原方连服七剂，即觉神清气爽，逢人谈话亦不畏难，现到校中仍服此汤，不能舍去。噫，惟夫子则介之病不能治，独恨路程遥远不能亲来受教，谨草此芜语，籍作感谢云尔（本案为他人所治，编者注）。(《医学衷中参西录·席文介来函》)

虚损医案

○ 前岁有门人因事至沈，归以先生所著之《衷中参西录》相赠。庆（指奉天恒仁县女子师范校长阎兆元，名国庆。编者注）每于课余之际，捧读不置，所谓实获我心者也。继有邻居求为治病，辞之不获，因采用书中各方，无不立奏肤功，而尤以治大气下陷及痢证为最有效。

客岁家慈得大气下陷证，庆以向未行医，未敢率尔用药，遂聘本县名流再三诊治，终无效验。迟至今岁正月初二日，气息奄奄，迫不及待，遂急用第四卷之升陷汤，遵方后所注更番增减，按证投药，数月沉疴，数日痊愈，

此皆先生所赐也。独恨云山遥隔，未得追随杖履，以亲承教益耳（本案为他人所治，编者注）。(《医学衷中参西录·阎兆元来函》)

○ 一妇人，年二十余。因境多拂郁，常作恼怒，遂觉呼吸短气，咽干作渴，剧时觉气息将停，努力始能呼吸。其脉左部如常，右部来缓去急，分毫不能鼓指。《内经》谓宗气贯心脉，宗气即大气也。此证盖因常常恼怒，致大气下陷，故不能鼓脉外出，以成波澜也。遂投以升陷汤，为其作渴，将方中知母改用六钱，连服三剂，病愈强半，右脉亦较前有力，遂去升麻，又服数剂痊愈。

[**或问**]《内经》谓恐则气陷，前案中已发明之。然《内经》又谓怒则气逆也，何以与此案中之理相矛盾乎？答曰：《内经》所谓怒则气逆者，指肝胆之气而言，非谓胸中大气也。然肝胆之气上逆有冲大气亦上逆者，故人当怒急之时，恒有头目眩晕，其气呼出不能吸入，移时始能呼吸，此因大气上逆也。有肝胆之气上逆，排挤大气转下陷者，拙拟参赭镇气汤（野台参四钱，生赭石六钱、生芡实五钱、生山药五钱、萸肉六钱、生龙骨六钱、生牡蛎六钱、生杭芍四钱、苏子二钱。主治阴阳两虚，喘逆迫促，有将脱之势，亦治肾虚不摄，冲气上干，致胃气不降作满闷。编者注）下，有治验之案可考也。况大气原赖谷气养之，其人既常恼怒，纳谷必少，大气即暗受其伤而易下陷乎。(《医学衷中参西录·治大气下陷方·升陷汤》)

○ 一妇人，因临盆努力过甚，产后数日，胁下作疼，又十余日，更发寒热。其翁知医，投以生化汤两剂，病大见愈。

迟数日，寒热又作。遂延他医调治，以为产后瘀血为恙，又兼受寒，于活血化瘀药中，重加干姜。数剂后，寒热益甚，连连饮水不能解渴。时当仲夏，身热如炙，又复严裹厚被，略以展动即觉冷气侵肤。后愚诊视，左脉沉细欲无，右脉沉紧，皆有数象。知其大气下陷，又为热药所伤也。其从前服生化汤觉轻者，全得川芎升提之力也。治以升陷汤，将方中知母改用八钱，又加玄参六钱，一剂而寒热已，亦不作渴。从前两日不食，至此遂能饮食。惟胁下微疼，继服拙拟理郁升陷汤（生黄芪六钱、知母三钱、当归身三钱、桂枝尖一钱半、柴胡钱半、乳香不去油三钱、没药不去油三钱。主治胸中大气下陷，又兼气分郁结，经络湮淤者。编者注），二剂痊愈。

按：产后虽有实热，若非寒温外感之热，忌用知母而不忌用玄参，以玄参原为治产乳之药,《本经》有明文也。此证虽得之产后，时已逾月，故敢放胆重用知母。

［**或问**］紧为受寒之脉，故《伤寒》麻黄汤证其脉必紧。此证既为热药所伤，何以其右脉沉紧？答曰：脉沉紧者，其脉沉而有力也。夫有力当作洪象，此证因大气下陷，虽内有实热，不能鼓脉作起伏之势，故不为洪而为紧，且为沉紧也。其独见于右部者，以所服干姜之热胃先受之也。(按：脉无起伏为弦，弦而有力，即紧脉也。若但弦则为寒矣。仲景平脉篇谓“双弦者寒，偏弦者饮。”究之饮为稀涎，亦多系因寒而成也。)(《医学衷中参西录·治大气下陷方·升陷汤》)

○ 一人，年四十许。失音半载，渐觉咽喉发紧，且常溃烂，畏风恶寒，冬日所着衣服，至孟夏犹未换。饮食减少，浸成虚劳。多方治疗，病转增剧。诊其脉，两寸微弱，毫无轩起之象，知其胸中大气下陷也。投以升陷汤，加玄参四钱，两剂咽喉即不发紧。遂减去升麻，又连服十余剂，诸病皆愈。(《医学衷中参西录·治大气下陷方·升陷汤》)

中毒医案

○ 有兄弟二人，其兄年近六旬，弟五十余。冬日畏寒，共处一小室中，炽其煤火，复严其户牖。至春初，二人皆觉胸中满闷，呼吸短气。盖因户牖不通外气，屋中氧气全被煤火着尽，胸中大气既乏氧气之助，又兼受炭气之伤，日久必然虚陷，所以呼吸短气也。因自觉满闷，医者不知病因，竟投以开破之药。迨开破益觉满闷，转以为药力未到，而益开破之。数剂之后，其兄因误治，竟至不起。其弟服药亦增剧，而犹可支持，遂延愚诊视。其脉微弱而迟，右部尤甚，自言心中发凉，少腹下坠作疼，呼吸甚觉努力。知其胸中大气下陷已剧，遂投以升陷汤［生箭芪六钱、知母三钱、柴胡一钱五分、桔梗一钱五分、升麻一钱。气分虚极下陷者，酌加人参数钱，或再加山萸肉（去净核）数钱，以收敛气分之耗散，使升者不至复陷更佳。若大气下陷过甚，至少腹下坠，或更作疼者，宜将升麻改用钱半，或倍作二钱。主治胸中大气下陷，气短不足以息，或努力呼吸，有似乎喘；或气息将停，危在顷刻。编者注］，升麻改用二钱，去知母，加干姜三钱。两剂，少腹即不下坠，呼吸亦顺。将方中升麻、柴胡、桔梗皆改用一钱，连服数剂而愈。

其处塾中教员黄鑫生，沧州博雅士也。闻愚论大气下陷之理，以为闻所未闻。遂将所用之方，录十余纸，详加诠解，遍寄其处之业医者。

或曰：室中有炉火，亦冬日卫生之道，据此案观之，炉火不可令旺乎？答曰：非也。按化学之理，炉火旺，则所出之气为氧二分碳一分，于人无损。若不旺，则所出之气为碳氧参半，转有损于人。是屋中炉火之热，固不可过度，然不可不旺也。特是火非氧气不着，人之呼吸，亦须臾不能离氧气。惟户牖能通外气，俾屋中之氧气，足供炉火与人呼吸之用而有余，人处其间，始能无病。不但此也，西人讲卫生者，恒移置病人于空气最佳之处。且细审其地点之空气，俾与所受之病，各有所宜，则病人居之，自易调治。吾中华卫生之道不讲，一有疾病，恐体弱不能禁风，必先致慎户牖。稍冷更炽其炉火，厚其帷幕。遇有急证险证，眷属戚友，更多卫侍看护。致令一室之中，皆碳气熏蒸，无病者且将有病，有病者何以能愈。是以愚生平临证，见病人之室安置失宜，必恳切告之。至无论有病无病，睡时喜以被蒙头，尤非所宜。试观中碳气者，其人恒昏不知人，气息欲无，急移置当风之处，得呼吸新鲜之空气，即渐苏醒，不可悟卫生之理乎。(《医学衷中参西录·治大气下陷方·升陷汤》)

二、妇科医案

倒经医案

○ 曾治一室女，倒经年余不愈，其脉象微弱。投以此汤（加味麦门冬汤：麦门冬五钱、野台参四钱、清半夏三钱、生山药四钱、生杭芍三钱、丹参三钱、甘草二钱、生桃仁二钱、大枣三枚。主治倒经。编者注），服药后甚觉短气。再诊其脉，微弱益甚。自言素有短气之病，今则益加重耳。恍悟其胸中大气，必然下陷，故不任半夏之降也。遂改用拙拟升陷汤（生黄芪六钱、知母三钱、柴胡一钱五分、桔梗一钱五分、升麻一钱；主治胸中大气下陷，气短不足以息。编者注），连服十剂。短气愈，而倒经之病亦愈。(《医学衷中参西录·治女科方·加味麦门冬汤》)

○ 又一少妇，倒经半载不愈。诊其脉微弱而迟，两寸不起，呼吸自觉短气，知其亦胸中大气下陷。亦投以升陷汤，连服数剂，短气即愈。身体较前强壮，即停药不服。其月经水即顺，逾十月举男矣。

或问，倒经之证，既由于冲气、胃气上逆，大气下陷者，其气化升降之机正与之反对，何亦病倒经乎？答曰：此理甚微奥，人之大气，原能斡旋全身，为诸气之纲领。故大气常充满于胸中，自能运转胃气使之下降，镇摄冲气使不上冲。大气一陷，纲领不振，诸气之条贯多紊乱，此乃自然之理也。是知冲气、胃气之逆，非必由于大气下陷，而大气下陷者，实可致冲胃气逆也。致病之因既不同，用药者岂可胶柱鼓瑟哉。(《医学衷中参西录·治女科方·加味麦门冬汤》)

○ 至于妇女倒经之证，每至行经之期，共血不下行而上逆作吐衄者，宜治以四物汤去川芎，加怀牛膝、生赭石细末，先期连服数剂可愈。然其证亦间有因气陷者，临证时又宜细察。

○ 曾治一室女吐血，及一少妇衄血，皆系倒行经证，其脉皆微弱无力，气短不足以息，少腹时有气下堕，皆治以他止血之药不效，后再三斟酌，皆投以升陷汤（生黄芪六钱、知母三钱、柴胡一钱五分、桔梗一钱五分、升麻一钱；主治胸中大气下陷，气短不足以息。编者注），先期连服，数日痊愈。总之，吐衄之证，大抵皆因热而气逆，其因凉气逆者极少，即兼冲气肝气冲逆，亦皆挟热，若至因气下陷致吐衄者，不过千中之一二耳。(《医学衷中参西录·论吐血衄血之原因及治法》)

生化丹

［**组成**］金银花一两　生杭芍六钱　粉甘草三钱　三七细末，三钱　鸦胆子去皮，六十粒

［**主治**］治痢疾。

［**加减**］为其虚甚，加生怀山药一两。

［**用法**］先用白糖水送服三七、鸦胆子各一半，再将余四味煎汤服。至煎渣服时，仍先用白糖水送服所余之三七、鸦胆子，再煎服汤药。(《医学衷中参西录·论痢证治法》)

舒和汤

［**组成**］桂枝尖四钱　生黄芪三钱　续断三钱　桑寄生三钱　知母三钱

［**主治**］治小便遗精白浊，因受风寒者，其脉弦而长，左脉尤甚。

［**加减**］服此汤数剂后病未痊愈者，去桂枝，加龙骨、牡蛎（皆不用煅）各六钱。

［**案例**］

内科／白浊医案

○ 东海渔者，年三十余，得骗白证甚剧。旬日之间，大见衰惫，惧甚，远来求方。其脉左右皆弦，而左部弦而兼长。夫弦长者，肝木之盛也。木与风为同类，人之脏腑，无论何处受风，其风皆与肝木相应。《内经》阴阳应象论所谓“风气通于肝”者是也。脉之现象如此，肝因风助，倍形其盛，而失其和也。况病患自言因房事后小便当风，从此外肾微肿，遂有此证，尤为风之明征乎。

盖房事后，肾脏经络虚而不闭，风气乘虚袭入，鼓动肾脏不能蛰藏（《内经》谓肾主蛰藏），而为肾行气之肝木，又与风相应，以助其鼓动，而大其疏泄（《内经》谓肝主疏泄），故其病若是之剧也。为拟此汤（舒和汤，编者注），使脉之弦长者变为舒和。服之一剂见轻，数剂后遂痊愈。以后凡遇此等症，其脉象与此同者，投以此汤无不辄效。（《医学衷中参西录·治淋浊方》）

桃核承气汤方

［**组成**］桃仁去皮尖，五十个　桂枝去皮，二两　大黄去皮，四两　芒硝二两　甘草炙，二两

［**用法**］上五味，以水七升，煮取二升半，去滓，纳芒硝，更上火微沸，下火，先食温服五合，日三服，当微利。

［**方论**］《伤寒论》原文：太阳病不解，热结膀胱，其人如狂，血自下，下者愈。其外不解者尚未可攻，当先解其外。外解已，但少腹急结者，乃可攻之，宜桃核承气汤。

此证乃外感之热，循三焦脂膜下降结于膀胱，膀胱上与胞室之脂膜相连，其热上蒸，以致胞室亦蕴有实热血蓄而不行，且其热由任脉上窜，扰乱神明，是以其人如狂也。然病机之变化无穷，若其胞室之血蓄极而自下，其热即可随血而下，是以其病可愈。若其血蓄不能自下，且有欲下不下之势，此非攻之使下不可。惟其外表未解，或因下后而外感之热复内陷，故又宜先解其外表而后可攻下也。

大黄味苦、气香、性凉，原能开气破血，为攻下之品，然无专入血分之药以引之，则其破血之力仍不专，方中用桃仁者，取其能引大黄之力专入血

分以破血也。徐灵胎云：桃花得三月春和之气以生，而花色鲜明似血，故凡血郁、血结之疾，不能自调和畅达者，桃仁能入其中而和之散之，然其生血之功少，而去瘀之功多者何也？盖桃核本非血类，故不能有所补益，若瘀血皆已败之血，非生气不能流通，桃之生气在于仁，而味苦又能开泄，故能逐旧而不伤新也。至方中又用桂枝者，亦因其善引诸药入血分，且能引诸药上行以清上焦血分之热，则神明自安而如狂者可愈也。

特是用桃核承气汤时，又须细加斟酌，其人若素日少腹恒觉胀，至此因外感之激发，而膜胀益甚者，当防其素有瘀血，若误用桃核承气汤下之，则所下者，必紫色成块之血，其人血下之后，十中难救一二。若临证至不得已必须用桃核承气汤时，须将此事说明以免病家之误会也。

按：热结膀胱之证，不必皆累及胞室蓄血也。人有病在太阳旬余不解，午前稍轻，午后则肢体酸懒、头目昏沉、身似灼热、转畏寒凉、舌苔纯白、小便赤涩者，此但热结膀胱而胞室未尝蓄血也。此当治以经府双解之剂，宜用鲜白茅根切细二两，滑石一两，共煮五六沸取清汤一大盅，送服西药阿司匹林瓦许，周身得汗，小便必然通利，而太阳之表里俱清矣。（《医学衷中参西录·太阳病挑核承气汤证》）

天水散

［**组成**］滑石四两　生石膏四两　粉甘草二两　朱砂一两　薄荷冰一钱

［**用法**］共为细末，每服二钱。

［**方论**］河间天水散，为清暑之妙药。究之南方用之最为适宜，若北方用之，原宜稍为变通。盖南方之暑多挟湿，故宜重用滑石，利湿即以泻热。若在北方，病暑者多不挟湿，或更挟有燥气，若亦重用滑石以利其湿，将湿去而燥愈甚，暑热转不易消也。愚因是拟得一方，用滑石四两，生石膏四两，粉甘草二两，朱砂一两，薄荷冰一钱，共为细末，每服二钱，名之曰加味天水散。以治北方之转病固效，以治南方之暑病，亦无不效也。方中之义用滑石、生石膏以解暑病之热；而石膏解热兼能透表，有薄荷冰以助之，热可自肌肤散出；滑石解热兼能利水，有甘草以和之（生甘草为末服之，最善利水且水利而不伤阴），热可自小便泻出；又恐暑气内侵，心经为热所伤，故仿益元散之义加朱砂（天水散加朱砂名益元散）以凉心血，即以镇安神明，使不至怔忡

瞀乱也。

又人受暑热未必即病，亦恒如冬令伏气伏于膜原，至秋深感凉气激薄而陡然是发，腹疼作泻，其泻也，暴注下迫，恒一点钟泻十余次，亦有吐泻交作者。其甚者，或两腿转筋。然身不凉，脉不闭，心中惟觉热甚，急欲饮凉食冰者，此仍系暑热为病，实与霍乱不同。丁卯季夏暑热异常，中秋节后发现此等证甚多。重用生石膏煎汤送服益元散，其病即愈。腹中疼甚者，可用白芍、甘草（益元散中甘草甚少故加之）与石膏同煎汤，送服益元散。若泻甚者，可用生山药、甘草与石膏同煎汤，送服益元散，或用拙拟滋阴润燥汤加生石膏两余或二两，同煎服，病亦可愈。其欲食冰者，可即与之以冰，欲饮井泉凉水者，可即与之以井泉水，听其尽量食之饮之无碍也。且凡吐不止者，若欲食冰，听其尽量食之，其吐即可止，腹疼下泻亦可并愈。其间有不并愈者，而其吐既止，亦易用药为之调治也。（《医学衷中参西录·论天水散》即六一散，治中县宜于南方，北方用之宜稍变通）

通变白虎加人参汤

［**组成**］生石膏捣细，二两　生杭白芍八钱　生山药六钱　人参用野党参按此分量，若辽东真野参宜减半，至高丽参则断不可用，五钱　甘草二钱

［**主治**］治下痢，或赤、或白、或赤白参半，下重腹疼，周身发热，服凉药而热不休，脉象确有实热者。

［**用法**］上五味，用水四盅，煎取清汤两盅，分二次温饮之。

［**方论**］此方即《伤寒论》白虎加人参汤，以芍药代知母、山药代粳米也。痢疾身热不休，服清火药而热亦不休者，方书多诿为不治。夫治果对证，其热焉有不休之理。此乃因痢证夹杂外感，其外感之热邪，随痢深陷，永无出路，以致痢为热邪所助，日甚一日而永无愈期。惟治以此汤，以人参助石膏，能使深陷之邪，徐徐上升外散，消解无余。加以芍药、甘草以理下重腹疼。山药以滋阴固下。连服数剂，无不热退而痢愈者。

按：外感之热已入阳明胃腑，当治以苦寒，若白虎汤、承气汤是也。若治以甘寒，其病亦可暂愈，而恒将余邪锢留胃中，变为骨蒸劳热，永久不愈（《世补斋医书》论之甚详），石膏虽非苦寒，其性寒而能散（若煅用之则敛矣，故石膏不可煅用）且无汁浆，迥与甘寒黏泥者不同。而白虎汤中，又必佐以苦寒

之知母，即此汤中，亦必佐以芍药，芍药亦味苦（《本经》）微寒之品，且能通利小便。故以佐石膏，可以消解阳明之热而无余也。

惟治以此汤（指通变白虎加人参汤，编者注），**以人参助石膏，能使深陷之邪，徐徐上升外散，消解无余。**（《医学衷中参西录·治痢方·通变白虎加人参汤》）

按：此证（指王荷轩，年六十七，中秋得痢证，用通变白虎加人参汤治疗案。编者注）两次皆随手奏效者，诚以石膏得人参之助，能使深陷之热邪徐徐上升外散，消解无余。加以芍药、甘草，以理下重腹疼，山药以滋阴固下，所以热消而痢亦愈也。又此证因初次外感之热邪未清，后虽经屡次重用生石膏，其热仍因结莫解，迨蓄至期年之久，热邪勃然反复，必俟连次重用生石膏，始能消解无余。因悟得凡无新受之外感，而其脉象确有实热，屡服凉药不效，即稍效而后仍反复者，皆预有外感邪热伏藏其中，宜重用生石膏清之，或石膏与人参并用以清之也。不然，则外邪溜滞，消铄真阴，经年累月而浸成虚劳者多矣。志在活人者，何不防之于预，而有采于刍之言也。（《医学衷中参西录·石膏解》）

［**案例**］

内科/痢疾医案

○ 曾治邑诸生王荷轩，年六十七，于中秋得痢证，医治二十余日不效。后愚诊视，其痢赤白胶滞下行，时觉肠中热而且干，小便亦觉发热，腹中下坠，并迫其脊骨尽处亦下坠作疼，且眩晕，其脉洪长有力，舌有苔甚厚。愚曰：“此外感之热，挟痢毒之热下迫，故现种种病状，非治痢兼治外感不可。”遂用生石膏二两、生杭芍八钱、生怀山药六钱、野台参五钱、甘草一钱，此即白虎加人参汤以芍药代知母、山药代粳米也（即通变白虎加人参汤）。煎汤两茶盅，分二次温饮下，日进一剂，两日痊愈。

而脉象犹有余热，拟再用石膏清之，病家疑年高之人，石膏不可屡服。愚亦应聘他往，后二十余日其痢复作。延他医治疗，于治痢药中杂以甘寒濡润之品，致外感余热永留不去，其痢虽愈，屡次反复。延至明年季夏，反复甚剧，复延愚诊治，其脉象病证皆如前。因谓之曰：“去岁若肯多服生石膏数两，何至有以后屡次反复，今不可再留邪矣。”仍投以原方，连服三剂病愈，而脉亦安和（《医学衷中参西录·论痢证治法》中也录有本案。编者注）。

按：此证两次皆随手奏效者，诚以石膏得人参之助，能使深陷之热邪徐徐上升外散，消解无余。加以芍药、甘草，以理下重腹疼，山药以滋阴固下，所以热消而痢亦愈也。又此证因初次外感之热邪未清，后虽经屡次重用生石膏，其热仍因结莫解，迨蓄至期年之久，热邪勃然反复，必俟连次重用生石膏，始能消解无余。因悟得凡无新受之外感，而其脉象确有实热，屡服凉药不效，即稍效而后仍反复者，皆预有外感邪热伏藏其中，宜重用生石膏清之，或石膏与人参并用以清之也。不然，则外邪溜滞，消铄真阴，经年累月而浸成虚劳者多矣。志在活人者，何不防之于预，而有采于刍之言也（《医学衷中参西录·治痢方·通变白虎加人参汤》中也录有本案。编者注）。（《医学衷中参西录·石膏解》）

洗髓丹

［**组成**］净轻粉炒至光色减去三分之二，研细，盖此药炒之则烈性少缓，若炒之过度，又恐无力，火候宜中，用其大片即净轻粉，二钱　净红粉研细，须多带紫黑片者用之，方有效验，一钱　露蜂房如拳大者一个，大者可用一半，小者可用两个，炮至半黑半黄色，研细，炮时须用物按之着锅　核桃去皮捣碎，炮至半黑半黄色，研细，纸包数层，压去其油，盖油多即不好为丸用，十个

［**主治**］治杨梅疮毒蔓延周身，或上至顶，或下至足，或深入骨髓，无论陈、新、轻、剧，服之皆有奇效。三四日间疮痂即脱落。

［**用法**］上诸药用熟枣肉为丸，黄豆粒大，晒干，分三次服之。服时须清晨空心，开水送下，至午后方可饮食，忌腥半月。服后口含柳棍，有痰涎即吐出，愈多吐愈好。睡时将柳棍横含，两端各系一绳，两绳之端结于脑后，防睡着掉落。又须将柳棍勤换，即将药服完仍须如此，必待不吐痰涎时，方可不含柳棍。其药日服一次，若恶心太甚者，可间日一服。制此药时，须自经手，将轻粉、红粉称极准，其秤当以库秤为定法，轻粉须称准后再炒。

［**方论**］此方，人多有疑其服之断生育者，非也。轻粉虽烈，煅之则烈性顿减，红粉虽性近轻粉而止用一钱，且分作三日服之，又有枣肉之甘缓以解毒，核桃仁多用至十枚，峻补肾经以防患，配合得宜，服之自有益无害。此方愚用屡矣，服后生男女者，不胜纪也。

杨梅之毒先中于精室之中，其处在大肠之前膀胱之后，有脂膜两片相并。在男子为精室，女子为血室，原男以化精，女以系胞之所。此与下焦脂膜相连，其毒即可由下焦蔓延于中焦、上焦以外达于周身。且下焦脂膜与肠相连，

其毒可由下焦而入肠。中焦脂膜络脾连胃，其毒可由中焦脂膜入脾以达于胃，或由与胃相连处直达于胃。夫毒在肠胃可用降药下之，而其散漫于周身者不能下也。且精室通肾，肾原主骨，而其毒之由肾入骨者愈不能下也。惟轻粉系水银同矾石升炼而成，红粉亦系水银同矾石、硝石诸药升炼而成，其质本重坠，故能深入，其成于升炼，故能飞扬。是以内浃骨髓、中通脏腑、外达皮肤，善控周身之毒涎，借径于阳明经络，自齿龈（上龈属足阳明，下龈属手阳明）而出也。蜂房乃蜂采取窗纸、腐木与其口中毒涎黏结而成，故仍能引人身之毒涎透出口齿，且有以毒攻毒之妙用，为轻粉、红粉之佐使。毒涎之出者愈多，即内毒之消者愈速矣。核桃乃果核最大者，失果之有核犹人之有骨，是以骨称骸骨，其字旁皆从亥也。核桃之核若是其大，其仁且又润而多脂，性能补骨益髓可知。且又善解疥癣之毒，其能解他疮之毒亦可知。加于此药之中，补正兼以逐邪，毒之深入骨髓者亦不难消除矣。至于丸以枣肉，取其甘缓之性，能缓二粉之猛悍，又能补助肠胃使不为毒药所伤也。

服药之后，其牙龈必肿，间有烂者，因毒涎皆从此出故也。然内毒既清，外证不治自愈，或用甘草、硼砂、金银花熬水漱之亦可。

蜂房有三种，有黄色大蜂其房上下恒作数层，其毒甚大不宜用。曾见有以之煎水漱牙疼者，其牙龈遂皆溃烂脱牙十余枚。有黄色小蜂其房甚小，房孔仅如绿豆，虽无大毒而力微，又不堪用。惟其蜂黄而兼红，大近寸许，恒在人家屋中垒房，俗呼为马蜂，其房入药最宜。然其房在树上者甚少，若无在树上之露蜂房，在屋中者亦可用，特稍宜加重耳。（《医学衷中参西录·治疮科方·洗髓丹》）

［**案例**］

一、儿科医案

梅毒医案

○ 又奉天一宦家公子，有遗传性梅毒，年六岁不能行，遍身起疮若小疖，愈而复发，在大连东人医院住近一年不愈。后来院求治，其身体羸弱，饮食甚少，先用药理其脾胃，俾能饮食，渐加以解毒之药，若金银花、连翘、天花粉诸品，身体渐壮，疮所发者亦渐少。然毒之根蒂仍未除也，遂将洗髓丹五分许研细，开水调服，三日服一次，仍每日服汤药一剂。后将洗髓丹服至十次，疮已不发。继又服汤药月余，兼用滋阴补肾之品，每剂中有核桃仁三个，取其能健胃也，从此遂能步履行动如常童矣。

观此二案，则洗髓丹奇异之功效，诚可于解梅毒药中首屈一指。且凡解梅毒药，无论或注射、或服药，愈后又恒肢体作疼，以其能清血中之毒，不能清骨中之毒，是以愈后其骨节犹疼也。因其骨中犹含有毒性，恒迟至日久而复发，或迟至十余年而复发者，若再投以此丹，则骨疼立愈，且以后永不反复，此又愚屡经试验而确知其然者也。(《医学衷中参西录·答人疑洗髓丹中轻粉红粉性过猛烈》)

○ 又治一郝姓小孩，因食乳传染，咽喉溃烂，至不能进食，肛门亦甚溃烂，其肠胃之溃烂可知。其父为奉天师范学校教员，来院细言其病状，问还有救否？

答曰："果信用余方，仍能救。"遂与以洗髓丹六粒，俾研细，水调服三次，痊愈。(《医学衷中参西录·答人疑洗髓丹中轻粉红粉性过猛烈》)

二、外科医案

梅毒医案

○ 抚顺马姓，年四十余，在京陆军部充差，先染淋毒，后因淋毒变为梅毒。注射西人药针十余次，初则旋愈旋发，继则连注数针亦不见效。据西人云，凡由淋毒变梅毒者，其毒深入骨髓，无论何药不能拔除病根。本人闻之亦信为不可治之痼疾也。

后经奉天其同寅友韩芳辰介绍，来奉求为诊治。其毒周身不现形迹，惟觉脑际沉昏颇甚，心中时或烦躁，骨节多有疼痛之处，所甚异者，其眉棱眼梢及手指之节多生软骨，西人亦谓系梅毒所凝结也。愚对于此证，不敢谓其必治愈，犹幸身体不甚羸弱，遂将洗髓丹一剂俾分四次服完；歇息旬日，再服一剂，将其分量减三分之一；歇息旬日，又服一剂，较二次所服之分量又减三分之一，皆四日服完，其病递次消除。凡软骨之将消者，必先发起，然后徐徐消肿，化为乌有。共计四浃辰，诸病皆愈。(《医学衷中参西录·答人疑洗髓丹中轻粉红粉性过猛烈》)

消带汤

［**组成**］生山药一两　生龙骨　生牡蛎各六钱　海螵蛸去甲，四钱　茜草二钱

［**加减**］证偏热者，加生杭芍、生地黄；热甚者，加苦参、黄柏；或兼用防腐之药，若金银花、旱三七、鸦胆子仁皆可酌用。证偏凉者，加白术、鹿角胶；凉甚者加干姜、桂、附、小茴香。(《医学衷中参西录·论带证治法》)

宣解汤

［**组成**］滑石一两　甘草二钱　连翘三钱　蝉蜕去足土，三钱　生杭芍四钱

［**主治**］治感冒久在太阳，致热蓄膀胱，小便赤涩。或因小便秘，而大便滑泻。兼治湿温初得，憎寒壮热，舌苔灰色滑腻者。

［**加减**］若滑泻者，甘草须加倍。(《医学衷中参西录·治温病方·宣解汤》)

玄参麦冬连翘菊花蝉蜕方

（方名为编者所加，编者注）

［**组成**］玄参一两　寸麦冬带心，五钱　连翘二钱　菊花二钱　蝉蜕去土足，二钱

［**用法**］上药五味，共煎汤一大盅，温服。用玄参者，恐温病日久伤阴分也。

［**方论**］有温病至七、八日，六经已周，其脉忽然浮起，至数不数，且有大意者，宜用辛凉之剂助之达表而汗解。(《医学衷中参西录·附温病遗方·太阳经》)

真武汤方

［**组成**］茯苓　芍药　生姜各切三两　白术二两　附子炮、去皮、破八片，一枚

［**加减**］若咳者，加五味子半升，细辛、干姜各一两；若小便利者，去茯苓；若下利者，去芍药加干姜二两；若呕者，去附子加生姜足前成半斤。

［**用法**］上五味，以水八升，煮取三升，去滓，温服七合，日三服。

［**方论**］《伤寒论》原文：少阴病，二三日不已，至四五日，腹痛，小便不利，四肢沉重疼痛，自下利者，此为有水气，其人或咳，或小便利，或下利，或呕者，真武汤主之。

罗东逸曰：真武者，北方司水之神也，以之名汤者，藉以镇水之义也。夫人一身制水者脾，主水者肾也，肾为胃关，聚水而从其类，倘肾中无阳，

则脾之枢机虽运，而肾之关门不开，水即欲行以无主制，故泛溢妄行而有是证也。用附子之辛温，壮肾之元阳则水有所主矣。白术之温燥，建立中土，则水有所制矣。生姜之辛散，佐附子以补阳，于补水中寓散水之意。茯苓之渗淡，佐白术以建土，于制水中寓利水之道焉。而尤重在芍药之苦降，其旨甚微。盖人身阳根于阴，若徒以辛热补阳，不少佐以苦降之品，恐真阳飞越矣。芍药为春花之殿，交夏而枯，用之以极亟收散漫之阳气而归根。下利减芍药者，以其苦降涌泻也。加干姜者，以其温中胜寒也。水寒伤肺则咳，加细辛、干姜者，胜水寒也；加五味子者，收肺气也。小便利者，去茯苓，恐其过利伤肾也。呕者，去附子倍生姜，以其病非下焦，水停于胃，所以不须温肾以行水，只当温胃以散水，且生姜功能止呕也。(《医学衷中参西录·少阴病真武汤证》)

猪苓汤方

［**组成**］猪苓去皮　茯苓　阿胶　滑石　泽泻各一两

［**用法**］上五味，以水四升，先煮四味取二升，去滓，纳阿胶烊消，温服七合，日三服。

［**方论**］《伤寒论》原文：阳明病，……若脉浮发热，渴欲饮水，小便不利者，猪苓汤主之。

张拱端曰：肺脉浮，肺主皮毛，故脉浮发热为肺病。经云："饮入于胃，游溢精气，上输于脾，脾气散精，上归于肺，通调水道，下输膀胱，水精四布，五经并行。"是渴为肺不四布水精。小便不利为肺不通调水道下输膀胱，非若口干舌燥之渴热在于胃也。上节之渴关于胃，宜白虎加人参；此节之渴关于肺，宜猪苓汤。

按：此节所谓脉浮者，乃病入阳明，而犹连太阳之府也。盖太阳之病，在经脉浮，在府亦脉浮，此因太阳之府蕴有实热，以致小便不利，而热之入于阳明者，不能由太阳之府分消其热下行，转上逆而累及于肺，是以渴欲饮水也。治以猪苓汤，是仍欲由太阳之府分消其热也。

猪苓、茯苓，皆为渗淡之品，而猪苓生于枫下，得枫根阴柔之气(茯苓生于松下，松经霜则弥茂，猪苓生于枫下，枫经霜则红陨，则枫性之阴柔可知也)，以其性善化阳，以治因热小便不利者尤宜，故用之为主药。用泽泻者，因其能化水气上升以止渴，而后下降以利小便也。用滑石者，其性可代石膏，以清阳明之实热，又能引其热自小便出也。用阿胶者，因太阳之腑原与少阴相连，恐诸利水之药或有损于少阴，故加阿胶大滋真阴之品，以助少阴之气化也。

陈古愚曰：此汤与五苓之用有天渊之别，五苓治太阳之水，太阳司寒水，故加桂以温之，是暖肾以行水也。此汤治阳明、少阴结热，二经两关津液，惟取滋阴以行水。盖伤寒表证最忌亡阳，而里热又患亡阴，亡阴者亡肾中之阴与胃之津液也。若过于渗利则津液反致耗竭，方中阿胶即从利水中育阴，是滋养无形以行有形也。故仲景云，汗多胃燥，虽渴而里无热者，不可与也。

《金鉴》注曰：太阳烦热无汗，小便利者，大青龙汤证也。小便不利者，小青龙去半夏加花粉、茯苓证。烦热有汗而渴，小便利者，桂枝合白虎汤证；小便不利者，五苓散证。阳明病烦热无汗而渴，小便利者，宜葛根汤加石膏主之；小便不利者，以五苓散加石膏、寒水石、滑石主之。阳明病烦热有汗而渴，小便利者，宜白虎汤；小便不利者，以猪苓等汤。少阳病寒热无汗而渴，小便利者，以柴胡汤去半夏加花粉；小便不利者，当以小柴胡加茯苓。太阴无渴证，少阴阳邪烦呕，小便赤而渴者，以猪苓汤；少阴阴邪下利，小便白而渴者，以真武汤。厥阴阳邪消渴者，白虎加人参汤；厥阴阴邪转属阳明，渴欲饮水者，少少与之则愈。证既不同，法亦各异，当详审而明辨之。（《医学衷中参西录·阳明病猪苓汤证》）

逐寒荡惊汤

［**组成**］胡椒　炮姜　肉桂各一钱　丁香十粒

［**加减**］按：此汤当以胡椒为君。若遇寒痰结胸之甚者，当用二钱，而稍陈者，又不堪用。（《医学衷中参西录·治小儿风证方·镇风汤》）

［**用法**］共捣成细渣，以灶心土三两煮汤，澄清，煎药大半茶杯（药皆捣碎，不可久煎，肉桂又忌久煎，三四沸即可），频频灌之。接服加味理中地黄汤（熟地五钱，焦於术三钱，当归、党参、炙黄芪、炒故纸、炒枣仁、枸杞各二钱，炮姜、萸肉、炙草、肉桂各一钱，生姜三片，红枣三枚，胡桃仁二个，打碎为引。灶心土二两，煮水煎药。取浓汁一茶杯，加附子五分，煎水搀入。量小儿大小，分数次灌之。如咳嗽不止者，加米壳、金樱子各一钱。如大热不退者，加生白芍一钱。泄泻不止，去当归加丁香七粒。隔二三日，止用附子二三分。盖因附子大热，中病即宜去

之。如用附子太多，则大小便闭塞不出。如不用附子，则脏腑沉寒，固结不开。若小儿虚寒至极，附子又不妨用一二钱。若小儿但泻不止，或微见惊搐，尚可受药吃乳便利者，并不必服逐寒荡惊汤，只服此汤一剂，而风定神清矣。若小儿尚未成慢惊，不过昏睡发热，或有时热止，或昼间安静，夜间发热，均宜服之。若新病壮实之小儿，眼红口渴者，乃实火之证，方可暂行清解。但果系实火，必大便闭结，气壮声洪，且喜多饮凉水。若吐泻交作，则非实火可知。此方补造化阴阳之不足，有起死回生之功。倘大虚之后，服一剂无效，必须大剂多服为妙。编者注），定获奇效。

［**案例**］

儿科 / 霍乱医案

○ 族侄荫棠七八岁时，疟疾愈后，忽然吐泻交作。时霍乱盛行，其家人皆以为霍乱证。诊其脉弦细而迟，六脉皆不闭塞。愚曰：此非霍乱。吐泻带有黏涎否？其家人谓偶有带时。愚曰：此寒痰结胸，格拒饮食，乃慢惊风将成之兆也。投以逐寒荡惊汤、加味理中地黄汤（熟地五钱，焦於术三钱，当归、党参、炙黄芪、炒故纸、炒枣仁、枸杞各二钱，炮姜、萸肉、炙草、肉桂各一钱，生姜三片，红枣三枚，胡桃仁二个，打碎为引。灶心土二两，煮水煎药。取浓汁一茶杯，加附子五分，煎水搀入。量小儿大小，分数次灌之。如咳嗽不止者，加米壳、金樱子各一钱。如大热不退者，加生白芍一钱。泄泻不止，去当归加丁香七粒。隔二三日，止用附子二三分。盖因附子大热，中病即宜去之。如用附子太多，则大小便闭塞不出。如不用附子，则脏腑沉寒，固结不开。若小儿虚寒至极，附子又不妨用一二钱。若小儿但泻不止，或微见惊搐，尚可受药吃乳便利者，并不必服逐寒荡惊汤，只服此汤一剂，而风定神清矣。若小儿尚未成慢惊，不过昏睡发热，或有时热止，或昼间安静，夜间发热，均宜服之。若新病壮实之小儿，眼红口渴者，乃实火之证，方可暂行清解。但果系实火，必大便闭结，气壮声洪，且喜多饮凉水。若吐泻交作，则非实火可知。此方补造化阴阳之不足，有起死回生之功。倘大虚之后，服一剂无效，必须大剂多服为妙。编者注）各一剂而愈。（《医学衷中参西录·治小儿风证方·镇风汤》）

资生汤

［**组成**］生山药一两　玄参五钱　於术三钱　生鸡内金捣碎，二钱　牛蒡子炒，捣，三钱

［**主治**］治痨瘵羸弱已甚，饮食减少，喘促咳嗽，身热脉虚数者。亦治女

子血枯不月。

［**加减**］热甚者，加生地黄五六钱。

［**方论**］《易》有之“至哉坤元，万物资生”，言土德能生万物也。人之脾胃属土，即一身之坤也，故亦能资生一身。脾胃健壮，多能消化饮食，则全身自然健壮，何曾见有多饮多食，而病痨瘵者哉?《内经·阴阳别论》曰：“二阳之病发心脾，有不得隐曲，在女子为不月，其传为风以其先不过阳明，胃腑不能多纳饮食也，而原其饮食减少之故。曰发于心脾，原其发于心脾之故。曰有不得隐曲者何居？盖心为神明之府，有时心有隐曲，思想不得自遂，则心神拂郁，心血亦遂不能濡润脾土，以成过思伤脾之病。脾伤不能助胃消食，变化津液，以溉五脏，在男子已隐受其病，而尚无显征；在女子则显然有不月之病。此乃即女以征男也。至于传为风消，传为息贲，无论男女病证至此，人人共见，痨瘵已成，挽回实难，故曰不治。然医者以活人为心，病证之危险，虽至极点，犹当于无可挽回之中，尽心设法以挽回之。而其挽回之法，仍当遵二阳之病发心脾之旨。戒病者淡泊寡欲，以养其心，而复善于补助其脾胃，使饮食渐渐加多，其身体自渐渐复原。如此汤用於术以健脾之阳，脾土健壮，自能助胃。山药以滋胃之阴，胃汁充足，自能纳食(胃化食赖有酸汁)。特是脾为统血之脏,《内经》谓“血生脾”，盖谓脾系血液结成，故中多函血。西人亦谓脾中多回血管为血汇萃之所。此证因心思拂郁，心血不能调畅，脾中血管遂多闭塞，或如烂炙，或成丝膜，此脾病之由。而脾与胃相助为理，一气贯通，脏病不能助腑，亦即胃不能纳食之由也。鸡内金为鸡之脾胃，中有瓷、石、铜、铁，皆能消化，其善化有形郁积可知。且其性甚和平，兼有以脾胃补脾胃之妙。故能助健补脾胃之药，特立奇功，迥非他药所能及也。方中以此三味为不可挪移之品。玄参《本经》谓其微寒，善治女子产乳余疾，且其味甘胜于苦，不至寒凉伤脾胃可知，故用之以去上焦之浮热，即以退周身之烧热；且其色黑多液,《本经》又谓能补肾气，故以治痨瘵之阴虚者尤宜也。牛蒡子体滑气香，能润肺又能利肺，与山药、玄参并用，大能止嗽定喘，以成安肺之功，故加之以为佐使也。

地黄生用，其凉血退热之功，诚优于玄参。西人谓其中函铁质，人之血中，又实有铁锈。地黄之善退热者，不但以其能凉血滋阴，实有以铁补铁之妙，使血液充足，而蒸热自退也。又痨瘵之热，大抵因真阴亏损，相火不能潜藏。地黄善引相火下行，安其故宅。《本经》列之上品，洵良药也。然必烧热过甚而始加之者，以此方原以健补脾胃为主，地黄虽系生用，经水火煎熬，其汁浆仍然黏泥，恐于脾胃有不宜也。至热甚者，其脾胃必不思饮食，用地黄退其热，则饮食可进，而转有辅助脾胃。

生山药，即坊间所鬻之干山药，而未经火炒者也。此方若用炒熟山药，则分毫无效。

於术色黄气香，乃浙江于潜所产之白术也。色黄则属土，气香则醒脾，其健补脾胃之功，迥异于寻常白术。若非于潜产而但观其色黄气香，用之亦有殊效，此以色、味为重，不以地道为重也。

西人谓：胃之所以能化食者，全赖中有酸汁。腹饥思食时，酸汁自然从胃生出。若忧思过度，或恼怒过度，则酸汁之生必少，或分毫全无，胃中积食，即不能消化。此论与《内经》“二阳之病发心脾”，“过思则伤脾”之旨暗合。

或问曰：《内经》谓脾主思，西人又谓思想发于脑部，子则谓思发于心者何也？答曰：《内经》所谓脾主思者，非谓脾自能思也。盖脾属土，土主安静，人安静而后能深思，至西人谓思发于脑部，《内经》早寓其理。脉要精微论曰：“头者精明之府。”夫头之中心点在脑，头为精明之府，即脑为精明之府矣。既曰精明，岂有不能思之理，然亦非脑之自能思也。试观古文“思”字作“囟”，囟者脑也，心者心也，是知思也者，原心脑相辅而成，又须助以脾土镇静之力也。

或问曰：子解二阳之病发心脾一节，与王氏《内经》之注不同，岂王氏之注解谬欤？答曰：愚实不敢云然。然由拙解以绎经文，自觉经文别有意味，且有实用也。夫二阳之病发心脾，与下三阳为病发寒热，一阳发病、少气、善咳、善泄，句法不同，即讲法可以变通。盖二阳之病发心脾，谓其病自心脾而来也。三阳为病发寒热，是形容三阳之病状也，故将之病“之”字易作“为”字。至一阳发病数句，其句法又与三阳为病句不同，而其理则同也。

或又问：三阳一阳病，皆形容其发病之状，二阳病，独推究其发病之原因者何居？答曰：三阳、一阳，若不先言其病发之状，人即不知何者为三阳、一阳病。至二阳胃腑，原主饮食，人人皆知。至胃腑有病，即不能饮食，此又人人皆知。然其所以不能饮食之故，人多不能知也。故发端不言其病状，而先发明其得病之由来也。

或又问：胃与大肠皆为二阳，经文既浑曰二阳，何以知其所指者专在于胃、答曰：胃为足阳明，大肠为手阳明，人之足经长、手经短，足经原可以统手经，论六经者原当以足经为主。故凡《内经》但曰某经，而不别其为手与足者，皆指足经而言，或言足经而手经亦统其中。若但言手经，则必别之曰手某经矣。经文俱在，可取而细阅也。(《医学衷中参西录·治阴虚劳热方》)

［**案例**］

一、内科医案

肺痨医案

○ 民国二年，客居大名。治一室女，痨瘵年余，月信不见，羸弱不起。询方于愚，为拟此汤连服数剂，饮食增多。身犹发热，加生地黄五钱，五六剂后热退，渐能起床，而腿疼不能行动。又加丹参、当归各三钱，服至十剂腿愈，月信亦见。又言有白带甚剧，向忘言及。遂去丹参加生牡蛎六钱，又将於术加倍，连服十剂带证亦愈。遂将此方邮寄家中，月余门人高如璧来函云："邻村赵芝林病痨瘵数年不愈，经医不知凡几，服药皆无效。今春骤然咳嗽，喘促异常，饮食减少，脉甚虚数，投以资生汤十剂痊愈。"审斯则知此方治痨瘵，无论男女，服之皆有捷效也。

女子月信，若日久不见，其血海必有坚结之血。治此等证者，但知用破血通血之药，往往病犹未去，而人已先受其伤。鸡内金性甚和平，而善消有形郁积，服之既久，瘀血之坚结者，自然融化。矧此方与健脾滋阴之药同用，新血活泼滋长，生新自能化瘀也。(《医学衷中参西录·治阴虚劳热方》)

二、妇科医案

闭经医案

○ 一室女，月信年余未见，已成痨瘵，卧床不起，治以拙拟资生汤（方载三期一卷），复俾日用生山药四两煮汁当茶饮之，一月之后，体渐复初，月信亦通，见者以此证可愈，讶为异事。(《医学衷中参西录·山药解》)

滋膵饮

［**组成**］生箭芪五钱　大生地一两　生怀山药一两　净萸肉五钱　生猪胰子切碎，三钱

[**主治**] 治同前证（指消渴，编者注）。

[**加减**] 若遇中、上二焦积有实热，脉象洪实者，可先服白虎加人参汤数剂，将实热消去强半，再服此汤，亦能奏效。

[**用法**] 上五味，将前四味煎汤，送服猪胰子一半，至煎渣时，再送服余一半。

[**方论**] 消渴一证，古有上中下之分，谓其证皆起于中焦而极于上、下。究之无论上消、中消、下消，约皆渴而多饮多尿，其尿有甜味。是以《圣济总录》论消渴谓："渴而饮水多，小便中有脂，似麸而甘。"至谓其证起于中焦，是诚有理，因中焦胰病，而累及于脾也。盖胰为脾之副脏，在中医书中，名为"散膏"，即扁鹊《难经》所谓脾有散膏半斤也（尾衔接于脾门，其全体之动脉又自脾脉分支而来，故与脾有密切之关系）。有时胰脏发酵，多酿甜味，由水道下陷，其人小便遂含有糖质。迨至胰病累及于脾，致脾气不能散精达肺（《内经》谓脾气散精上达于肺）则津液少，不能通调水道（《内经》谓通调水道下归膀胱）则小便无节，是以渴而多饮多溲也。尝阅申报有胡适者，因病消渴，延中医治疗，服药竟愈者。所用方中，以黄芪为主药，为其能助脾气上升，还其散精达肺之旧也。《金匮》有肾气丸，善治消渴。其方以干地黄（即生地黄）为主，取其能助肾中之真阴，上潮以润肺，又能协同山萸肉以封固肾关也。又向因治消渴，曾拟有玉液汤，方中以生怀山药为主，屡试有效。近阅医报且有单服山药以治消渴而愈者。以其能补脾固肾，以止小便频数，而所含之蛋白质，又能滋补脏，使其散膏充足，且又色白入肺，能润肺生水，即以止渴也。又俗传治消渴方，单服生猪胰子可愈。盖猪胰子即猪之脺，是人之胰病，而可补以物之胰也。此亦犹鸡内金，诸家本草皆谓其能治消渴之理也。鸡内金与猪胰子，同为化食之物也。愚因集诸药，合为一方，以治消渴，屡次见效。因敢笔之于书，以公诸医界。（《医学衷中参西录·治消渴方·滋脺饮》）

滋阴清胃汤

[**组成**] 玄参两半　当归三钱　生杭芍四钱　甘草钱半　茅根二钱

[**主治**] 治产后温病，阳明府实，表里俱热者。

[**用法**] 上药五味，煎汤两盅，分二次温服，一次即愈者，停后服。

［**方论**］后忌用寒凉，而温热入阳明府后，又必用寒凉方解，因此医者恒多束手。不知石膏、玄参《本经》皆明载治产乳。是以热入阳明之重者，可用白虎加人参以山药代粳米汤，更以玄参代知母。其稍轻者，治以此汤，皆可随手奏效。愚用此两方，救人多矣。临证者当笃信《本经》，不可畏石膏、玄参之寒凉也。况石膏、玄参，《本经》原皆谓其微寒，并非甚寒凉之药也。(《医学衷中参西录·治女科方·滋阴清胃汤》)

无名方剂

白虎加人参汤山药代粳米生地代知母方

一、内科医案

泄泻医案

○ 奉天财政厅科员刘仙舫，年二十五六，于季冬得伤寒，经医者误治，大便滑泻无度，而上焦烦热，精神昏聩，时作谵语，脉象洪数，重按无力。遂重用生山药两半，滑石一两，生杭芍六钱，甘草三钱，一剂泻止，下焦烦热不退，仍作谵语。爰用玄参、沙参诸凉润之药清之，仍复滑泻，再投以前方一剂泻又止，而上焦之烦热益甚，精神亦益昏聩，毫无知觉。仙舫家营口，此时其家人毕至，皆以为不可复治。诊其脉虽不实，仍有根蒂，至数虽数，不过六至，知犹可治，遂慨切谓其家人曰："果信服余药，此病尚可为也。"其家人似领悟。为疏方用大剂白虎加人参汤，更以生山药一两代粳米，大生地一两代知母，煎汤一大碗，嘱其药须热饮，一次止饮一口，限以六句钟内服完，尽剂而愈。(《医学衷中参西录·山药解》)

二、妇科医案

产后温病医案

○ 天津一区，李氏妇，年二十七岁，于中秋节后得温病。

［**病因**］产后六日，更衣入厕，受风。

［**证候**］自厕返后，觉周身发冷，更数小时，冷已又复发热，自用生姜，红糖煎汤趁热饮之，周身得汗稍愈，至汗解而其热如故。迁延两日热益盛，心中烦躁作渴。急延愚为诊视，见其满面火色，且微喘，诊其脉象洪实，右

部尤甚，一分钟九十三至。舌苔满布白而微黄，大便自病后未行。

［**诊断**］此乃产后阴虚生内热，略为外感拘束而即成温病也。其心中烦躁而渴者，因产后肾阴虚损，不能上达舌本，且不能与心火相济也。其微喘者，因肾虚不能纳气也。其舌苔白而微黄者，热已入阳明之府也。其脉洪实兼数者，此阳明府热已实，又有阴虚之象也。宜治以白虎加人参汤更少为变通之，方于产后无碍。

［**处方**］生石膏三两捣细、野台参四钱、玄参一两、生怀山药八钱、甘草三钱；共煎汤三盅，分三次温饮下。

［**方解**］按此方即白虎加人参汤，以玄参代知母，生山药代粳米也。《伤寒》书中用白虎汤之定例，汗吐下后加人参，以其虚也；渴者加人参，以其津液不上潮也，至产后则虚之尤虚，且又作渴，其宜加人参明矣。至以玄参代知母者，因玄参《本经》原谓其治产乳余疾也。以生山药代粳米者，因山药之甘温既能代粳米和胃，而其所含多量之蛋白质，更能补益产后者之肾虚也。如此变通，其方虽在产后用之，可毫无妨碍，况石膏《本经》原谓其微寒，且明载其主产乳乎。

复诊　服药一剂，热退强半，渴喘皆愈。脉象已近和平，大便犹未通下。宜大滋真阴以退其余热，而复少加补气之药佐之。诚以气旺则血易生，即真阴易复也。

［**处方**］玄参二钱、野党参五钱；共煎汤两盅，分两次温饮下。

［**效果**］将药煎服两剂，大便通下，病遂痊愈。（《医学衷中参西录·妇女科·产后温病》）

○ 铁岭友人吴瑞五精医学，尤笃信拙著《衷中参西录》中诸方，用之辄能奏效。

其侄文博亦知医。有戚家延之治产后病，临行瑞五嘱之曰："果系产后温热，阳明胃腑大实，非用白虎加人参汤不可，然用时须按《医学衷中参西录》中讲究，以生山药代粳米、玄参代知母，方为万全之策，审证确时，立放胆用之，勿为群言所阻挠也。"及至诊视，果系产后报病，且证脉皆大实，文博遵所嘱开方取药，而药房皆不肯与，谓产后断无用石膏之理，病家因此生疑。文博辞归，病家又延医治数日，病势垂危，复求为诊治。文博携药而往，如法服之，一剂而愈（本案为他人所治，编者注）。（《医学衷中参

西录·石膏解》)

三、儿科医案

便秘医案

〇 又曾治一少年，因外感实热，致大便燥结，旬余未下，其脉亦数逾六至，且不任重按，亦投以白虎加人参汤，以生地黄代方中知母，生山药代方中粳米，煎汤一大碗，俾分多次徐徐温饮下。初服一剂，脉数见缓，遂即原方略为减轻，俾再煎服。拟后服至脉象复常，再为通其大便，孰意次剂服完而大便自通下矣。且大便通下后，外感之实热亦消解无余矣。此直以白虎加人参汤代承气汤也。自治愈此病之后，凡遇有证之可下而可缓下者，恒以白虎汤代承气，或以白虎加人参汤代承气，其凉润下达之力，恒可使大便徐化其燥结，无事用承气而自然通下，且下后又无不解之虞也。(《医学衷中参西录·阳明病三承气汤证》)

白虎加人参汤生地代知母方

内科/心悸医案

〇 一叟年六旬余。于孟冬得伤寒证，五六日间，延愚诊视。其脉洪滑，按之亦似有力。表里俱觉发热，间作呻吟，又兼喘逆，然不甚剧。投以白虎汤，一剂大热稍减。再诊其脉，或七八动一止，或十余动一止，两手皆然，而重按无力。遂于原方中加人参八钱，兼师炙甘草汤中用干地黄之意，以生地代知母。煎汁两盅，分二次温饮下，脉即调匀，且较前有力，而热仍如故。从前方中生石膏二两遂加倍为四两，煎汁一大碗，俾徐徐温饮下，尽剂而愈(《医学衷中参西录·人参解》中也录有本案。编者注)。

按：治此证时，愚习用白虎汤，而犹未习用白虎汤加参也。自此以后，凡年过六旬之人，即脉甚洪实，用白虎汤时，亦必少加人参二三钱(张氏在本案前论述说，又仲景治伤寒脉结代者，用炙甘草汤，诚佳方也。愚治寒温，若其外感之热不盛，遇此等脉，即遵仲景之法。若其脉虽结代，而外感之火甚实者，亦用白虎加人参以山药代粳米汤。编者注)。(《医学衷中参西录·治伤寒温病同用方·白虎加人参以山药代粳米汤》)

白虎加人参以麦冬代知母山药代粳米汤

内科 / 温病医案

○ 又尝治一人得温病，热入阳明之府，舌苔黄浓，脉象洪长，又间日一作寒热，此温而兼疟也。然其人素有鸦片嗜好，病虽实，而身体素虚。投以拙拟白虎加人参以麦冬代知母、山药代粳米汤，亦少加柴胡，两剂而愈。(《医学衷中参西录·治疟疾方·加味小柴胡汤》)

白虎汤加白芍方

内科 / 温病医案

○ 邻村黄龙井周宝和，年二十余，得温病，医者用药清解之，旬日其热不退。诊其脉左大于右者一倍，按之且有力。夫寒温之热传入阳明，其脉皆右大于左，以阳明之脉在右也。即传入少阳厥阴，其脉亦右大于左，因既挟有外感实热，纵兼他经，仍以阳明为主也。此证独左大于右，乃温病之变证，遂投以小剂白虎汤（方中生石膏只用五钱），重加生杭芍两半，煎汤两茶杯顿饮之，须臾小便一次甚多，病若失。(《医学衷中参西录·芍药解》)

白虎汤加柴胡方

内科 / 疟病医案

［**或问**］叶氏治疟，遇其人阴虚燥热者，恒以青蒿代柴胡。后之论者，皆赞其用药，得化裁通变之妙。不知青蒿果可以代柴胡乎？答曰：疟邪伏于胁下两板油中，乃足少阳经之大都会。柴胡之力，能入其中，升提疟邪透膈上出，而青蒿无斯力也。若遇阴虚者，或热入于血分者，不妨多用滋阴凉血之药佐之。若遇燥热者，或热盛于气分者，不妨多用清燥散火之药佐之。

○ 曾治一人，疟间日一发，热时若燔，即不发疟之日，亦觉心中发热，舌燥口干，脉象弦长（凡疟脉皆弦）重按甚实，知其阳明火盛也。投以大剂白虎汤，加柴胡三钱。服后顿觉心中清爽，翌晨疟即未发。又煎前剂之半，加

生姜三钱，服之而愈（《医学衷中参西录·石膏解》中也录有本案：疟疾虽在少阳，而阳明兼有实热者，亦宜重用生石膏。曾治邻村李酿泉，年四十许，疟疾间日一发，热时若燔，即不发之日亦觉表里俱热。舌燥口干，脉象弦长，重按甚实。此少阳邪盛，阳明热盛，疟而兼温之脉也。投以大剂白虎汤加柴胡三钱，服后顿觉清爽。翌晨疟即未发，又煎服前剂之半，加生姜三钱，温疟从此皆愈。至脉象虽不至甚实，而按之有力，常觉发热懒食者，愚皆于治疟剂中，加生石膏两许以清之，亦莫不随手奏效也。编者注）。（《医学衷中参西录·治疟疾方·加味小柴胡汤》）

白虎汤加连翘方

内科／伤寒医案

○ 马朴臣，辽宁大西关人，年五十一岁，得伤寒兼有伏热证。

［**病因**］家本小康，因买卖俄国银币票赔钱数万元，家计顿窘，懊悔不已，致生内热；孟冬时因受风，咳嗽有痰微喘，小便不利，周身漫肿。愚为治愈，旬日之外，又重受外感，因得斯证。

［**证候**］表里大热，烦躁不安，脑中胀疼，大便数日一行，甚干燥，舌苔白浓，中心微黄，脉极洪实，左右皆然，此乃阳明腑实之证。凡阳明腑实之脉，多偏见于右手，此脉左右皆洪实者，因其时常懊悔，心肝积有内热也，其脑中胀疼者，因心与肝胆之热挟阳明之热上攻也。当用大剂寒凉微带表散，清其阳明胃腑之热，兼以清其心肝之热。

［**处方**］生石膏四两捣细，知母一两、甘草四钱、粳米六钱、青连翘三钱；共作汤煎至米熟，取汤三盅，分三次温服下，病愈勿尽剂。

［**方解**］此方即白虎汤加连翘也，白虎汤为伤寒病阳明腑热之正药，加连翘者取其色青入肝，气轻入心，又能引白虎汤之力达于心肝以清热也。

［**效果**］将药三次服完，其热稍退，翌日病复还原，连服五剂，将生石膏加至八两，病仍如故，大便亦不滑泻，病家惧不可挽救，因晓之曰：石膏原为平和之药，惟服其细末则较有力，听吾用药勿阻，此次即愈矣。为疏方，方中生石膏仍用八两，将药煎服之后，又用生石膏细末二两，俾蘸梨片徐徐嚼服之，服至两半，其热全消，遂停服，从此病愈，不再反复。

［**附记**］此案曾登于《名医验案类编》，何廉臣评此案云：“日本和田东郭氏谓：‘石膏非大剂则无效，故白虎汤、竹叶石膏汤及其他石膏诸方，其量皆

过于平剂。世医不知此意为小剂用之，譬如一杯水救一车薪之火，宜乎无效也。’吾国善用石膏者，除长沙汉方之外，明有缪氏仲淳，清有顾氏松园、余氏师愚、王氏孟英，皆以善治温热名，凡治阳明实热之证，无不重用石膏以奏功。今用石膏由四两加至八两，似已骇人听闻，然连服五六剂热仍如故，大便亦不滑泻，迨外加石膏细末梨片蘸服又至两半，热始全消而病愈，可见石膏为凉药中纯良之品，世之畏石膏如虎者，可以放胆而不必怀疑也。”（《医学衷中参西录·伤寒门·伤寒兼有伏热证》）

白虎汤去粳米加连翘薄荷方

儿科 / 温病医案

○ 铭勋孙，年九岁，于正月下旬感冒风寒，两三日间，表里俱觉发热。诊其脉象洪实，舌苔白厚。问其大便两日未行，小便色黄。知其外感之实热，已入阳明之府。为疏方：

生石膏二两、知母六钱、连翘三钱、薄荷叶钱半、甘草二钱。

晚六点时煎汤两茶盅，分两次服下。翌晨热退强半。因有事他出，临行嘱煎渣与服。阅四日来信言，铭勋仍不愈。接原方又服一剂，亦不见轻。斯时头面皆肿，愚遂进城往视，见其头面肿甚剧，脉象之热较前又盛，舌苔中心已黄，大便三日未行。为疏方：

生石膏四两、玄参一两、连翘三钱、银花三钱、甘草三钱。煎汤三茶盅，又将西药阿司匹林三分，融化汤中，分三次温服下。头面周身微汗，热退肿消，继服清火养阴之剂两剂，以善其后。（《医学衷中参西录·临证随笔》）

白虎汤山药代粳米加薄荷方

儿科 / 温病医案

○ 曾治奉天同善堂中孤儿院刘小四，年八岁。孟秋患温病，医治十余日，病益加剧。表里大热，喘息迫促，脉象洪数，重按有力，知犹可治。问其大便，两日未行，投以大剂白虎汤，重用生石膏二两半，用生山药一两以代方中粳米。且为其喘息迫促，肺中伏邪，又加薄荷叶一钱半以清之。俾煎汤两茶盅，作两次温饮下，一剂病愈强半，又服一剂痊愈（张氏在医案前论述说，外感痰喘，宜投以《金匮》小青龙加石膏汤。若其外感之热，已入阳明之府，而小青龙中之麻、桂、姜、辛诸药，实不宜用。编者注）。（《医学衷中参西录·石膏解》）

白芍玄参地肤子六一散

内科 / 水肿医案

○ 邻村霍氏妇，周身漫肿，腹胀小便不利，医者治以五皮饮不效。其脉数而有力，心中常觉发热，知其阴分亏损，阳分又偏盛也。为疏方用生杭芍两半，玄参、滑石、地肤子、甘草各三钱，煎服一剂即见效验，后即方略为加减，连服数剂痊愈。（《医学衷中参西录·芍药解》）

白芍竹茹半夏甘草生姜方

内科 / 呕吐医案

○ 一人，年五十余，素吸鸦片。当霍乱盛行之时，忽然心中觉疼、恶心呕吐、下痢脓血参半，病家惧甚，以为必是霍乱暴证。诊其脉毫无闭塞之象，惟弦数无力，左关稍实。愚曰：此非霍乱，乃下焦寒火交战，故腹中作痛，下痢脓血。上焦虚热壅迫，故恶心呕吐，实系痢证之剧者。遂投以白芍六钱，竹茹、清半夏各三钱，甘草、生姜各二钱，一剂呕吐即愈，腹疼亦轻，而痢独不愈，不思饮食。俾单用鸭蛋子五十粒，一日连服两次，病若失。审斯，鸭蛋子不但善理下焦，即上焦虚热，用之亦妙，此所以治噤口痢而有捷效也。（《医学衷中参西录·治痢方》）

半夏竹茹白芍甘草生姜方

内科 / 痢疾医案

○ 邻村武生李佐廷，年五旬，素有嗜好，身形羸弱。当霍乱盛行之时，忽然腹中觉疼，恶心呕吐，下利脓血，惧甚，以为必是霍乱证。诊其脉，毫无闭塞之象，惟弦数无力，左关稍实，遂晓之曰："此非霍乱，乃下焦寒火交迫，致腹中作痛下脓血，上焦虚热宽滞，故恶心呕吐，实系痢证之剧者。”遂投以生杭芍六钱，竹茹、清半夏各三钱，甘草、生姜各二钱。一剂呕吐即愈，腹疼亦轻，而痢犹不愈，不思饮食。(《医学衷中参西录·论痢证治法》)

大承气汤加威灵仙方

内科/伤寒医案

○ 有服承气汤后，大便之燥结不下，继服些许他药而燥结始下者，试再举两案以明之。

邑中名医刘肃亭（蕴度）先生，愚初学医时，家中常延之。一日，见先生治一伤寒热入阳明大便燥结证，从前医者，投以大承气汤两剂不下，继延先生治之，单用威灵仙三钱，煎汤服后大便通下，病亦遂愈。

愚疑而问曰：威灵仙虽能通利二便，以较硝、黄攻下之力实远不如，乃从前服大承气汤两剂大便不下，何先生只用威灵仙三钱而大便即下乎？答曰：其中原有妙理，乃前后所用之药相借以成功也。盖其从前所服之大承气汤两剂，犹在腹中，因其脏腑之气化偶滞，药力亦随之停顿，借威灵仙走窜之力以触发之，则硝、黄力之停顿者，可陡呈其开通攻决之本性，是以大便遂通下也。是威灵仙之于硝、黄，犹如枪炮家导火之线也。愚闻如此妙论，顿觉心地开通，大有会悟，后有仿此医案之时，亦随手奏效。因并录之于此，由此知医学虽贵自悟，亦必启发之有自也（本案为他人所治，编者注）。(《医学衷中参西录·阳明病三承气汤证》)

代赭石党参山药芡实牛蒡子方

呃逆医案

○ 门人高如璧曾治一叟，年七十余，得呃逆证，兼小便不通，剧时觉阻塞咽喉，息不能通，两目上翻，身躯后挺，更医数人治不效。如璧诊其脉浮而无力。遂用赭石、台参、生山药、生芡实、牛蒡子为方投之，呃逆顿愈。又加竹茹服一剂，小便亦通利（本案为他人所治，编者注）。(《医学衷中参西录·治喘息方·参赭镇气汤》)

代赭石姜附厚朴陈皮方

儿科 / 喉痹医案

○ 愚在籍时有姻家刘姓童子，年逾十龄，咽喉肿疼，胸中满闷阻塞，剧时呼吸停顿，两目上翻，身煸后挺。然细审其所以呼吸停顿者，非因咽喉阻塞，实因胸膈阻塞也。诊其脉微细而迟，其心中常觉发凉，有时其凉上冲，即不能息，而现目翻身挺之象。即脉审证，知系寒痰结胸无疑。其咽喉肿疼者，寒痰充滋于上焦，迫其心肺之阳上浮也。为拟方生赭石细末一两，干姜、乌附子各三钱，厚朴、陈皮各钱半。煎服一剂，胸次顿觉开通，咽喉肿疼亦愈强半，又服两剂痊愈。(《医学衷中参西录·详论咽喉证治法》)

代赭石人参苏子麝香香油方

内科 / 痰饮医案

○ 邻村毛姓少年，于伤寒病瘥后，忽痰涎上壅，阻塞咽喉，几不能息。其父知医，用手大指点其天突穴（宜指甲贴喉，指端着穴，向下用力，勿向内用力），息微通，急迎愚调治。遂用香油二两炖热，调麝香一分灌之，旋灌旋即流出痰涎若干。继用生赭石一两，人参六钱，苏子四钱，煎汤，徐徐饮下，痰涎顿开。(《医学衷中参西录·赭石解》)

附子理中汤

内科 / 狂证医案

○ 李士材曰：休宁吴文哉伤寒，烦躁面赤，昏乱闷绝，时索冷水。其弟日休，求余诊视。手扬足掷，五六人制之，方得就诊。其脉洪大无伦，按之如丝。余曰，浮大沉小，阴证似阳也，与附子理中汤，当有生理。日休骇曰：医者十辈至，不柴胡、承气，则曰竹叶石膏。今反用热药，恶乎敢？余曰，温剂犹生，凉剂立危矣。遂用理中汤，加人参四钱、附子三钱，煎成，将药碗置冷水中，候冷与饮。服后一时，狂躁定矣。再剂而神爽，服参五斤而安。

文哉遗以书曰：弟为俗医所误，既登鬼录矣，而兄翁拯全之，大奇亦大幸也。方弟燥热之时，医以三黄汤入牛黄，服之转加闷绝，举室哀号，惟候目瞑而已。不意兄翁毅然以为可活，参附以投，阴藉见。荆妻稚子，含泪欢呼。父母生之，而兄翁再生之，大恩罔极，莫可言喻。敢志巅末，乞附案帙，俾天下万世，知药不可轻投，命不可轻弃，何莫非大仁人回春之泽哉。

按：此案中有曰，时索冷水，而不曰时饮凉水，盖索者未必能饮也（本案为他人所治，编者注）。（《医学衷中参西录·治伤寒温病同用方·仙露汤》）

黄芪党参柴胡桔梗酒

内科 / 虚损医案

○ 一诸生，年五十六，为学校教员，每讲说后，即觉短气，向愚询方。愚曰，此胸中大气，虚而欲陷，为至紧要之证，当多服升补气分之药。彼欲用烧酒炖药，谓朝夕服之甚便。愚曰，如此亦可，然必须将药炖浓，多饮且常饮耳。遂为疏方，用生黄芪四两，野台参二两，柴胡、桔梗各八钱，先用黄酒斤许，煎药十余沸，再用烧酒二斤，同贮瓶中，置甑中炖开，每饭前饮之，旬日而愈。后因病愈，置不复饮。隔年，一日步行二里许，自校至家，似有气息迫促之状，不能言语，倏忽而亡。盖其身体素胖，艰于行步，胸中大气，素有欲陷之机，因行动劳苦，而遂下陷，此诚《内经》所谓“大气入于脏腑，不病而猝死”者也。方书有气厥，中气诸名目，大抵皆大气下陷之证，特未窥《内经》之旨，而妄为议论耳。

按：《内经》原有气厥二字，乃谓气厥逆上行，非后世所谓气厥也。

［**或问**］案中所载大气下陷证，病因及其病状，皆了如指掌矣。然其脉之现象，或见于左部，或见于右部，或左右两部皆有现象可征，且其脉多迟，而又间有数者，同一大气之下陷也，何以其脉若是不同乎？答曰：胸中大气包举肺外，原与肺有密切之关系，肺之脉诊在右部，故大气下陷，右部之脉多微弱者其常也。然人之元气自肾达肝，自肝达于胸中，为大气之根本。其人或肝肾素虚，或服破肝气之药太过，其左脉或即更形微弱，若案中左部寸关尺皆不见，左脉沉细欲无，左关参伍不调者是也。至其脉多迟，而又间有数者，或因阴分虚损，或兼外感之热，或为热药所伤，乃兼证之现脉，非大气下陷之本脉也。（《医学衷中参西录·治大气下陷方·升陷汤》）

黄芪党参山茱萸龙牡方

妇科 / 月经量多医案

○ 沈阳县尹朱公之哲嗣际生，愚之门生也。黎明时来院叩门，言其妻因行经下血不止，精神昏瞶，气息若无。急往诊视，六脉不全仿佛微动，急用生黄芪、野台参、净萸肉各一两，煅龙骨、煅牡蛎各八钱，煎汤灌下，血止强半，精神见复，过数点钟将药剂减半，又加生怀山药一两，煎服痊愈。(《医学衷中参西录·黄芪解》)

黄芪四物汤方

妇科 / 痛经医案

○ 又尝治一妇，每当行经之时腰疼殊甚，诊其脉气分甚虚，于四物汤中加黄芪八钱，服数剂而疼愈。(《医学衷中参西录·肢体疼痛门·腰疼》)

黄芪玄参山茱萸白芍桔梗方

妇科 / 产后汗证医案

○ 一妇人，产后四五日，大汗淋漓，数日不止，形势危急，气息奄奄，其脉微弱欲无。问其短气乎？心中怔忡且发热乎？病人不能言而颔之。知其大气下陷，不能吸摄卫气，而产后阴分暴虚，又不能维系阳分，故其汗若斯之脱出也。遂用生黄芪六钱，玄参一两，山萸肉（去净核）、生杭芍各五钱，桔梗二钱，一剂汗减，又服两剂，诸病皆愈。从前六七日未大便，至此大便亦通（《医学衷中参西录·黄芪解》中也录有本案。编者注）。(《医学衷中参西录·治大气下陷方·升陷汤》)

羚羊角白虎汤

儿科 / 疹医案

○ 又丙寅季春，愚因应友人延请，自沧来津。有河东俞姓童子病温兼出疹，周身壮热，渴嗜饮水，疹出三日，似靥非靥，观其神情，恍惚不安，脉象有力，摇摇而动，似将发痉。为开白虎汤加羚羊角钱半（另煎兑服，此预防其发痉所以未用蜈蚣）。药未及煎，已抽搐大作。急煎药服下，顿愈。（《医学衷中参西录·论小儿痉病治法》）

羚羊角连翘蝉蜕薄荷金银花方

儿科/疹医案

○ 奉天小北门里淡泊胡同，友人朱贡九之幼女，年五岁，出疹次日即靥，精神骚扰不安，自言心中难受。遂用连翘、蝉蜕、薄荷叶、金银花诸药表之，不出。继用羚羊角二钱煎汤饮之，其疹复出。又将羚羊角渣重煎两次饮之，痉愈。由此可知其表疹外出之力，迥异于他药也。（《医学衷中参西录·羚羊角辨》）

羚羊角石膏玄参薄荷连翘方

儿科/温病医案

○ 沧州河务局科员赵春山之幼子，年五岁，因感受温病发痉，昏昏似睡，呼之不应，举家惧甚，恐不能救。其脉甚有力，肌肤发热。因晓之曰："此证因温病之气循督脉上行，伤其脑部，是以发痉，昏昏若睡，即西人所谓脑脊髓炎也。病状虽危，易治也。"遂单用羚羊角二钱，煎汤一盅，连次灌下，发痉遂愈，而精神亦明了矣。继用生石膏、玄参各一两，薄荷叶、连翘各一钱，煎汤一大钟，分数次温饮下，一剂而脉静身凉矣。盖痉之发由于督脉，因督脉上统脑髓神经也（督脉实为脑髓神经之根本）。羚羊之角乃其督脉所生，是以善清督脉与神经之热也。（《医学衷中参西录·羚羊角辨》）

龙牡白芍山茱萸方

内科/痫证医案

○ 友人韩厘廷曾治一人，当恼怒之后，身躯忽然后挺，气息即断，一日数次。厘廷诊其脉，左关虚浮。遂投以萸肉（去净核）、龙骨、牡蛎（皆不用煅）、白芍诸药，用三家磨刀水煎之，一日连服二剂，病若失。（《医学衷中参西录·治

痫风方·一味铁氧汤》)

麻黄附子细辛汤加山药熟地方

内科 / 伤寒医案

○ 李仔斋，山东银行执事，夏日得少阴伤寒，用麻黄附子细辛汤，加生山药，大熟地二味治愈。(《医学衷中参西录·治愈笔记》)

麻黄汤加黄芪

内科 / 伤寒医案

○ 张金铎，天津东门里面粉庄理事，年三十八岁，于季冬得伤寒证，且无脉。

［**病因**］旬日前曾感冒风寒，经医治愈，继出门做事，又感风寒遂得斯病。

［**证候**］内外俱觉寒凉，头疼，气息微喘，身体微形寒战，六脉皆无。

［**诊断**］盖其身体素弱，又在重感之余，风寒深入阻塞经络，是以脉闭。拟治以麻黄汤，再重加补气之药，补其正气以逐邪外出，当可奏效。

［**处方**］麻黄三钱、生箭芪一两、桂枝尖二钱、杏仁（去皮）二钱、甘草二钱。

先煎麻黄数沸，吹去浮沫，再入余药同煎汤一大盅，温服，被复取微汗。

［**效果**］服药后周身得汗，其脉即出，诸病皆愈。

［**说明**］按此证或疑系少阴伤寒，因少阴伤寒脉原微细，微细之至可至于无也。而愚从太阳治者，因其头疼、微喘、寒战，皆为太阳经之现象，而无少阴证蜷卧、但欲寐之现象也。是以于麻黄汤中，重加生黄芪一两，以助麻、桂成功，此扶正即以逐邪也。(《医学衷中参西录·伤寒门·伤寒脉闭》)

麻黄汤加黄芪方

内科 / 感冒医案

○ 己巳腊底，曾治天津鼓楼东万德永面庄理事张金铎，年近四旬，先得伤寒证，延医治愈。继出门做事，又冒寒，其表里俱觉寒凉，头疼，气息微喘，身体微形寒战。诊其脉，六部皆无，不禁愕然。问其心中，犹平稳，知犹可治。盖此证属重感，气体虚弱，寒邪侵入甚深，阻其经络之流通，故六脉皆闭也。投以麻黄汤加生黄芪一两，服后周身得汗，其脉即出，病亦遂愈。(《医学衷中参西录·论伤寒脉紧及用麻黄汤之变通法》)

麻杏甘石汤加丹参方

内科 / 咳嗽医案

○ 又治沧州益盛铁工厂翻沙工人孙连瑞肺脏受风，咳嗽吐痰。医者投以散风利痰之剂，中有毛橘红二钱，服后即大口吐血，咳嗽益甚。其脉浮而微数，右部寸关皆有力。投以《伤寒论》麻杏甘石汤，方中生石膏用一两，麻黄用一钱，煎汤送服旱三七细末二钱。一剂血止。又去三七，加丹参三钱，再服一剂，痰嗽亦愈。方中加丹参者，恐其经络中留有瘀血，酿成异日虚劳之证，故加丹参以化之。(《医学衷中参西录·虚劳温病皆忌橘红说》)

麻杏甘石汤加葶苈子方

内科 / 喘证医案

○ 邻村高边务孙连衡，年三十许，自初夏得喘证。动则作喘，即安居呼吸亦似迫促，服药五十余剂不愈。医者以为已成肺痨，诿为不治。闻愚回籍求为诊治，其脉浮而滑，右寸关尤甚，知其风与痰互相胶漆滞塞肺窍也。为开麻杏甘石汤，麻黄三钱、杏仁三钱、生石膏一两、甘草钱半，煎汤送服苦葶苈子(炒熟)二钱，一剂而喘定，继又服利痰润肺少加表散之剂，数服痊愈。(《医学衷中参西录·临证随笔》)

人参玄参生地知母方

内科 / 戴阳医案

○ 表兄王瑞亭年四十三岁，素吸鸦片，于仲冬得伤寒证。两三日间，烦躁无汗，原是大青龙汤证，因误服桂枝汤，烦躁益甚。迎愚诊视，其脉关前洪滑，而两尺无力，遂投以大剂凉润之品，而少用透表和中之药佐之，因其尺脉不实，嘱其煎汤二茶杯，作十余次饮下，一次止温饮一大口，防其寒凉侵下焦也。病家忽愚所嘱，竟顿饮之，遂致滑泻数次，多带冷沫，上焦益烦躁，鼻如烟熏，面如火炙，其关前脉大于从前一倍，数至七至，知其已成戴阳之证。急用人参一两，煎汤兑童便半茶杯（须用食盐酱童子之便，取其质咸能制参），置药杯于凉水盆中，候冷顿饮之，又急用玄参、生地、知母各一两，煎汤一大碗备用。自服参后，屡诊其脉，过半点钟脉象渐渐收敛，至数似又加数，遂急将备用之药炖极热，徐徐饮下，一次饮药一口，阅两点钟尽剂，周身微汗而愈。(《医学衷中参西录·人参解》)

乳没朱砂全蝎蜈蚣方

儿科 / 惊风医案

○ 一小儿，生数日即抽绵风，一日数次，两月不愈。为疏方用乳香、没药各三钱，朱砂、全蝎各一钱，全蜈蚣大者二条，共为细末，每小儿哺乳时，用药分许，置其口中，乳汁送下，一日约服五六次，数日痊愈。

后所余药，又治愈小儿上如此证者三人。因将其方载于三期七卷名之曰定风丹。(《医学衷中参西录·蜈蚣解》)

山药莱菔子白芍六一散

内科 / 温病医案

○ 赵殿杰，年四十二岁，盐山人，在天津西门外开利抓恒织布上厂，得温病结胸证。

［**病因**］季春下旬，因饭后有汗出受风，翌日头疼，身热无汗，心中发闷，医者外散其表热，内攻其发闷，服药后表未汗解而热与发闷转加剧。医者见服药无效，再疏方时益将攻破之药加重，下大便一次，遂至成结胸证。

［**证候**］胸中满闷异常，似觉有物填塞，压其气息不能上达，且发热嗜饮水，小便不利，大便日溏泻两三次。其脉左部弦长，右部中分似洪而重按不实，一息五至强。

［**诊断**］此证因下早而成结胸，又因小便不利而致溏泻，即其证脉合参，

此乃上实下虚外感之热兼挟有阴虚之热也。治之者宜上开其结，下止其泻，兼清其内伤外感之热庶可奏效。

［**处方**］生怀山药一两五钱、生莱菔子一两捣碎、滑石一两、生杭芍六钱、甘草三钱。

共煎汤一大盅，温服。

复诊 服药后上焦之结已愈强半，气息颇形顺适，灼热亦减，已不感渴，大便仍溏，服药后下一次，脉象较前平和仍微数，遂再即原方略加减之。

［**处方**］生怀山药一两五钱、生莱菔子（捣碎）八钱、滑石八钱、生杭芍五钱、甘草三钱。

先用白茅根（鲜者更好）、青竹茹各二两，同煎数沸，取汤以之代水煎药。

［**效果**］将药煎服后，诸病皆愈，惟大便仍不实，俾每日用生怀山药细末两许，水调煮作茶汤，以之送服西药百布圣五分，充作点心以善其后。（《医学衷中参西录·温病门·温病结胸》）

山药熟地白芍六一散

内科 / 泄泻医案

○ 又一童子，年十四五。伤寒已过旬日，大便滑泻不止，心中怔忡异常似有不能支持之状。脉至七至，按之不实。医者辞不治。投以熟地、生山药、生杭芍各一两，滑石八钱，甘草五钱。煎汤一大碗，徐徐温饮下，亦尽剂而愈。（《医学衷中参西录·治伤寒温病同用方·白虎加人参以山药代粳米汤》）

山药玄参贝母牛蒡子甘草方

内科 / 肺病医案

○ 奉天清丈局科员宿贯中之兄，辽阳人，年近五旬，素有肺病。东人以为肺结核，屡次医治皆无效。一日忽给其弟来电报，言病势已革，催其速还。贯中因来院（指李达中医院，编者注）中，求为疏方，谓前数日来信言，痰嗽较前加剧，又添心中发热，今电文未言及病情，大约仍系前证，而益加剧也。夫病势至此，诚难挽回，因其相求恳切，遂为疏方：玄参、生山药各一两，而佐以川贝、牛蒡、甘草诸药。至家将药煎服，其病竟一汗而愈。始知其病之加剧者，系有外感之证。外感传里，阳明燥热，得凉润之药而作汗，所以愈也。其从前肺病亦愈者，因肺中之毒热随汗外透，暂觉愉快，而其病根实犹伏而未除也。

后旬余其肺病复发，咳嗽吐痰腥臭。贯中复来询治法，手执一方，言系友人所赠，问可服否。视之林屋山人犀黄丸也。愚向者原拟肺结核可治以犀黄丸（乳香、没药末各一两，麝香钱半，犀牛黄三分，共研细。取黄米饭一两捣烂，入药再捣为丸，莱菔子。每服三钱，热陈酒送下。编者注），及徐氏所论治肺痈诸药。为其价皆甚昂，恐病者辞费，未肯轻于试用。今有所见与愚同者，意其方必然有效。怂恿制其丸，服之未尽剂而愈。夫黄、麝原为宝贵之品，吾中医恒用之以救险证，而西人竟不知用何也？（《医学衷中参西录·治肺病方·消凉华盖饮》）

山萸肉龙牡党参白芍方

内科 / 喘证医案

○ 邑许孝子庄赵叟，年六十三岁，于仲冬得伤寒证，痰喘甚剧。其脉浮而弱，不任循按，问其平素，言有劳病，冬日恒发喘嗽。再三筹思，强治以小青龙汤去麻黄，加杏仁、生石膏，为其脉弱，俾预购补药数种备用。服药后喘稍愈，再诊其脉微弱益甚，遂急用净萸肉一两，生龙骨、生牡蛎各六钱，野台参四钱，生杭芍三钱为方，皆所素购也。煎汤甫成，此时病人呼吸俱微，自觉气息不续，急将药饮下，气息遂能接续。（《医学衷中参西录·山萸肉解》）

山茱萸代赭石龙骨牡党参方

内科 / 眩晕医案

○ 邻村李子勋，年五旬，偶相值，求为诊脉，言前月有病服药已愈，近觉身体清爽，未知脉象何如。诊之，其脉尺部无根，寸部摇摇有将脱之势，因其自谓病愈，若遽悚以危语，彼必不信，姑以脉象平和答之。遂秘谓其侄曰："令叔之脉甚危险，当服补敛之药，以防元气之暴脱。"其侄向彼述之，果不相信。后二日，忽遣人迎愚，言其骤然眩晕不起，求为诊治。既至见其周身颇动，头上汗出，言语错乱，自言心怔忡不能支持，其脉上盛下虚之象较前益甚，急投以净萸肉两半，生龙骨、生牡蛎、野台参、生赭石各五钱，一剂即愈。继将萸肉改用一两，加生山药八钱，连服数剂，脉亦复常。

按：此方赭石之分量，宜稍重于台参。(《医学衷中参西录·山萸肉解》)

生化汤

妇科 / 产后发热医案

○ 同邑赵姓之妇，因临盆用力过甚，产后得寒热症，其家人为购生化汤二剂服之病顿愈。盖其临盆努力之时，致上焦清阳下陷，故产后遂发寒热，至服生化汤（当归、川芎、桃仁、炮干姜、甘草。编者注）而愈者，全赖川芎升举清阳之力也（本案为他人所治，编者注）。(《医学衷中参西录·诊余随笔·答王兰远问时方生化汤》)

石膏半夏重楼连翘射干方

内科 / 温病医案

○ 又治沧州友人董寿山，年过三旬，初则感冒发颐，继则渐肿而下延至胸膺，服药无效。时当中秋节后，淋雨不止，因病势危急，冒雨驱车迎愚。既至，见其颔下连颈，壅肿异常，抚之硬而且热，色甚红，纯是一团火毒之气，下肿已至心口；其牙关不开，咽喉肿疼，自牙缝进水半口，必以手掩口，十分用力始能下咽；且痰涎填满胸中，上至咽喉，并无容水之处，进水少许，必换出痰涎一口；且觉有气自下上冲，常作呃逆；其脉洪滑而长，重按有力，一分钟约近九十至；大便数日未行。愚曰：“此俗所称虾蟆瘟也。其毒热炽盛，盘踞阳明之府，若火之燎原，必重用生石膏清之，乃可缓其毒热之势。”从前医者在座，谓曾用生石膏一两，毫无功效。愚曰：“石膏乃微寒之药，《本经》原有明文，仅用两许何能清此炽盛之热毒。”

遂为疏方，用生石膏四两，清半夏四钱，金线重楼三钱，连翘二钱，射干二钱。煎服后，觉药停胸间不下，其热与肿似有益增之势。知其证兼结胸，火热无下行之路，故益上冲也。复急取生石膏四两，赭石三两，又煎汤服下，仍觉停于胸间。又急取赭石三两，蒌仁二两，芒硝八钱，又煎汤饮下，胸中仍不开通。此时咽喉益肿，再饮水亦不能下咽，病家惶恐无措。愚晓之曰：“余所以连次亟亟用药者，正为此病肿势浸长，恐稍缓则药不能进。今其胸中既贮如许多药，断无不下行之理。药下行则结开便通，毒火随之下降，而上焦之肿热必消矣。”时当晚十点钟，至夜半觉药力下行，黎明下燥粪若干，上焦肿热觉轻，水浆可进，晨饭时牙关亦微开，服茶汤一碗。午后肿热又渐增，抚其胸，热又烙手，脉仍洪实。意其燥粪必未尽下，遂投以大黄四钱，芒硝五钱，又下燥粪，兼有溏粪，病遂大愈。而肿处之硬者仍不甚消，胸间抚之犹热，脉象亦仍有余热。又用生石膏四两，金银花、连翘各五钱，煎汤一大碗，分数次温饮下，日服一剂，三日痊愈。寿山从此愤志学医，今已成名医矣。

按：按此病实温疫（疫有寒温两种而寒者甚少），确有传染至猛至烈之毒菌，是以难治。又按此证当二次用药时，若加硝、黄于药中，早通其大便，或不至以后如此危险，而当时阅历未深，犹不能息息与病机相赴也（《医学衷中参西录·石膏解》中也录有本案。编者注）。(《医学衷中参西录·详论咽喉证治法》)

石膏代赭石瓜蒌仁苏子党参方

内科 / 温病医案

○ 一媪年过六旬。当孟夏晨饭时，忽闻乡邻有斗者，出视之，见强者凌弱太过，心甚不平，又兼饭后有汗受风，遂得温病，表里俱热，心满腹疼，饮水须臾仍吐出。七八日间，大便不通，脉细数，按之略实。自言心中烦渴，饮水又不能受。从前服药止吐，其药亦皆吐出。若果饮水不吐，犹可望愈。愚曰：易耳。遂用赭石、蒌仁各二两，苏子六钱，又加生石膏二两，野台参五钱，煎汤一大碗，俾分三次温饮下。晚间服药，翌晨大便得通而愈。当其服药之先，曾俾用净萸肉二两煎汤，以备下后心中怔忡及虚脱，迨大便通后，心中微觉怔忡，服之而安。(《医学衷中参西录·赭石解》)

石膏代赭石山药竹茹甘草方

儿科 / 疟病医案

○ 奉天商埠局旁吕姓童子，年五岁，于季夏初旬，周身发热，至下午三句钟时，忽又发凉，须臾凉已，其热愈烈，此温而兼疟也。彼治于东人所设南满医院，东医治以金鸡纳霜，数日病不少减。盖彼但知治其间歇热，不知治其温热，其温热不愈，间歇热亦不愈。及愚视之，羸弱已甚，饮水服药辄呕吐，大便数日未行，脉非洪大，而重按有力。知其阳明之热已实，其呕吐者，阳明兼少阳也。为兼少阳，所以有疟疾。为拟方：

生石膏三两、生赭石六钱、生山药六钱、碎竹茹三钱、甘草三钱；煎汤一盅半，分三次温饮下。将药饮完未吐，一剂大热已退，大便亦通。至翌日复作寒热，然较轻矣。投以硫酸规泥涅二分强，分三次用白糖水送下，寒热亦愈。(《医学衷中参西录·临证随笔》)

石膏地黄山茱萸龙牡方

妇科 / 妊娠温病医案

○ 天津北阁西，董绍轩街长之夫人，年三十四岁，怀妊，感受温病兼有痰作喘。

［**病因**］受妊已逾八月，心中常常发热。时当季春，喜在院中乘凉，为风袭遂成此证。

［**证候**］喘息有声，呼吸迫促异常，昼夜不能少卧，心中烦躁。舌苔白浓欲黄。左右寸脉皆洪实异常，两尺则按之不实，其数八至。大便干燥，小便赤涩。

［**诊断**］此证前因医者欲治其喘，屡次用麻黄发之。致其元气将脱，又兼外感之热已入阳明。其实热与外感之气相并上冲，是以其脉上盛下虚，喘逆若斯迫促，脉七至即为绝脉，今竟八至恐难挽回。欲辞不治而病家再三恳求，遂勉为拟方。以清其热，止其喘，挽救其气化之将脱。

［**处方**］净萸肉一两、生怀地黄一两、生龙骨（捣碎）一两、生牡蛎（捣碎）一两。

将四味煎汤，送服生石膏细末三钱，迟五点钟若热犹不退。煎渣再服，仍送服生石膏细末三钱。

复诊　服药头煎次煎后，喘愈强半，遂能卧眠，迨至黎明胎忽滑下，且系死胎。再诊其脉较前更数，一息九至，然不若从前之滑实，而尺脉则按之即无。其喘似又稍剧，其心中烦躁依旧，且觉怔忡，不能支持。此乃肝肾阴分大亏，不能维系阳分而气化欲涣散也。当峻补肝肾之阴兼清外感未尽之余热。

［**处方**］生怀山药六两、玄参两半、熟鸡子黄（捻碎）六个、真西洋参（捣为粗末）二钱。

先将山药煎十余沸，再入玄参、鸡子黄煎汤一大碗，分多次徐徐温饮下。每饮一次，送服洋参末少许，饮完再煎渣取汤接续饮之，洋参末亦分多次送服，勿令余剩。

三诊 翌日又为诊视，其脉已减去三至为六至，尺脉按之有根，知其病已回生。问其心中已不怔忡，惟其心中犹觉发热，此非外感之热，乃真阴未复之热也。当纯用大滋真阴之品以复其阴。

［**处方**］玄参三两、生怀山药两半、当归四钱、真西洋参（捣为粗末）二钱。

将前三味共煎汤一大碗，分多次温饮下。每饮一次送服洋参末少许。

四诊 前方服一剂，心中已不觉热，惟腹中作疼，问其恶露所下甚少，当系瘀血作疼。治以化瘀血之品，其疼当自愈。

［**处方**］生怀山药一两、当归五钱、怀牛膝五钱、生鸡内金（黄色的捣）二钱。桃仁二钱、红花钱半、真西洋参（捣为粗末）二钱。将前六味共煎汤一大盅，送服洋参末一半，至煎渣服时再送服余一半。

［**效果**］前方日服一剂，服两日病遂痊愈。

［**或问**］他方用石膏皆与诸药同煎，此证何以独将石膏为末送服？答曰：石膏原为石质重坠之品，此证之喘息迫促，呼吸惟在喉间，分毫不能下达，几有将脱之势。石膏为末服之，欲借其重坠之力以引气下达也。且石膏末服，其退热之力一钱可抵半两，此乃屡经自服以试验之。而确能知其如斯，此证一日服石膏末至六钱，大热始退。若用生石膏三两，同诸药煎汤，病家将不敢服，此为救人计，不得不委曲以行其术也。

［**或问**］产后忌用寒凉，第三方用于流产之后，方中玄参重用三两，独不虑其过于苦寒乎？答曰：玄参细嚼之其味甘而微苦，原甘凉滋阴之品，实非苦寒之药。是以《本经》谓其微寒，善治产乳余疾，故产后忌用凉药而玄参则毫无所忌也。且后世本草谓大便滑泻者忌之，因误认其为苦寒也。而此证服过三两玄参之后，大便仍然干燥，则玄参之性可知矣。

［**或问**］此证之胎已逾八月，即系流产，其胎应活，何以产下竟为死胎？答曰：胎在腹中，原有脐呼吸，实借母之呼吸以为呼吸，是以凡受妊者其吸入之气，可由任脉以达于胎儿脐中。此证因吸入之气分毫不能下达，则胎失所荫，所以不能资生也。为其不能资生，所以下降，此非因服药而下降也。

（《医学衷中参西录·妇女科·怀妊得温病兼痰喘》）

石膏山药石斛白头翁天花粉方

内科 / 痢疾医案

○ 熊姓叟，年近七旬，精神矍铄，平素喜服热药，桂、附、参、茸诸品，未尝一日去口。十余年间，安泰无病，自以为服热药之功，而不知其因禀赋敦厚也。客秋患白痢，医者见其平素多服温补，疑其体弱受寒，治以附子理中汤，不效。旋又利下清谷，腹中痛满，直认为寒泻无疑，仍投以大剂附子理中汤，杂以消导之药。服后病益剧，继增发厥。医者断为高年气血两亏，病在不治。其婿魏君倩生往诊以决吉凶。其脉沉伏几不见，莫辨虚实，舌上无津，惟目光闪灼有神，言语急促似喘，所下极恶臭。直断为热邪内伏，阳极似阴之候。拟用生石膏四两，生山药、鲜石斛各一两，白头翁、天花粉各五钱为方。病家睹方骇甚，生晓之曰："茸翁资禀甚厚，宜享高年。其平素过服热药而能受者，亦禀赋过厚之故。然附子有大毒，含麻醉性，如鸦片然，久服虽未见害，而药瘾已成，其毒性与血化合，真阴已暗耗甚多矣。今病若此，显系肠胃之阴液（中含有稀盐酸能化食）已竭，而失其濡润消化之力，故下利清谷，以其恶臭似热酿成，故确断其为热无疑。且四肢发厥，热伤筋也。热深者厥亦深，因内有伏热、故厥而手足搐搦也。目为五脏之精华，今目光闪灼，阳有余也。言语急迫，火逆上冲也。若不急急泻热救阴，恐有顷刻亡阴之势。"病家闻之似有会悟，始敢将药煎服。服后诸病未退，转加烦躁，知药剂犹轻，不能胜病也，遂仍用前方，将生石膏倍作八两煎汤数杯，徐徐服下。一日夜连进二剂，厥止手足已温，下痢亦疏。再倍加生山药为二两，又服二剂，其痢已愈强半。乃将石膏减为二两，去白头翁，加白芍五钱，甘草三钱，又服三剂，病始霍然。

按：医界多忌用生石膏，谓煅之始不伤胃。独夫子则谓石膏生用，其性凉而能散，以治外感实热直同金丹；若煅之则性专收敛，能将外感之痰火敛住直同鸩毒。此诚开天辟地之名论也。惟笃信师训，故敢放胆重用生石膏，以挽回此垂绝之人命也。（《医学衷中参西录·周禹锡来函》）

石膏玄参党参竹茹甘草方

妇科 / 产后发热医案

○ 友人毛仙阁曾治一少妇，产后十余日，周身大热无汗，心中热而且渴。延医调治，病势转增，甚属危急。仙阁诊其脉甚洪实，舌苔黄而欲黑，撮空摸床，内风已动。治以生石膏三两，玄参一两，野台参五钱，甘草二钱。为服药多呕，取竹皮大丸之义，加竹茹二钱，煎汤一大碗，徐徐温饮下，尽剂而愈。

观此案，则外感之热，直如燎原，虽在产后，岂能从容治疗乎。孙思邈曰：智欲圆而行欲方，胆欲大而心欲小。世俗医者，遇此等证，但知心小，而不知胆大。岂病人危急之状，漠不关于心乎？（《医学衷中参西录·治伤寒温病同用方·仙露汤》）

石膏玄参连翘茵陈草方

内科 / 伤寒医案

○ 一人年过三旬，于初春患伤寒证，经医调治不愈。七八日间延为诊视，头疼，周身发热，恶心欲吐，心中时或烦躁，头即有汗而身上无汗，左右脉象皆弦，右脉尤弦而有力，重按甚实，关前且甚浮。即此脉论，其左右皆弦者，少阳也，右脉重按甚实者，阳明也，关前之脉浮甚者，太阳也，此为三阳合病无疑。其既有少阳病而无寒热往来者，缘与太阳、阳明相并，无所为往无所为来也。

遂为疏方：生石膏、玄参各一两、连翘三钱、茵陈、甘草各二钱。俾共煎汤一大盅顿服之，将药服后，俄顷汗出遍体，近一点钟，其汗始竭，从此诸病皆愈。

其兄颇通医学，疑而问曰：此次所服药中分毫无发表之品，而服后竟由汗解而愈者何也？答曰：出汗之道，在调剂其阴阳，听其自汗，非可强发其汗也，若强发其汗，则汗后恒不能愈，且转至增剧者多矣。如此证之三阳相并，其病机本欲借径于手太阴之络而外达于皮毛，是以右脉之关前独浮也，乃因其重按有力，知其阳明之积热，犹团结不散，故用石膏、玄参之凉润者，调剂其燥热，凉热化合，自能作汗，又少加连翘、茵陈可代柴胡以宣通之，遂得尽随病机之外越者，达于皮毛而为汗解矣，此其病之所以愈也。其兄闻之，甚为叹服曰，先生之妙论自古未有也，诚能于医学否塞之时放异样光明者矣。(《医学衷中参西录·少阳篇三阳合病之治法》)

石膏玄参麦冬薄荷连翘方

儿科 / 疹医案

○ 奉天北关友人朱贡九之哲嗣文治，年五岁。于庚申立夏后，周身壮热，出疹甚稠密，脉甚洪数，舌苔白厚，知其疹而兼瘟也。欲以凉药清解之，因其素有心下作疼之病，出疹后，贪食鲜果，前一日犹觉疼，又不敢投以重剂。遂勉用生石膏、玄参各六钱，薄荷叶、蝉蜕各一钱，连翘二钱。晚间服药，至翌日午后视之，其热益甚，喉疼，气息甚粗，鼻翼煽动，且自鼻中出血少许，有烦躁不安之意。愚不得已，重用生石膏三两，玄参、麦冬（带心）各四钱，仍少佐以薄荷叶、连翘诸药。俾煎汤二茶盅，分三次温饮下。至翌日视之，则诸证皆轻减矣。然余热犹炽，而大便虽下一次，仍系燥粪。询其心犹发热，脉仍有力。遂于凉解药中，仍用生石膏一两，连服两剂，壮热始退。继用凉润清解之剂调之痊愈（《医学衷中参西录·石膏解》中也录有本案，除“俾煎汤三茶盅”与“俾煎汤二茶盅”一字之差外，其余文字均同。编者注）。

按：此证初次投以生石膏、玄参各六钱，其热不但不退而转见增加，则石膏之性原和平，确非大凉可知也。至其证现种种危象，而放胆投以生石膏三两，又立能挽回，则石膏对于有外感实热诸证，直胜金丹可知。近世笃信西术者，恒目石膏为无用之物，彼亦曾亲自试验，若愚之放胆用生石膏乎。盖彼所谓石膏无用者，不过用石膏四五钱极多或至一两，如此以治壮盛之火则诚无用矣。若更用煅者，则不惟无用，而且足害人矣。夫人非圣神，何能出言皆是，世人素重其人，竟于其出言偶差者，亦笃信之，误人即不可胜计。愚愿负当世哲学之名者，其于出言之际，尚自加审慎哉[《医学衷中参西录·石膏解》中也录有本案，案前还有论述：石膏之性，又善清瘟疹之热。奉天友人朱贡九之哲嗣文治，年五岁，于庚申立夏后，周身壮热，出疹甚稠密，脉象洪数，舌苔白厚，知其疹而兼瘟也。欲用凉药清解之，因其素有心下作疼之病，出疹后贪食鲜果，前一日犹觉疼，又不敢投以重剂，遂勉用生石膏、玄参各六钱，薄荷叶、蝉蜕各一钱，连翘二钱。晚间服药，至翌日午后视之，气息甚粗，鼻翼煽动，咽喉作疼，且自鼻中出血少许，大有烦躁不安之象。愚不得已，重用生石膏三两，玄参、麦冬（带心）各六钱，仍少佐以薄荷、连翘诸药，俾煎汤三茶盅，分三次温饮下。至翌日视之，则诸证皆轻减矣。然余热犹炽，其大便虽行一次，仍系燥粪，其心中犹发热，脉仍有力。遂于清解药中，仍加生石膏一两，连服二剂，壮热始退，继用凉润清毒之药，调之痊愈。编者注]。

又此证因心下素有疼病，故石膏、玄参初止用六钱。若稍涉游移，并石膏、玄参亦不敢用，再认定疹毒，宜托之外出而多用发表之品，则翌日现证之危险，必更加剧，即后投以大剂凉药，亦不易挽回也。目睹耳闻，知孺子罹瘟疹之毒，为俗医药误者甚多，故于记此案时，而再四详为申明。夫孺子何辜，疾厄可悯，孰任救人之责者，尚其深思愚言哉。(《医学衷中参西录·治瘟疫瘟疹方·清疹汤》)

石膏知母山药玄参甘草方

内科/温病医案

［**病者**］卢姓，盐山人，在天津包修房屋。

［**原因**］孟秋天气犹热，开窗夜寝受风，初似觉凉，翌日即大热成温病。病候：初次延医服药，竟投以麻、桂、干姜、细辛大热之剂。服后心如火焚，知误服药，以奢探喉，不能吐。热极在床上乱滚，证甚危急。急来迎愚，及至言才饮凉水若干，病热稍愈。然犹呻吟连声，不能安卧。诊其脉近七至，洪大无伦，右部尤甚。舌苔黄厚，大便三日未行。

［**诊断**］此乃阳明胃腑之热已实，又误服大热之剂，何异火上添油，若不急用药解救，有危在目前之虞。幸所携药囊中有自制离中丹（系用生石膏一两、朱砂二分制成），先与以五钱，俾用温开水送下，过半点钟，心中之热少解，可以安卧。俾再用五钱送服，须臾呻吟亦止。再诊其脉，较前和平。此时可容取药，宜再治以汤剂以期痊愈。

［**处方**］生石膏三两、知母一两、生山药六钱、玄参一两、甘草三钱；煎汤三盅，分三次温饮下。

［**效果**］当日将药服完，翌日则脉静身凉，大便亦通下矣。(《医学衷中参西录·临证随笔》

蜈蚣白虎汤

儿科 / 惊风医案

○ 癸亥季春，愚在奉天立达医院，旬日之间，遇幼童温而兼痉者四人。愚皆以白虎汤治其温，以蜈蚣治其痉，其痉之剧者，全蜈蚣用至三条，加白虎汤中同煎服之，分数次饮下，皆随手奏效（其详案皆在药物蜈蚣解下，又皆少伍以他药，然其紧要处全在白虎汤蜈蚣并用）。（《医学衷中参西录·论小儿痉病治法》）

○ 又乙丑季夏，愚在籍，有南门里张姓幼子患暑温兼痉，其痉发时，气息皆闭，日数次，灼热又甚剧，精神异常昏聩，延医数人皆诿为不治。小儿荫潮投以大剂白虎汤，加全蜈蚣三条，俾分三次饮下，亦一剂而愈（本案为他人所治，编者注）。（《医学衷中参西录·论小儿痉病治法》）

玄参地黄山药枸杞子天门冬方

内科 / 神昏医案

○ 曾治一壮年，仲夏长途劳役，因受温病已过旬日，精神昏聩，谵语不省人事，且两手乱动不休，其脉弦而浮，一息近六至，不任循按，两尺尤甚。投以大滋真阴之品，若玄参、生地黄、生山药、甘枸杞、天门冬之类，共为一大剂煎服，一日连进二剂，当日得汗而愈。（《医学衷中参西录·论伤寒温病神昏谵语之原因及治法》）

滋阴清燥汤加玄参方

内科 / 温病医案

○ 陆军第二十八师，师长汲海峰之太夫人，年近七旬。身体羸弱，谷食不能消化，惟饮牛乳，或间饮米汤少许，已二年卧床，不能起坐矣。于戊午季秋，受温病。时愚初至奉天，自锦州邀愚诊视。脉甚细数，按之微觉有力。发热咳嗽，吐痰稠黏，精神昏聩，气息奄奄。投以滋阴清燥汤（滑石一两、甘草三钱、生杭芍四钱、生山药一两。主治温病，太阳未解，渐入阳明。编者注），减滑石之半，加玄参五钱，一剂病愈强半。又煎渣取清汤一茶盅，调入生鸡子黄一枚，服之痊愈。（《医学衷中参西录·治温病方·滋阴清燥汤》）